E-Book inside + Arbeitsmaterial

Dold: Körperarbeit in der Systemischen Therapie
Mit dem untenstehenden Download-Code erhalten Sie die PDF-Version dieses Buches.

So laden Sie Ihr E-Book inside herunter:

1. Öffnen Sie die Website: http://www.beltz.de/ebookinside
2. Geben Sie den untenstehenden Download-Code ein und füllen Sie das Formular aus.
3. Mit dem Klick auf den Button am Ende des Formulars erhalten Sie Ihren persönlichen Download-Link.
4. Beachten Sie bitte, dass der Code nur einmal gültig ist. Bitte speichern Sie die Datei auf Ihrem Computer.
5. Beachten Sie bitte, dass es sich bei Ihrem Download um eine Einzelnutzerlizenz handelt. Das E-Book ist für Ihren persönlichen Gebrauch bestimmt.

Download-Code

J8WET-WSMG6-FRSFR

Dold

Körperarbeit in der Systemischen Therapie

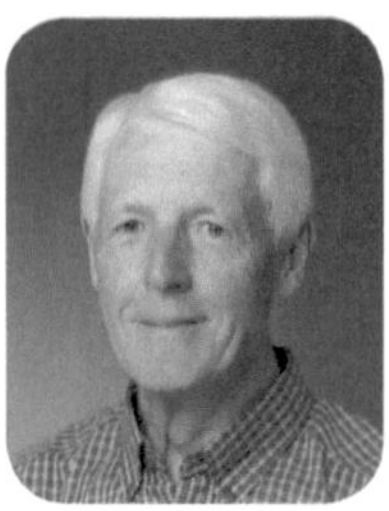

Dr. phil. Peter Dold, Jahrgang 1935, Fachpsychologe für Psychotherapie FSP, Weiterbildung Paar- und Familientherapeut (Dr. Carole Gammer und Prof. Dr. Martin Kirschenbaum), Therapeut für Körperorientierte Psychotherapie (Dr. George Downing). Grundausbildung in Psychoanalyse.

Peter Dold

Körperarbeit in der Systemischen Therapie

Mit E-Book inside

BELTZ

Dr. Peter Dold
CH-5024 Küttigen
peterdold@gmx.ch

MIX
Papier aus verantwortungsvollen Quellen
FSC® C089473

Dieses Buch ist erhältlich als:
ISBN 978-3-621-28857-6 Print
ISBN 978-3-621-28858-3 E-Book (PDF)

1. Auflage 2021

Lektorat: Andrea Glomb, Sophia Kremer
Umschlagbild: getty images / AndreyPopov
Abbildungen Innenteil: Salome Fabianek, Peter Dold
Herstellung und Satz: Victoria Larson
Gesamtherstellung: Beltz Grafische Betriebe, Bad Langensalza
Printed in Germany

Weitere Informationen zu unseren Autor_innen und Titeln finden Sie unter: www.beltz.de

Inhaltsübersicht

Inhalt

Vorwort

Einen besonderen Umgang mit dem Körper gewinnen wir, wenn wir ihn als etwas betrachten, das uns nur eine kurze Weile gehört. Er begleitet uns überallhin, auf der Straße, in Verkehrsmitteln, im Gespräch, in der Familie zu Hause. Jeder erlebt seinen Körper anders: gesund oder krank, dynamisch, auch hinfällig und schwach, fortwährend sich verwandelnd. Er nimmt auf, scheidet aus, verdaut und zwar nicht nur Nahrung, verwandelt sich und auch seine Umwelt und die Umwelt verwandelt ihn. Wer sich mit dem Körper beschäftigen will, gerät an schwer lösbare Zustände im Umgang mit seinen Mitmenschen und seiner Umwelt, wenn die Selbstwahrnehmung vernachlässigt wird, ungenügend ist und damit nur eine fragmentierte, auch verwirrende Kommunikation stattfindet.

Wird mit dem Köper heute eine Arbeit begonnen, so kann sie anderntags nicht dort fortgesetzt werden, wo gestern aufgehört wurde. Der Körper hat sich in der Zwischenzeit unversehens gewandelt.

Körperliche Distanz als Grundlage psychischer Störungen. Kleinkinder leiden existenziell unter emotionaler und körperlicher Distanz. In Kinderpsychiatrie wird dieses Phänomen, je nach Art der Störung, unter der Diagnose *Hospitalismus* geführt: In der ICD-10 (Dilling, 1991) wird dieses Störungsbild bei F 43.2 diagnostisch beschrieben.

Sind Beziehungen in ihrer Existenz bedroht, fordert Virginia Satir in einem bekannten Ausspruch zum Thema Körperkontakt: »Wir brauchen vier Umarmungen am Tag zum Überleben, acht Umarmungen am Tag zum Leben und zwölf Umarmungen am Tag zum innerlichen Wachsen.« Berührung ist nicht allein ein Urbedürfnis des Neugeborenen, sondern auch des erwachsenen Menschen. Dieser braucht sie bis zu den letzten Phasen seines Lebens.

So lag ein älterer Mann auf dem Sterbebett, seine Frau saß neben ihm und hielt dem bereits nicht mehr ansprechbaren Lebensgefährten die Hand. Mit einem letzten, kräftigen Händedruck nahm er Abschied von ihr.

Mit den angeführten Beispielen soll das Verwoben-Sein von Beziehungen und Körper, von Körper und Familien überhaupt, und von Gefühlen und Körper markiert werden. Darauf ist dieses Buch ausgerichtet und stellt die Lesenden vor eine Herausforderung: Wie sollte es gelesen werden?

Zum reinen Zweck der Wissenserweiterung gelesen, wird nur ein spärlicher Teil zugänglich sein. Bei nach- und ein- und mitfühlendem Lesen und beim Achten darauf, welche persönlichen Empfindungen assoziativ ausgelöst, abgewehrt, überdeckt oder vor welchen am liebsten davongelaufen würde, ist Anregung, Betroffensein, Begeisterung und Berührtsein möglich.

Ausgebeuteter, vernachlässigter und verhätschelter Körper. Der Körper bekommt meist erst dann Zuwendung, wenn er unangenehm wird, weh tut, nicht funktioniert, nachdem er ausgenutzt, überfordert, auch vernachlässigt wurde. Bis zu diesem Zeitpunkt ging es nicht schnell, nicht hoch und weit genug. Es gibt

- die zwingende Notwendigkeit des Kräfteeinsatzes zum Erwerb des Lebensnotwendigsten,
- das Ausreizen zu Höchstleistungen und
- die verbreitete Überforderung auf dem Weg zu Macht, Ansehen und Genuss.

Bei körperlichen Belastungen sind immer auch Beziehungspartner und -partnerinnen, Familien und Beziehungen allgemein betroffen. Sie sind Teil, oft uns lästig erscheinende Anhängsel des Problems, und müssten doch eigentlich als Teil der Problemdiagnose gelten.

Das ist der Beginn einer Körperarbeit mit dem Ziel einer bewusstmachenden Körpererfahrung.

Danksagung

Allen möchte ich großen Dank aussprechen, die mir die Gelegenheit boten, beispielhaft aus der Praxis heraus über Körperarbeit in der Systemischen Therapie erlebnisnah zu berichten. Dann verdient Christa Dold Anerkennung für ihre Hilfe und Unterstützung. Vor allem möchte ich besonderen Dank Frau Andrea Glomb aussprechen. Mit großem Engagement hat sie sich mit der Arbeit befasst, klare Strategien verfolgt und war mir stets bewegender Motor in der Zusammenarbeit.

Küttigen, im Mai 2021 *Peter Dold*

1 Einführung: Hin zum Körper

1.1 Körper als Dialog

»Das wahre Leben eines Menschen wird nur dann zugänglich, wenn man dialogisch in es einzudringen sucht, wenn es selbst antwortet und sich frei öffnet« (Bachtin, 1971, S. 67). Der Körper, sollte er bei einer Zahl von 100 Billionen Körperzellen (Schnüring, 2003) bewusst interagieren und dabei die dialogischen Verhältnisse erkennen, wäre überfordert. Der Mensch ist einem Mikrokosmos von Zellen vergleichbar, die in fortwährenden, regen Wechselwirkungen untereinander und mit allem um sie herum sind. Es ist evident, der Zelldialog findet dauernd mit allen und allem statt und das sogar über den klinischen Tod hinaus. Kuhn (2017) z.B. schließt nicht aus, dass differenzierte Hirnzellen bis zu 45 Minuten nach dem Hirntod noch funktionieren. Reizleitungs-, Ausschüttungs- und Energieströme im Körper sind uns durch die Forschung nähergebracht worden. Dies sagt aber nichts darüber aus, ob eine Auseinandersetzung mit dem Körper stattfindet. Die reine Information, das Wissen um diese Zusammenhänge, wird von Ratsuchenden meist mit dem nichtssagenden Begriff »interessant« kommentiert. Doch erst die Auseinandersetzung mit dem Körper korrespondiert mit dem Empfinden und mit einer persönlichen und sozialen Entwicklung. Eine Berührung kann ein intensives Gefühl geben. Die Nähe, das Anschauen, kann in Begeisterung oder Angst versetzen. Der Klang der Stimme, schon ein Wort kann beruhigen. Der dialogische Umgang mit dem Körper bedeutet, sich selbst so zu sehen und so anzunehmen, wie man ist. Bei diesem universellen Dialog kommt niemand über die Anfänge hinaus.

Zu Beginn unseres Lebens ist eine bewusste Körperbeherrschung nicht möglich. Doch die dialogische Interaktion geschah schon damals und dies mit bekannten und weniger bekannten Sinnen (Schönfelder, 2017) und das schon bevor sich der Blick auf die Personen richtete, die Zuwendung, Nahrung und Pflege verkörperten. Der Weg über die äußerst bescheidene Selbsterfahrung und Selbsterkenntnis verläuft über die körperliche Interaktion und über die dialogisch angelegten Sinnesorgane. Die Sprache ist dafür ein dürftiges Ausdrucksmittel. Es braucht Hände, Haut, strömen, atmen, essen, lieben: Beziehung, Interaktion! Ein Sinnesorgan hat nur dann seinen Sinn, wenn es einen Bezug zu Innen und Außen leben kann. Der Körper gibt die Sinne vor. Sie sind beim Sich-Zuwenden dem Körper gegenüber erfahrbar. Dies muss nicht willentlich sein, sich dem Körper zu überlassen ist ein Weg. Diese Sinne sind aber auch dann zu entdecken, wenn ganze Zellverbände dialogisch unterbrochen sind oder nicht mehr funktionieren. Das kann zu Verspannungen, Schmerzen und Krankheiten führen, was das nähere und weitere soziale Umfeld einbezieht.

Wichtig

Der dialogisch angelegte, sinnhafte Körper ist nur zu einem verschwindend kleinen Teil rational zugänglich. Je intensiver der Umgang mit ihm, desto mehr Potenziale öffnen sich. Dem Körper einmal zu begegnen, ohne die Ratio einzubeziehen, führt zu Informationen über das Bewusstsein. Den Nachweis erbrachten über Jahrhunderte Verfahren der Meditation und meditativer Bewegungsübungen.

1.2 Körperwissen und Körpererfahrung

Die Medizin hält heute zum Thema Körperwissen für den Einzelnen kaum zu fassende Informationen bereit. Daneben findet sich in dem über 5000 Jahren gewonnen Erfahrungsschatz der Traditionellen Chinesischen Medizin (TCM), in den Lehren von den Energiezentren (z.B. der Meridiane) ebenfalls erstaunlich differenziertes Wissen über den Körper. Demgegenüber sind Körperselbsterfahrung, das Spüren von biologischen Abläufen, die Abläufe der regelhaften Ausschüttungen in den endokrinen Systemen, Wärmeregulationen, Reizleitungssysteme, die Bewusstheit der körperlichen Interdependenz mit der mitmenschlichen und allgemeinen näheren und weiteren Umwelt wenig erforscht. Begründet liegt dies in der verbreiteten Auffassung, Erkenntnisse stünden überwiegend über den bewussten und rationalen Zugang zur Verfügung.

Wichtig

Körperwissen, so es über die persönliche Körpererfahrung erworben wurde, reicht in die Bereiche der Persönlichkeit, die dem direkten Bewusstsein schwer zugänglich sind. Was innerzellulär geschieht, auch im Kontext von ganzen Zellverbänden, ist häufig erst dann bewusst fassbar, wenn Wucherungen, z.B. in Form von Ausschlägen oder auch Krebs, augenscheinlich werden.

Bestehen keine Wahrnehmungsrezeptoren für körperliche Vorgänge?

Zu dieser Frage können wir einen Blick in die Tiefenpsychologie werfen: Begann z.B. ein Analysand seine persönliche Psychoanalyse, musste er sich folgender Regel unterziehen: »Äußern Sie alles, was Ihnen gerade in den Sinn kommt.« Damit wurde ein Assoziationsnetz geknüpft, das im freien Assoziieren unbewusste Persönlichkeitsbereiche zu erschließen half oder Verdrängtes offenbarte, das sich in Form von körperlichen Symptomen an der Oberfläche des Bewusstseins bemerkbar gemacht hatte. Freud und Breuer (in Nachmansohn, 1965) fanden heraus, dass diese Symptome dann ohne Wiederkehr verschwanden, wenn es gelang, die auslösenden Erinnerungen mehrfach wieder ins Bewusstsein zu rufen und die damals begleitenden Affekte erneut zu wecken.

Körper und Emotionen

In der neueren, regressiven, psychoanalytisch orientierten Körperarbeit geht es wiederum genau um die körperliche Ortung der Affekte (Geissler, 2001). Der Umgang mit den Affekten, Gefühlen, ausgelöst z.B. durch Bewegungen, Mimik usw., zeigt nachvollziehbar die Verknüpfung von Körper und Emotionen. »Affekte, Emotionen und Gefühle ihrerseits sind untrennbar mit dem Körper, speziell mit Mimik und Haltung verbunden« (Gottwald, 2007, S. 128). Boadella (2007) der die Spaltung zwischen Energiearbeit und Beziehungsarbeit in der Körperpsychotherapie kritisch analysiert hat, kommt zum Schluss, dass sich beinahe alle unsere Emotionen im Rahmen von Beziehungen entwickeln. Demnach sind Körper, Emotionen und Beziehungen untrennbar. Energetisches Arbeiten ist unweigerlich Beziehungsarbeit. »Das Selbst ist stets nur als Selbst-in-Beziehungen zu verstehen« (Johanson, 2007, S. 169). In der Praxis zeigt sich das, wenn Therapeuten sich bewusst werden, was die körperpsychotherapeutische Arbeit (z.B. Berührungen) an Emotionen und Körperreaktionen bei ihnen selbst und bei ihren Klientinnen und Klienten auslöst. In der systemischen Arbeit bestätigt sich dies z.B. bei körperorientierten, zirkulären Übungen.

Fazit

Der Beziehungskörper ist die Erkenntnisquelle und auch ein Königsweg zum Unbewussten: Bewegung, Gesten, Atmung, Sexualität, Empfinden, Energie, Berühren und Berührt-Werden unterstützen den Erkenntnisprozess. Körper und Unbewusstes sind eine Einheit, auch im therapeutischen Beziehungsgeschehen. Es gibt kein Lernen von Theorien, sondern ein Lernen in Interaktion mit den Mitmenschen. Körper, Emotionen und Beziehungen sind untrennbar.

1.3 Körper als Bewusstsein

Jeder Mensch ist überzeugt, bewusst Selbsterkenntnisse gewinnen zu können. Wenn jemand in Meditationshaltung auf dem Stuhl sitzt, besteht keine bewusste Absicht, Erkenntnisse gewinnen zu wollen. Liegen die Hände auf den Knien, fragt er sich: »Ist das mein Körper, sind das meine Hände?« Hier beginnt ein Erkenntnisprozess. Wer oder was sagt ihm, dass das seine Hände sind? Eine Stechmücke setzt sich auf den Handrücken und sticht. Sie sticht ihn. Dann ist das sicher ein Teil seines Ichs. Gespürt wird aber der Körper, die juckende Haut der Hand. Wird das »Ich« gestochen? Wozu braucht es denn ein Ich? Etwa nur um zu sagen: »Ich bin gestochen worden?« Die Mücke wird mit der Hand verscheucht. Ist dann das Ich doch zu etwas nützlich? Offenbar nicht, denn die Hand vertreibt reflektorisch das Insekt. Die zuvor begonnene Atemarbeit wird fortgesetzt und der Juckreiz verschwindet. Hat das Ich den Anstoß zum Weiteratmen gegeben? Dazu fehlt die Erinnerung. Es ging automatisch weiter. Was oder wer ist diese Instanz, die funktioniert, aber nicht zu spüren ist? Wenn die meditierende Person aufstehen, sich bewegen will, etwas essen oder trinken will, dann meldet sich ein Ich offenbar ganz nah an der körperlichen Befindlichkeit. Das Ich will. Das ist auch dann der Fall, wenn Anerkennung angestrebt, sich Macht und Geltung verschafft wird, wenn es um Genießen oder Durchsetzen geht. Es ist körperlich zu spüren, wenn Angst lähmt, wenn Unruhe aufkommt. Das Ich scheint dann notwendig, wenn es um Realitätsbewältigung und Anpassung geht (Hartmann, 1970), somit sind der Körper, der Organismus und seine Umwelt einbezogen. Anna Freud (1973) gibt Hinweise darauf, dass ganze Teile des Ichs unbewusst sind und sich gegen eine Bewusstmachung wehren. Sie bezieht sich auf Wilhelm Reich und erwähnt, dass das Ich in seiner Abwehrtätigkeit körperliche Erscheinungen bildet, die in Charakterpanzerungen enden.

Wie sehr unbewusste, wissenschaftlich bisher schwer kontrollierbare und unvorhersehbare Übertragungsphänomene einen Beweis für die Macht des Bewusstseins liefern, soll am Beispiel einer jungen Frau erläutert werden.

Beispiel

Eine Mutter von vier Kindern kommt in die Therapie mit der ihr anhaftenden Ideologie der eigenen Herkunftsfamilie: »Wir sind dumm, die anderen gescheit!« Bildung, akademische Titel und Grade spielen dabei eine Rolle. Das Abitur zu machen misslang ihr, weil sie früh eine Familie gründete und eine Ausbildung zur Hebamme in einem fremdsprachigen Milieu absolvierte. Auf die Frage, was sie als Hebamme mache, sagte sie nachdenklich: »Eigentlich nichts!« Sie sei einfach dabei und denke: »Alles ist weit, weich und warm.« Das helfe ihr auch bei schwierigen Geburten.

Sie verfügt über Fähigkeiten, neben den erlernten Fachkenntnissen, die sie nicht erlernt hat, die durch Wissen nicht zu erwerben sind. Eine große Genugtuung erfuhr diese Frau, als Ärzte von ihr lernen wollten. »Das geht nicht«, meinte sie aber auf deren Ansinnen hin.

Dieses Phänomen menschlichen Interagierens ist naturwissenschaftlich nicht erklärbar (Roth & Strüber, 2015). Körper und Geist sind untrennbar; je mehr wir uns mit dem Körper befassen, desto größer ist die erfahrbare Wirklichkeit (Schmieke, 2017). In der Auseinandersetzung mit dem eigenen Körper, ebenso in Beratung und Therapie mit anderen Körpern, werden neue Möglichkeiten geschaffen. Das Bewusstsein erweitert sich, was auch ein Hinweis auf die Unfassbarkeit des Körpers und seiner Potenziale ist.

Beginnt in einem System die Auseinandersetzung mit den Fragen von Bewusstsein, Materie und Geist, stellen sich gefühlsmäßige Übertragungen ein, die dem wissenschaftlichen Zugriff noch schwer zugänglich sind.

Grundlagen und Übungen

2 Förderung der Selbstwahrnehmung über die Sinne

An anderen wird häufig nur das wahrgenommen, was man selbst ist, oder was man an sich selbst erlebt und erfahren hat, ein bescheidener Teil existierender, beziehungsmäßiger Wirklichkeit. Bewusst wird linear wahrgenommen, denn bei unendlich vernetzten Systemen und der Gleichzeitigkeit von Abläufen wäre alles andere eine Überforderung. Vielfältig vernetzt und zusammenhängend sind Wahrnehmungen und keineswegs einer auf Stringenz ausgelegten Logik unterstellt. So kann Körperarbeit und der Umgang mit einem Beziehungskörper nie logisch, also nie nur »Kopfsache« sein. Ein Körper bietet sich in erster Linie als eine Welt erlebbarer Emotionen an, keinen Augenblick sicher, ob nicht dauernd Veränderungen geschehen.

> »Immer wieder neuere Untersuchungen beweisen die Komplexität unseres Gehirns: Der älteste Teil unseres Gehirns, zusammengefasst als limbisches System beschrieben, spielt hier eine entscheidende Rolle in der Wahrnehmung, dem Speichern von Informationen und dem Steuern des emotional begründeten Verhaltens – und alles unbewusst.«
>
> Kroeber, 2013, S. 10

Die Wahrnehmungen insgesamt sind ein Beitrag zum Aufbau eines systemischen Familienkörpers. Ein System schafft sich den Familienkörper durch z.B. Berühren, Pflegen, Essen, intimen Austausch, Kommunikation usw. Der Körper wird zur Via Regia des familiären Unbewussten.

Wichtig

Es gibt keine psychotherapeutische Begegnung und Beziehung ohne Einbezug des Körpers, dies gilt in der Einzel- wie in der Familien- und Gruppentherapie.

Körperarbeit beginnt mit der Feststellung von typischen Gerüchen, Geräuschen und Berührungen. In einer Vision wird festgehalten, dass Empfinden, Gefühl, Atmung, Bewegung, Haltung und Stimulierung entscheidende Faktoren bei der menschlichen Suche nach dem Sinn sind (Johnson, 1998). Und weiter meint Johnson (1998), dass gerade in der Somatik bei einer integrativen Sicht davon auszugehen ist, dass verschiedene Regionen und Körperteile miteinander systemisch vernetzt sind.

■ **Fazit**

Somit ist der Schluss berechtigt: Jede Pflege der körperlichen Wahrnehmung ist auch systemische Pflege.

2.1 Übungen »mit Hand und Fuß« zur Förderung der Selbstwahrnehmung

Das Öffnen der Sinne ist die Voraussetzung für eine ganzheitliche Wahrnehmung.

Wenn Klientinnen, Klienten und Familien während einer Sitzung die meist für sie überraschende Frage nach dem Gefühl in ihren Füßen oder nach der Wärme in den Fußsohlen gestellt wird, zeigen sich oft zwei wiederkehrende Reaktionen: Entweder wird an die Zimmerdecke geschaut, als ob die Frage von oben beantwortet werden könnte, oder die Leute schauen den Therapeuten verblüfft an wegen der völlig unverständlichen, zum Thema so unpassend erscheinenden Frage. Solche Reaktionen sind Beweis dafür, dass diese Personen nicht in ihrem Körpergefühl sind. Sie sind in ihrem Verstand und der spürt den Körper nicht. Wissen ist nicht spürbar.

Wie soll man mit Klienten umgehen, die sich nur teilweise oder gar nicht spüren? Wienands (2010) sieht die Notwendigkeit, gerade hier den Körper als verfügbare Ressource beim Suchen von Lösungsmustern zur Hilfe zu nehmen. Dabei ist das Anheben des Energieniveaus zentral: »Ohne Anhebung des Energieniveaus vollzieht sich lediglich jene Interaktion bzw. emotionale Erfahrung, die der bisherigen Problemwirklichkeit entspricht« (Wienands, 2010, S. 68).

Mit einer verbesserten Selbstwahrnehmung ist bereits ein Anstieg des Energieniveaus verbunden. So wird versucht, die Wahrnehmung weiterhin zu verbessern. Dabei richtet sich die Aufmerksamkeit auf die vertrauten Sinnesorgane. Geschärfte und wache Sinne sind eine Grundvoraussetzung für die Wahrnehmung des Körpers. Zu diesem Zwecke wurden folgende Übungen entwickelt, die zusammengefasst unter dem Titel »Übungen mit Hand und Fuß« Hilfen anbieten.

Erste Kopfmassage

Unter Anleitung werden Augen, Ohren und Nase massiert, der Mund umfahren, das Zahnfleisch mit der Zunge angeregt und die Schilddrüse sanft ausgestrichen. Letzteres hat Einfluss auf den Sauerstoffverbrauch der Zellen, die Verstoffwechselung von Kohlenhydraten, Fetten und Eiweißen, also den gesamten Energiestoffwechsel, die Funktion des Herz-Kreislauf-Systems und des Magen-Darm-Traktes, der Wachstums- und Differenzierungsvorgänge (Mörike & Mergenthaler, 1963). Das ganze hormonelle Ausschüttungssystem erfährt über die Schilddrüse Anregung. Alle erwähnten Massageübungen zusammen sind wie eine Art »Hirnmassage«.

Werden diese Übungen in Gruppen bzw. Systemen durchgeführt und anschließend gemeinsam auf ihre Wirkungen überprüft, bestätigen Klienten regelmäßig, zunächst nach dieser »Kopfmassage«, dass jetzt der Blick klarer und die akustische Wahrnehmung differenzierter geworden sei. Auch wird eine größere Wachheit wahrgenommen;

man erlebt sich in der Gruppe präsenter und stellt ein verbessertes Spüren fest. Dies bestätigt sich auch, wenn man die Gesichter der Anwesenden rundum betrachtet. Sie sehen weicher, gelassener, weniger kognitiv und hart aus.

Wichtig

Die Übungen dieses Abschnitts haben eine spezielle Bedeutung. Sie sind die Vorbereitung und Voraussetzung für eine später eingeleitete Ganzkörpererfahrung.

Wer seine Wahrnehmung verändert, verändert sich und seine Umwelt – dieser Leitsatz führte dazu, eine Ganzkörperübungsform zu entwickeln. Da die Sinne dialogisch angelegt sind, wird mit der Pflege der eigenen Sinne die Voraussetzungen für ein dialogisches Wahrnehmen geschaffen.

Die nachfolgend beschriebenen Übungen, die am besten am Morgen durchgeführt werden, sind als persönliche Alltagsübungen zu verstehen. Zunächst stellt sich die Frage nach deren Sinn bzw. Zweck: Was soll erreicht werden?

(1) Geht es darum, in einer einmaligen Übung die energetische Wirksamkeit dieser Selbstbehandlung zu erfahren, oder soll etwas für die Gesundheit getan werden?
(2) Ist eine regelmäßige Durchführung geplant, die einen Platz im Alltag einnehmen soll?

Beziehung zu sich selbst. Geht es um die Beziehung zu sich selbst und deren Pflege, so beginnt ein Dialog mit sich selbst, mit den eigenen Wahrnehmungskanälen, den Organen, mit dem ganzen Körper. Der innere Dialog wird von Maurer (2006) als größte Ressource angesehen. Er ist auch die Voraussetzung für einen interpersonellen Dialog. Bei diesem Dialog wird das Körperempfinden angesprochen und überprüft. Wo im Körper werden die angesprochenen Gefühle empfunden? Können sie genau lokalisiert werden?
Beziehung zu anderen. Das Herstellen eines Bezugs zur sozialen Umwelt kann ebenfalls über Körper und Organe erfolgen. Dabei bieten sich Rollenspiele und Rollendialoge als hilfreich an. Bei wem wird welches Gefühl wo im Körper empfunden? In einem weiteren Schritt ist es möglich, eine Reflexion über die eigene Existenz und deren Sinn anzustellen. Meist drängt sich dies ohnehin dann auf, wenn der Körper uns unangenehme Signale sendet.

Übung • Die »Hand-und-Fuß-Übungen« zu Beginn einer Sitzung

(1) Die **Handflächen** werden aneinander gerieben. So entsteht Wärme in den Händen. An der Hand genommen worden zu sein, an die Hand nehmen, zur Hand gehen, auf Händen tragen, handlungsfähig sein, sich in guten Händen wissen: Viele Bezüge können einem bei dieser Übung einfallen und gleichzeitig das Denken beschäftigen.
(2) Die Haare werden mit den Fingernägeln (Krallenhand) nach hinten gekämmt, oder die **Kopfhaut** wird von vorne nach hinten massiert. Dabei setzt man die

Fingerkuppen auf die Kopfhaut und massiert in kleinen kreisenden Bewegungen. Es wird dabei nicht auf den Haaren gerieben, sondern die Kopfhaut wird bewegt. Weitere Variante: Mit den Fingerkuppen beider Hände mehrmals von der Stirn zum Hinterkopf hin klopfen. Dies kann je nach Stärke intensiv oder auch weich und samtig erlebt werden.

Dann wird mit der Krallenhand die Kopfhaut von den Schläfen bis zum Hinterkopf massiert. Dort werden die Hände am Hinterkopf so gewendet, dass die Handrücken eine streichende Bewegung – unterhalb der Ohren vorbei, den Hals hinunter – ausführen können. Die Handrücken treffen sich über dem Brustbein, und die Bewegung folgt dem Brustbein hinunter und endet in einem Bogen unterhalb der freien Rippen. Bei all dem manuellen Tun begleiten Gedanken und Sinnbezüge den Kopf betreffend, der gedankenschwer, wie ein Bienenhaus summend oder leer und orientierungslos sein kann. Den Kopf verlieren oder verkopft sein, den Kopf über Wasser halten: Wo und wann beobachte ich das bei mir und bei andern?

(3) Mit zwei Fingern wird den **Augen**höhlen entlang, rund um die Augen, über Stirn- und Jochbein gestrichen. Neben der Ringmuskulatur wird dabei eine Reihe von energetischen Reizpunkten aktiviert (Chang, 1990), was vorbeugende und heilende Wirkung haben kann. Wenn wir die Hände erneut reiben und die erwärmten, hohlen Hände wie Muscheln über die Augen wölben, wird diesen Organen Energie zugeführt.

Die Augen sind heute die wichtigsten Informationskanäle. Wie viele Informationen passieren diese Eingänge, kontrolliert oder unkontrolliert, brauchbar oder unnütz? Und führt das, was Einlass findet, zu Einsicht, tieferem Verständnis und Erkennen? Wo muss gelernt werden hin- und wo wegzuschauen? »Das Gesicht wahren« und »das Gesicht verlieren« bezieht sich nicht nur auf den Blick.

(4) Nase, Mund, Gesicht, Hals (Schilddrüse): Die **Nase** wird mit den angewinkelten Daumenkanten von oben nach unten massiert. Die streichende Bewegung führt über die Mundwinkel hinunter zum Kinn. Beim **Mund** kann zwischen einer äußeren und inneren Aktivierung unterschieden werden. Die innere geschieht mit der Zungenspitze in einer rollenden mehrmaligen Bewegung über Zähne und Zahnfleisch. Die Zunge aktiviert den Speichelfluss. Der Speichel kann im Mund wie Mundwasser zum Spülen hin- und her bewegt werden.

Energie in **das ganze Gesicht** leiten: Die Hände kräftig reiben und danach auf das Gesicht drücken, so dass jede Zelle von dieser Wärme profitieren kann. Eine Übung für die **Schilddrüse** nimmt Einfluss auf den Stoffwechsel und somit auch auf das ganze Endokrinium. So können vermehrt Gifte ausgeschieden werden. Mit Daumen und Zeigefinger wird die vordere Halspartie unter sanften, schiebenden Streichbewegungen von unten nach oben massiert, etwa eine Fingerbreite Distanz zum Kehlkopf und zur Speiseröhre (Chang, 1990). Und nun Gedanken zur **Nase**: Wo wird sie überall hineingesteckt oder wo empfiehlt sich eine gute Nase? Sollte sie immer vorne sein? Welche Zusammenhänge bestehen zu den Leuten, die ich nicht riechen kann? Finden sich Ähnlichkeiten?

(5) Die **Ohren**außenkanten werden ausgestrichen und mit Daumen und Zeigefingern von oben nach unten massiert und geknetet. Auch zwischen Zeigefingern und Mittelfingern werden wie in einem Scherengriff die Ohrmuscheln und die Energiepunkte (vor und hinter den Ohren liegend) von unten nach oben massiert. Danach legt man die Handflächen so auf die Ohrmuscheln, dass die Finger auf den Hinterkopf zu liegen kommen. Zunächst werden die Ohrmuscheln nach vorne gefaltet und in kreisenden Bewegungen mit den Handballen massiert. Danach folgt ein kurzes Massieren der Ohrmuscheln in Normalstellung durch die Handteller. Unter dem leichten Druck der Handteller auf das Außenohr entsteht eine Unterdruck-Vakuumsituation im Innenohr. Das ruckartige Entfernen der Handflächen schafft Druckausgleich, hörbar als ein Knall. Zu- und hinhören, ganz Ohr sein, den Raum durch seine Schwingungen erfassen, geht das? Kann unterschieden werden, ob und wann eine Stimme aus dem Bauch und wann aus dem Kopf kommt? Das spricht für ein geübtes äußeres Ohr. Eine körperorientierte Pädagogik erinnert an Kindertage, sie ließ bei Nicht-Hören und Nicht-Gehorchen die »Ohren langziehen«. Welche Konsequenz sollte erfolgen, wenn der inneren Stimme nicht gefolgt wird?

(6) Es folgen mehrfach wiederholte Streichbewegungen über die **Arme**, beginnend bei den Achselhöhlen am Arm innenseitig abwärts bis zu den Fingerspitzen hinunter von dort über die Handrücken bis zu den Schultern hinauf.
Wann und wie oft löst Anspannung Verkrampfungen in der Muskulatur aus? Treten dann vielleicht gleichzeitig kalte Hände auf, verbunden mit wenig Gefühl in den Händen? Wenn Hände nicht fühlend sind, wie ist es dann mit Anfassen, Berühren, Berührtsein? Ein blockierter energetischer Haushalt birgt die Gefahr von unkontrollierten Entladungen (Dold, 2001). Und was bedeutet es, wenn die Energie nicht bis in die Extremitäten reicht? Woraus lässt sich Energie schöpfen? Können Arme und Hände Signalstationen für beginnende Erschöpfung sein?

(7) **Leber und Magen** werden aktiviert. Mit den Handinnenkannen wird, seitlich an den Rippenbögen entlang, mehrfach von außen nach dem unteren Ende des Brustbeins hin massiert.
Stimmt das Verhältnis von Verarbeiten, Auswerten, Austauschen, Speichern, Entgiften? Kommen zum selbstproduzierten Gift noch Gifte von außen hinzu? Was fehlt den Menschen, wenn sie sich mit Suchtmitteln zu beruhigen, anzuregen, auszugleichen versuchen oder auch aus der unbequemen Realität wegtreten wollen?

(8) Kreisende Bewegungen mit den Handflächen auf der **Bauch**decke im Uhrzeigersinn dienen der Aktivierung der Darmtätigkeit, nehmen Einfluss auf das vegetative System. Bewegungen im Gegenuhrzeigersinn bewirken eine Verlangsamung der Darmtätigkeit.

Behalten und Hergeben, das ist nicht erst eine Übung auf die alten Tage hin, die dem Halten, Loslassen und Verabschieden breiteren Raum bieten sollten. Wer nie genügend »Nahrung« bekam, neigt viel stärker zum Festhalten, Behalten, selbst wenn »Verstopfung« eintritt. Andererseits eilt Nahrung ungenutzt durch das Gedärm, wenn Angst vor Verlust, Angst vor Versagen, Verfolgungsängste uns »Durchfall« bescheren.

Die **Nieren** werden durch leichtes Klopfen und Streichen aktiviert. Entsorgen, weg mit dem, was sich angestaut hat: Es braucht Platz für Neues.

(9) Die **Beine** werden – von oben nach unten – durch Streichbewegungen außenseitig massiert und an den Beininnenseiten von unten nach oben. In die Aufwärtsbewegung lässt sich auch der ganze Körper einbeziehen.
Warum die Beine erst am Schluss? Sie sind der Grund, das Fundament, auf dem der ganze Mensch steht. Die Beine in enger Verbundenheit mit dem Boden, der Realität, verdienen besondere Aufmerksamkeit. Mit den Füßen unterwegs, auf dem Weg zum Ziel, zur Bestimmung. Die letzte Übung ist auch die erste, und sie steht in Verbindung mit allen anderen.

(10) Zum **Abschluss** werden die Handteller flach in mittlerer Bauchhöhe übereinander gehalten, sie berühren weder sich noch die Bauchdecke. Mit einem gedanklichen Kreisen im Uhrzeigersinn wird die Übung beendet.

Auswertung der Informationen

Der Informationsauswertung kommt bei der Selbstwahrnehmung – ihrer Komplexität wegen – große Bedeutung zu. Es braucht zu diesem Zweck aber einfache Verfahren, die einen Überblick geben, vor allem aber dem Fördern der gefühlsmäßigen Selbsterfahrung dienen. Wird nach einzelnen Gliedern, Körperregionen, Organen, Geweben, nach Atem und Herzschlag, Körperwärme usw. gefragt, erhält man meist eine allgemeine, neutrale Antwort.

Frage: »Wie ist das Gefühl jetzt in den Beinen?«

Antwort: »Normal!«

Wird aber eine selbsterstellte Auflistung, wie nachfolgend vorgelegt, die spezifische Einstufungen bei einzelnen Bereichen verlangt, dann wird die Konzentration auf diese Körperregionen oder auf funktionelle Abläufe gerichtet. Es ergeht damit die Aufforderung, Auskunft über sich selbst einzuholen. Zudem kann eingeschätzt werden, wie das Erleben vor und nach der Übung war. Ohne einen selbsterfahrenen Wert einstufen zu können, sind Personen geneigt, oberste Werte in der Skalierung anzugeben. Bestehen Vergleichsmöglichkeiten, dann werden Einstufung und Selbsteinschätzung kritischer durchgeführt, und Fehleinschätzungen lassen sich besser erkennen.

Reflektierende Kopfmassage (Übung 1–5)

Von den Übungen mit »Hand und Fuß« werden die ersten fünf Übungen, also die »Kopfmassage«, zuerst und gesondert durchgeführt.

Grund dafür sind Erfahrungen mit Gruppen. Die ersten fünf Massageübungen aktivieren die Hauptsinne, es wird praktisch eine »Hirnmassage« betrieben, mit dem Ergebnis einer erhöhten Klarheit in der äußeren Wahrnehmung und Aufmerksamkeit. Zudem erfolgt neben der Massage gleichzeitig eine reflektierende Auseinandersetzung, ein kurzes, herausforderndes Zwiegespräch mit den Hauptsinnen. Dieser mehrschichtigen Aktivierung bedarf es, um differenziertere Wahrnehmungen am eigenen Körper machen zu können. Je besser die Wahrnehmung, desto präziser und differenzierter die Aussagen über den eigenen Körper und desto besser die Voraussetzungen gegenseitiger Wahrnehmung. Diese ist nach Porges (2016) auch Voraussetzung für die interaktive Co-Regulation. Dabei spielen Gesichtsmuskulatur und die durch die akustische Information ausgelösten mimischen Reaktionen eine hilfreiche Rolle. Wird obige Übung z.B. mit Gruppen durchgeführt, so wird in einer nachfolgenden Feedback-Runde meist eine weiche, gelöste, entspannte Gesichtsmuskulatur festgestellt. Mandelförmige Augen, weiche Lippen, eine faltenlose Stirn, ein emotional offener Gesichtsausdruck werden genannt. Weit weniger häufig passiert es, dass Teilnehmende eine Äußerung verweigern, abblocken und nicht mehr sprechen. Verweigerung und Widerstand werden positiv umgedeutet. Nach Porges (2016), der die Entwicklungsgeschichte des Nervensystems erforschte, werden solche Reaktionen auch als Bewältigungsmuster erkannt, z.B. nach erlebten Traumata. Das ist für so reagierende Gruppenteilnehmende eine entlastende und wertschätzende Erklärung. Es ist eine Bewältigungsform, die überlebenswichtig war und auf die der Körper wieder zurückgreifen kann.

Ergebnisse in Selbstkontrolle. Wird vor der Kopfmassage eine zahlenwertbezogene Bestandsaufnahme der Sinneswahrnehmung, eine Selbsteinschätzung (s.o.) vorgenommen, ergeben sich Vergleiche zu den nach der durchgeführten Übung erhaltenen Werten.

Tabelle 2.1 Möglichkeit einer zahlenwertbezogenen Bestandsaufnahme der Sinneswahrnehmung

Intensität der Empfindungen und der Wahrnehmung am Kopf: Wertung von 0 (= keine Empfindungen) bis 6 (= intensive Empfindungen) und Besonderheiten im Jetzt		**vor** der Massage	**nach** der Massage
Stirn	Kopfhaut		
Augen			
Nase			
Mund	Lippen, Zähne		
Ohren			
Hals			

Wird mit sich selbst verglichen, sich dazu auf Zahlenwerte festlegt, können erstaunliche Erfahrungen gemacht werden. Es ergeben sich Informationen über den Körper, die bis dahin mindestens in gewissen Bereichen fremd waren. Dazu kommt die Erfahrung, wie sich die Wahrnehmung selbst verbessern lässt, hin zu einem kritischeren und ganzheitlichen Bild seiner selbst.

Auch mit den Ergebnissen lässt sich ein Dialog durchführen. So wird eine reflektierende Körperarbeit und Körpermassage zu einer speziellen Form der Körperpsychotherapie. Es scheint, dass körperbezogene Psychotherapie im Vergleich zu Psychoanalyse und Verhaltenstherapie rasch zu gleichwertigen Ergebnissen führt (s. dazu auch Maurer, 2005).

Zusammenfassung

Ein bewusstes und selbstreflektiertes Massieren der Sinne schafft Voraussetzungen dafür, die eigene Körperwirklichkeit detaillierter zu erleben, Erfahrungen mit dem eigenen Energiefluss zu erwerben und das Funktionieren der Muskulatur zu erleben – was einen entscheidenden Schritt in Verbesserung kommunikativer Muster bedeutet (Frick, 2012). Je mehr sich die Selbsterfahrung verbessert, desto mehr verbessert und vertieft sich die dialogische Fähigkeit gegenüber der sozialen und der weiteren Umwelt.

Das ganze Übungsprogramm wurde aufgrund unterschiedlicher Erfahrungen zusammengestellt. Es wurde an Einzelpersonen, Gruppen und mit Auszubildenden erprobt und darf auf eine über 15 Jahre dauernde Anwendung verweisen. Bei täglicher Anwendung stellen Ratsuchende fest, dass sich spürbare, auch gesundheitliche Veränderungen einstellen. Das Programm empfiehlt sich in hervorragender Weise in der Prävention. In der therapeutischen Arbeit bietet es eine enorme Hilfe im Erfahrbarmachen von Körperübertragungen. Zudem, damit bestätigt sich die Forschung von Porges (2016), können die Übungen Auslöser für eine Auseinandersetzung mit der eigenen Lebensgeschichte und Bestätigungen über verfügbare Bewältigungsformen sein. Auch hier ergeben sich Hinweise über das Unbewusste und dessen Verankerung im Somatischen (Kastenberger & Wagner, 2010). Die Bedeutung der Übungen hinsichtlich des interaktionellen Aspekts im Übertragungsgeschehen ist redundant.

Reflektierende Körpermassage

In der Traditionellen Chinesischen Medizin (TCM) existiert das Organ *Gehirn* nicht. Über den ganzen Körper ziehen sich energetische Bahnen (Meridiane) gleich unterirdischen Bächen, die hin und wieder an die Oberfläche gelangen und dort durch Akupressur oder Akupunktur beeinflusst werden können. Das Gehirn ist somit über den ganzen Körper verteilt. So wird gerade dieses »Gehirn« in der zuvor beschriebenen »Morgenübung« körperweit massiert und in körperbezogener Selbstreflexion bewusster, besonders in dem vorgestellten Programm von der 6. bis zur 10. Übung.

Ergebnisse in Selbstkontrolle. Nach dem gleichen Muster wie bei der Kopfmassage wird die Intensität der Körperwahrnehmung von 0 (= keine Empfindungen bis 6 (= intensive Empfindungen) vor und nach der Massage eingestuft und verglichen.

Tabelle 2.2 Vor und nach der Massage

Körperwahrnehmung:	**vor**	**nach**
▶ ganzer Körper		
▶ Körperstamm		
▶ Kopf		
▶ Brustraum		
▶ Bauch		
▶ Unterleib		
▶ Rücken		
▶ Extremitäten		
▶ Handteller		
▶ Handrücken		
▶ Fußsohlen		
▶ Rist		
Energiefluss als	**vor**	**nach**
▶ Wärme		
▶ Pulsieren		
▶ Kribbeln		
▶ Schwingungen		
▶ Rauschen		
▶ Licht		
Atmung	**vor**	**nach**
▶ ruhig		
▶ rhythmisch		
▶ flach		
▶ tief		
▶ Brustatmung		
▶ Bauchatmung		

Puls	vor	nach
▶ zart		
▶ beschleunigt		
▶ unregelmäßig		
▶ verlangsamt		
▶ stark		
Persönliches Summieren und Vergleichen		

Das reflektierte Betrachten der Ergebnisse kann man mit einer Wanderung durch unbekannte Landschaften vergleichen. »Ich habe bisher doch nie auf meinen Puls geachtet, noch darauf, wie ich atme. Fußsohlen und Fußrist waren bisher Fremdwörter für mich, geschweige, dass ich dort je Empfindungen gesucht hätte.« Wenn der eigene Körper erfahrbar wird, erhält er auch Hinweise für die Wahrnehmung eines Gegenübers. Wird z.B. mit Paaren diese Selbstmassageübung durchgeführt, dann kann im Anschluss ein Austausch über die Erfahrungen gemacht werden. Wer empfindet wo was und wo etwas anderes? So wird die persönliche Erfahrung systemisch erweitert und entwickelt. So kann der eine nachfühlen, was der andere fühlt.

Zusammenfassung

Die Körperselbsterfahrung führt zu jenen Erfahrungen, die sich jenseits der Welt des Rationalen abspielen. Ausgehend von Körperoberflächensensationen, die uns von Kribbeln, Muskelzuckungen, von Kälte- und Wärmeempfindungen bekannt sind, führen uns das Wahrnehmen von Atem, das Erleben von Puls und das Strömen der Energie dorthin, wo willentliches Handeln endet. Es geschieht einfach, es ist ein Dabeisein, zeitvergessen und absichtslos.

Körperarbeit löst Assoziationen aus

Im Laufe der Anwendung der oben beschriebenen »Morgenübung« wird deutlich, dass der Ablauf einem assoziativen Arbeiten gleichkommt. Das Massieren einzelner Körperteile oder Organe mit Einfällen zu assoziieren, ist ein Vorgang, der in den frühen tiefenpsychologischen Methoden Anwendung fand. Dies ist kein Widerspruch zum freien Assoziieren der Psychoanalyse. Es tritt eine Kehrtwende beim Befassen mit dem Körperunbewussten ein, wird nach den »Vorstellungen« des Körperunbewussten gefragt. Was sind die Absichten des Körpers, wie artikuliert er sich selbst? Der Körper hat seine eigenen, uns zum größten Teil nicht bewussten Vorstellungen. Alle unsere Definitionen vom Körper sind von außen an ihn herangetragen. Dies war Anlass, Einzelpersonen oder Gruppen dazu zu ermuntern, sich selbst zu massieren und auf die Körperreaktionen zu achten. Beobachtende Personen, auch Therapeuten selbst, wurden mit dieser Aufgabe betraut. Von Anfang an war klar: Es gibt keinen ausschließlich Beobachtenden, sondern nur Involvierte im wechselseitigen Körper-Übertragungsgeschehen.

Beispiel

Zu Beginn der Körperarbeit mit einem jungen Mann wird die Stirn mit den beiden Mittelfingern nacheinander von der Nasenwurzel bis zum Haaransatz kräftig massiert, dies 15-mal. Er spürt in der Mitte der Stirn einen Punkt, ohne diesen näher erklären zu können. Danach werden beide Augen mehrfach umfahren, dazu werden Zeige-, Mittel- und Ringfinger verwendet. Eine Äußerung des jungen Mannes lautet: »Es ist, als wäre ich lieb zu mir selbst.«

Danach wird mit beiden abgewinkelten Daumenkanten mehrfach von der Nasenwurzel bis zu den Nasenflügeln die Nase hinunter massiert. Hier wird sein Gesichtsausdruck traurig, es folgt ein Bericht über ein Trauma. Er hatte vor Jahren abends auf der Straße einen Faustschlag ins Gesicht bekommen, zugleich wurde er gemein beschimpft, er sei eine schwule Sau. Im Spital wurde die gebrochene Nase behandelt. Er habe lange weinen müssen und sich an die Auseinandersetzungen mit seinem Vater erinnert, dem er seine Homosexualität nur schwer habe verständlich machen können. Er erinnert sich ebenfalls an ein Erlebnis mit seiner Schwester, als sie Haschisch geraucht hatten. Seine Bemerkung, er wisse auch nicht, was er mit seinem täglichen Haschrauchen verdränge, wird zum Anlass genommen, ihn zu fragen, ob er dieser Frage nachgehen wolle. Er ist einverstanden. Es folgt der Vorschlag, er möge beim nächsten Bedürfnis, Haschisch zu konsumieren, innehalten und sich nach seinen aktuellen Gefühlen fragen. Er möge dann so lange bei diesem Gefühl verweilen, bis er spüre, dass er jetzt tatsächlich Haschisch brauche, und erst dann rauchen.

Von der Kopfmassage wird zur Massage des ganzen Körpers übergegangen. Beim Massieren mit den Handkannten unterhalb der freien Rippen gegen das Brustbein, von Leber, Milz, Bauchspeicheldrüse und Magen, fällt ihm ein, dass er vor Jahren eine Fettleber gehabt habe. Er habe damals zu viel getrunken, was er jetzt im Griff habe. Zudem erzählt er über seine Essgewohnheiten: kein Frühstück, stattdessen einen heißen Kaffee, in der 10 Uhr Pause, falls er arbeiten gehe, ein Croissant und wieder einen Kaffee, zum Mittagessen Fastfood. Er esse viel, auch Schokolade, und dann konsumiere er noch Haschisch. Aus seinem Heimatland sei er einen anderen Essensstil gewohnt gewesen. Hier in der Schweiz habe er dies geändert, da seine Kollegen dies ähnlich praktizierten. Die Therapeutin legt ihm nahe, wieder zum Essensstil seines Heimatlandes zurückzufinden. Sein jetziger Stil entspräche dem eines »Stress-Essers«, dieser fördere eine Anfälligkeit für Erschöpfung, Burn-out und Depressionen. »Habe ich deswegen immer wieder Depressionen?«, so seine im Anschluss gestellte Frage.

Nicht nur alle Gefühle sind mit dem Körper verbunden, auch unsere Gewohnheiten, unser Lebens- und Beziehungsstil haften in unserem Körper und können durch Zuwendung, hier in Form einer Kopf- und Körpermassage, aktiviert und für beraterisches und therapeutisches Einwirken verfügbar sein.

2.2 Selbstwahrnehmung und systemischer Körperdialog

Das in Abschnitt 2.1 geschilderte Massageprogramm zielt überwiegend auf das individuelle Körpererleben ab, in diesem Abschnitt wird der systemische Aspekt einbezogen.

Das Verhalten in einem System richtet sich nach dem aus, was von den nächsten Angehörigen erfahrbar und erlebbar ist, was der Einzelne von sich und den anderen als Erfahrung erworben hat. Da die Kenntnis der eigenen Wirklichkeit beschränkt ist, ergeben sich für das System und die Kommunikation auch blinde Flecken. Wie kann man nun eine Verbesserung der Selbstwahrnehmung im System bewerkstelligen? Soll eine Wahrnehmung bei sich selbst zustande kommen, bedarf es der Empfindungen und Reize innerer und äußerer Organe, und sie müssen bewusst gemacht werden. Bereits Fenichel (1977) hat 1928 darauf hingewiesen, welche Bedeutung die Körperwahrnehmung für die Ausgestaltung des Ichs hat. Die Zuordnung von Daten z.B. der äußeren (z.B. Tastsinn) und der inneren Wahrnehmung (Empfindung) macht die Vorstellung vom eigenen Körper aus. Im Klartext heißt das, dass das Leibbewusstsein, das sich aus Körpersensationen, äußerem Körperbild und Erfahrung von der Herrschaft über den eigenen Körper zusammensetzt, Grundlage für alles psychische und kommunikative Erleben sowie für eine Co-Regulation ist (Porges, 2016). Es lässt sich unter systemischem Aspekt folgern, dass die Körperidentität des einzelnen Systemangehörigen auch die des Familienkörpers widerspiegelt. System versteht System und Leib versteht Leib.

An einzelnen Beispielen aus der Praxis wird dies im Folgenden erläutert.

Körpergeschichten

Eine leichte, auch im Familienverband gut einzubringende Übung ist, Glieder, Organe oder Gewebe erzählen zu lassen. Die Berichte, oft kleinen Märchen vergleichbar, unterbreiten die bewegenden Inhalte in gefälliger, erzählerischer Form. Sie sind leichter zu kommunizieren und lassen Betroffenen die Wege des »Als-Ob« offen.

Beispiel • Dialog mit den eigenen Füßen: psychodramatischer Gesprächsrollenwechsel mit den Füßen

»Heute Abend fühlten wir zwei uns recht wohl. Du, unsere ›Besitzerin‹, gingst früh zu Bett und bis Mitternacht hatten wir es gut. Doch dann wurden wir arg gestresst. Plötzlich traten wieder einmal diese starken Waden und Fußkrämpfe auf. Es war zum Verzweifeln, es hat fürchterlich gepiekt und gezwickt. Du hast wirklich alles für uns getan wie eine gute Fee. Du massiertest uns abwechselnd immer wieder, aber alles half nur kurze Zeit. Erst als du aufgestanden bist und Magnesiumtabletten geschluckt hast, besserte sich unser Zustand langsam. Bald kehrte völlige Stille ein, und wir konnten die Ruhe bis zum Aufstehen genießen.«

Aus dem selbstverfassten Bericht wird ein Dialog zwischen Besitzerin und Füßen:

Klientin: »Was würdet ihr Füße mir vor dem Zubettgehen sagen? Ich brauche euren Rat.«

Füße: »Du merkst gar nicht, wie gespannt und genervt du zu Bett gehst. Du könntest ja schon im Stehen schlafen. Und glaubst du dann, der Schlaf bringe all das in Ordnung, was du dir tagsüber unter Druck und Stress selbst aufgeladen hast?«

Klientin: »Ich weiß, ich brauche Magnesium, um meinen Stress und seine Folgen im Griff zu haben. Es ist das einzige Mittel, über das ich verfüge.«

Füße: »Einziges Mittel? Wenn wir das schon hören! Die Mittel bedachter, achtsamer Lebensweise, sich auf eine Sache konzentrieren, erst nach Abschluss dieser zu einer anderen Tätigkeit wechseln, könntest du doch einmal einzusetzen versuchen.«

Kommentar. Der persönliche Zustand vor dem Zubettgehen, eine überreizte Muskulatur und Spannungszustände werden als Empfindungen dem Bewusstsein nicht mehr vermittelt. Ein noch angeregtes, hellwaches Gehirn scheint wie vom Körper abgetrennt. Die körperliche Wahrnehmung ist eingeschränkt und erst der innerkörperliche Dialog bringt brauchbare Hinweise.

Beispiel • Vom Körperdialog zum systemischen Dialog: die schmerzende Zehe und die Reaktionen der Familien-Füße

Während einer Familientherapiesitzung klagt die Mutter über eine schmerzende Zehe. Seit fast drei Wochen spüre sie den Schmerz. Der Vater und zwei Jugendliche sind ebenfalls in der Sitzung anwesend. Die Mutter wird aufgefordert, die schmerzende Zehe über das auslösende Ereignis erzählen zu lassen.

Zehe: »Alle saßen im Wohnzimmer, unsere Tochter im Lehnstuhl. Sie wünschte sich ein Getränk. Da hat sich die Mutter beeilt, das Getränk zu holen. Bevor sie das Getränk überreichen konnte, wich sie rasch den ausgestreckten Beinen des Sohnes aus, sonst wäre sie gestolpert. Sie schlug sich dabei aber den Fuß am Wohnzimmertisch an. Unter uns, nicht zum ersten Mal.«

Die Familien-Füße erhielten daraufhin den Auftrag, mit dem Fuß, also mit der schmerzenden Zehe zu sprechen.

Die Familien-Füße: »Du kannst nicht mehr so sausen wie früher! Wenn du ein Durcheinander im Kopf hast, dann verliert der Fuß den Tritt. Wenn du nichts im Kopf hast, rennen die Füße ziellos herum. Unfälle sind keine Zufälle! Der Fuß mit der schmerzenden Zehe zwingt dich, langsamer zu gehen. Ruhigeres Gehen verhindert den Schmerz. Wir Familien-Füße wollen von jetzt an mehr in Kontakt miteinander sein.«

Die zuhörende Mutter kam nach der Mitteilungsrunde zu folgendem Schluss: »Ich muss wieder mehr nach mir selbst schauen.«

Erfolgt ein innerkörperlicher Dialog im System, wird er automatisch zum systemischen Dialog. Die persönliche Bewusstwerdung ist zugleich auch ein systemisches Bewusstwerden. Die systemische Denkweise geht von einem Familienkörper aus. Was einem Teil geschieht, geschieht allen. Alle empfinden mit.

Beispiel • Selbstgespräch einer bulimischen Klientin

»Ich darf essen, viel essen, am liebsten würde ich alles auf einmal essen, mit beiden Händen vom Teller, aus der Schüssel wegnehmen, mit den Fingern, wenn möglich noch die Speisen in den Mund stopfen, dann kauen und mampfen. Eine polnische Gans mästen, ihr den Trichter in den Hals stecken und dann stopfen, stopfen. Ich habe volle Backen, im Mund kaum Platz zum Kauen, es quillt über, tropft über die Lippen, läuft das Kinn hinunter! Das Essen ist nicht nur auf den Mund beschränkt. Ich esse rund um den Mund. Bilder kommen in mir auf von einem Kleinkind, dem die süße Masse über das Kinn auf den Esslatz läuft. Es rührt im Speisebrei herum und schlägt mit dem Löffelrücken in den halbvollen Teller. Es spritzt über den Tellerrand hinaus: Essen total!

Am liebsten würde ich im Essen baden, es mit der Haut aufnehmen, nur noch essen, mit allem essen. Bei diesem Essen habe ich die Angst im Nacken, hoffentlich werde ich nicht gestört, sieht mich niemand. Was, wenn ich unverhofft Besuch bekäme? Schon ein Telefonanruf würde mich stören. Ich brauche meine Fressgelage, der Ablauf darf nicht gestört werden. Es muss auch alles stimmen, sonst muss ich noch einmal von vorne anfangen.

Wenn ich könnte, ich würde mit allen Poren essen, aufnehmen, aufsaugen, in das Essen hineinliegen. Endlich einmal Erfüllung, voll sein, restlos voll, prall! Erreiche ich dieses Hochgefühl diesmal? Es muss mich trunken machen.

Dabei ist immer die Angst. Habe ich genug Zeit, kommt niemand? Ich beeile mich, mache Tempo, verschlinge, würge, nur noch mehr und mehr, rasch, rasch! Ich schwitze, ich fühle mich gespannt, getrieben und befürchte, jemand könnte mich ertappen, überraschen. Endlich, ich hab's geschafft. Am liebsten würde ich alle Viere von mir strecken nach dieser Erfüllung, nach diesem Fressen. Es ist mir, als ob ich jetzt Ruhe verdient hätte nach einer Gewaltleistung.

Ich habe mich zufrieden gestellt und bin es doch nicht. Es war eben doch kein Wohlbehagen, das durch den ganzen Körper rieselt. Das wäre zu schön gewesen. Wie ich mir das gewünscht hätte!

Die zweite Angst ist nicht weit. Wie kriege ich den Ballast wieder los? Ich kann diese abscheuliche Menge doch nicht behalten. Kann ich diesmal wieder erbrechen, alles hinauskotzen? Das Essen war ja das, was ich wollte und wie ich es wollte. Jetzt der volle Bauch – kann ich hergeben, mich entleeren? Das Völlegefühl ist grauenhaft, das halte ich nicht aus. Wenn ich wieder leer bin, dann bin ich wieder lieb, dann bin ich wieder schön und brav. Prall ist etwas vom Schlimmsten. Dieses verdammte Doppelleben, am liebsten würde ich aus dieser ekelhaft aufgeblähten Haut hinausfahren. Ich bin diesem verdammten Prozess ausgeliefert. Mit der Vernunft komme ich nicht dahinter. Raus mit dem scheußlichen Zeug! Finger in den Rachen! Schaffe ich es diesmal? Sonst Wasser, viel Wasser – hinunter, hinunter! Bringe ich alles raus? Nichts will ich behalten, gar nichts. Wie konnte ich nur? Wut und Ärger kommen zu spät, hätte ich nur nicht!

Wie ich das Essen in mich hineinstopfte, so habe ich jetzt das Bedürfnis nach Hinausstoßen. Ich erinnere mich, ich habe es auch schon anders gemacht. Schon nach kleineren Essmengen habe ich erbrochen: Mit weniger bin ich schneller fertig geworden. Es ist so, mit dem Verstand komme ich nicht weiter. Wie soll ich es machen? Ich will das Ganze nicht mehr, ich habe es satt, und dennoch treibt es mich wieder und dann muss ich essen. Zum Verzweifeln!

Jetzt merke ich, dass ich ein Gefühl suche, ein Gefühl von Umhüllt- und warmem Geborgensein. Dieses Gefühl vermisse ich am ganzen Körper und wie lange schon? Ich bin nicht einmal sicher, ob ich die Befriedigung dieses Gefühls überhaupt schon einmal erlebt habe.«

In welche ursprünglichen und unerfüllten Bedürfnisse ein Selbstgespräch führen kann, veranschaulicht das angeführte Beispiel der bulimischen Patientin. Die drastische Anschaulichkeit des Selbstgesprächs bedarf keiner weiteren Erläuterung. Deutlich wird, wie die Leibempfindungen zu einem wachen und selbstkritischen Bewusstsein verwandelt werden.

Stellt man sich die Frage nach den Körperempfindungen bei dargebotenem Selbstgespräch, ob sich das auf den Vorgang des Einverleibens des Essens oder den Prozess des Loswerdens der als scheußlich empfundenen Masse bezieht, wird man u. U. zu tiefen Gefühlen von Angst und einem unsäglichen Mangelgefühl geführt. Der systemische Körper, der Familienkörper, wird empfindend und fühlend erlebt.

Der innerkörperliche Dialog lässt sich mit Gliedern, mit Geweben (Muskeln, Knorpeln, Knochen), einzelnen Organen, Ausschüttungs- und Reizleitungssystemen, Hirnzellen usw. führen. Alles ist empfindungs- und gefühlsfähig.

Imitieren: Selbst- und Fremdbeobachtung

Selbst- und Fremdwahrnehmung sind untrennbar im ganzheitlich systemischen Konzept. Beobachten und das Imitieren von Gesten und Bewegungsfolgen und das Reagieren auf dieselben (ob bewusst oder unbewusst) werden in der Polyvagal-Theory als ein Co-Regulativ im sozialen Kontakt gesehen (Porges, 2016).

In den Tierübungen der alten Qi-Gong-Praktiken wurde versucht, sich die Fähigkeiten anderer Wesen durch Nachahmen anzueignen. Dies geschah durch ein bewegungsmäßiges Hineinversetzen in die Eigenschaften von Tieren. In späteren Experimenten stellte man fest, dass sich verschiedene Bewegungen des Menschen auch Tieren zuordnen ließen (Wong, 1999). So entstanden die Übungen der fünf Tiere: Tiger, Bär, Hirsch, Vogel und Affe. Auch bei Aufnahmeprüfungen in Tanzschulen in China fanden diese Übungen Anwendung.

Erhielten Studierende in Ausbildungsgruppen den Auftrag, auf der Straße Menschen zu beobachten, war dabei wichtig, einen bestimmten Menschen auszuwählen und diesen auf sich wirken zu lassen. Die Person musste also nicht gemimt und imitiert werden, sondern deren Wirkung auf den Beobachter sollte erfasst werden. Anschließend wurde die beobachtete Person »psychodramatisch« in der Gruppe vorgestellt. Es blieb also nicht nur bei der Wiedergabe einer Bewegungsfolge oder einer Haltung, sondern der gefühlsmäßige Eindruck wurde zugleich dargelegt. Alle versuchten selbstverständlich, das Typische der beobachteten Person vor der Gruppe darzustellen, ohne sich bewusst zu sein, was sich bei diesem Versuch herausstellen würde. Erst die Frage »Was hat diese Person mit dir zu tun?« ließ erstaunen.

Fazit • Ich beobachte bei anderen das, was ich an mir erleben kann

Die Eigenwahrnehmung ist Voraussetzung für die Fremdwahrnehmung. Ich beobachte mich in den anderen. Folgerung: Wird die Selbstwahrnehmung durch Imitation differenziert, befähigt das dazu, mehr an anderen wahrzunehmen. Wer in der Lage ist, körperliches Verhalten, ob in Statik oder Bewegung zu imitieren, verschafft sich Zugang zum ganzen Menschen, zu einem System. Dies ist die Voraussetzung für das Eintauchen in die verschiedensten Emotionen einer Familie. Die Erkenntnis der engen Verknüpfungen zwischen Körperausdruck und Gefühl führt zu den tiefen Verknüpfungen innerhalb eines Systems, zum Gewahrwerden von Energiefluss und Bezogensein.

Informationen über das Bewusste – Informationen über den Körper. Ein Teil der Informationen, die einem System zufließen, stammt aus dem Bereich des Bewussten, ist damit offen und allen zugänglich. Ein größerer Teil an Informationen, meist sind es die aus dem Körperbereich, gelangt häufig erst über Umwege ins familiäre Bewusstsein. Dies geschieht, wenn Störungen in Form von körperlichen Belastungen, Spannungszuständen, Süchten oder Krankheiten auftreten. Meist werden diese Botschaften nicht als signalisierende Systembotschaften entschlüsselt, sondern werden unbedacht dem Einzelnen als Defizite oder Krankheiten zugewiesen, und ihre Bedeutung für das System wird ausgeblendet. Die Pflege der Fremd- und Selbstwahrnehmung bedarf aus diesem Grunde eines dynamischen, mehrschichtigen Ansatzes, d.h. nicht nur die rationalen, auch die körperlichen, hier in der Hauptsache die Leibempfindungen und weiteren Begleitumstände im Umfeld, sollten dem Bewusstsein des Systems zugänglich sein.

> »Der Körper ist mehr als eine Ansammlung von Fleischzellen unterhalb vom Gurgelknopf. Der Körper ist massiv beteiligt an Informationsverarbeitung, Wahrnehmung und Handlungsbereitschaft (…), d.h. noch lange nicht, dass ich mit dem Verstand handlungsfähig bin.«
>
> Storch, 2016

Wenn reden nicht reicht – Paargespräche und Körperarbeit

Ein Partnergespräch, bei dem gleichzeitig Körperkontakt stattfindet, bietet sich zur Illustration an. Die Partner sitzen sich gegenüber, sprechen über ein selbstgewähltes Thema. Dabei sind die Füße in Kontakt. Der rechte Fuß liegt beim Gegenüber auf dem Rist des linken Fußes auf und der linke unter dem rechten des Gegenübers.

Während des Gesprächs lenkt die »beobachtende« Person, wenn sie es für den Verlauf des Prozesses nützlich findet und sich Anhaltspunkte dafür ergeben, die Aufmerksamkeit auf die Füße und deren Empfindungen. Ebenso werden sich Impulsbewegungen zeigen, die nicht bewusst veranlasst sind.

Welches sind nun Signale für mögliche Interventionen?

- Der Redefluss verändert sich, stockt, wird beschleunigt, verlangsamt, Nachdruck wird auf bestimmte Mitteilungen gelegt.
- Gesten fügen sich dem Gesagten an.
- Der Atemrhythmus verändert sich.
- Unruhe lässt sich in der Mimik und in feinen motorischen Bewegungen erkennen.
- Schwitzen und leichte Veränderungen in der Gesichtsfarbe treten auf.
- Es zeigen sich Impulsbewegungen, die in Zusammenhang mit Geäußertem stehen können.

Fisher (2007) nennt Stimmqualität, Muskelspannung, Präsenz von Emotionen und Sehnsüchte als weitere Signale, siehe auch dazu Reich (2007). Je nach Gewichtung eines Signals kann die »beobachtende« Person die Frage nach dem augenblicklichen Empfinden in den Füßen stellen. Hier gilt: Interventionen erfolgen in Absprache mit dem Paar, damit es sich bei dieser Art zu kommunizieren sicher und aufgehoben fühlt.

»Ist es für Sie in Ordnung, wenn Ihnen Fragen gestellt werden, die sich aus den körperlichen Beobachtungen ergeben?

- Wie fühlen sich Ihre Füße jetzt an?
- Spüren Sie Druck? Lastet das Gewicht des oben liegenden Fußes auf dem unteren?
- Gibt es Veränderungen der Temperatur in den Füßen?
- Spüren Sie ein leichtes Kribbeln?
- Wie fühlen sich die Fußsohlen an?
- Hätten Sie jetzt das Bedürfnis nach einem Wechsel in den Füßen, von oben nach unten und umgekehrt?
- Haben sich andere Körperempfindungen eingestellt?
- Sind Gefühle aufgetreten? Welche?
- Werden Fantasien und Bilder ausgelöst? Wenn ja, welche?
- Woran denken Sie gerade?«

Die »beobachtende« Person stellt mit der Frage nach der aktuellen Situation eine Verknüpfung von Mitteilungsinhalt und Körperempfindung her. Weil diese Übung die Aufmerksamkeit auf den Körper lenkt, geschieht ein Prozess der Introspektion. Die Person, die ihren Körper fühlt, gelangt auf diesem Wege zur eigenen Gefühlswelt, zum Selbstempfinden. Es erfolgt eine Ablenkung vom äußeren, auf verbaler Ebene vorgetragenen Konflikt hin zu einem innerlichen Selbstempfinden, was Voraussetzung für eine

Harmonisierung oder für allgemeine Veränderungen schafft. Die verbale Mitteilung ist damit auch eine Körperbotschaft. Ein authentisches Selbsterleben, das bei gleichzeitigem dialogischem Körperkontakt entsteht, wird zu einem gemeinsamen Körpererleben.

Einfühlen und Mitgefühl
Fühlen können, was das Gegenüber fühlt, ist eine zentrale Befähigung des Menschen – das ist uns auch unter den Begriffen von *Einfühlen* und *Mitgefühl* geläufig.

Fühlen, was der andere fühlt – direkt über den Körper

In einem Therapiegespräch warf ein Partner seiner Frau vor, sie würde mit Geld allzu großzügig umgehen und könne nicht haushalten. Für einen Augenblick schien es so, als ob die Partnerin die Luft anhielte. Ihre Augen wurden feucht. Auf die Frage der Therapeutin, ob er, der Mann, bemerkt habe, was sich bei seiner Frau verändert habe, antwortete er verwundert mit: »Nein!« Auf nochmaligen Hinweis hin sah er die feuchttraurigen Augen seiner Frau. Er sah ihren Schmerz, was ihn nachdenklich machte. So war er gefühlsoffen für das nachfolgende Klären der Situation. Er musste zur Kenntnis nehmen, mit welchen zusätzlichen Arbeiten sich seine Frau um die Finanzierung des Haushalts mühte und in welch unbedachter Weise er ihr Schmerz zugefügt hatte.

Dieses Beispiel aus dem Therapiealltag ist eine neurobiologische Sensation, eine biologisch-systemische Resonanz: Die Gefühle anderer wecken in unserem Gehirn gleiche Zellverbände und damit gleiche Gefühle (Bauer, 2017). An wen richten sich Botschaften?

Es ist notwendig, unterschiedliche Ebenen gleichzeitig einzubeziehen, um zu eindeutigen Botschaften in einem System zu gelangen.

Beispiel

Ein Familienvater verlässt in der Früh das Haus und geht zur Arbeit. Frau und Kinder sitzen noch am Frühstückstisch. Im Weggehen erinnert er seine Frau daran, den Elektriker wegen einer Außenlampe anzurufen und den Kindern gibt er Anweisungen zum Erledigen der Schulaufgaben. Abends nach der Rückkehr von der Arbeit ist er genervt, weil seine »Anweisungen« nicht befolgt wurden.

Die psychodramatische Rekonstruktion der morgendlichen Szene zeigte, dass er – bereits körperabgewandt – rückwärtsblickend seine Anweisungen gab. So wurde er in seiner Körperhaltung nicht mehr als anwesend wahrgenommen. In der geänderten Szene bleibt er am Tisch, bittet um Aufmerksamkeit, spricht Frau und Kinder so an, dass es zum gegenseitigen visuellen Kontakt kommt und vergewissert sich, dass die Kinder seinen Wunsch verstanden haben.

Wichtig

Der direkte Kontakt mit dem Paar- und Familienkörper ist das leitende Prinzip ganzheitlicher Beratung und Therapie. Je intensiver und differenzierter der Berührungskontakt im System, desto geringer die Wahrscheinlichkeit für Behinderungen in der emotionalen Kommunikation und im energetischen Fluss.

2.3 Körperbezogene Arbeitsbündnisse mit Paaren und Familien

Nonverbales, körperbezogenes Arbeitsbündnis

Es gibt unterschiedlichste Formen für das Eintreten in ein Arbeitsbündnis. Der Hintergrund für das Zustandekommen des im Folgenden beispielhaften Erstgesprächs, in dem sich die körperbezogene Übertragungssituation ereignete, war die Überweisung eines Quartaltrinkers durch seinen Hausarzt zur Therapie.

Der Mann weigerte sich zunächst an Sitzungen teilzunehmen. Zuerst erschienen seine Frau und der zweijährige Sohn zur vereinbarten ersten Besprechung.

Beispiel

Zwei elegant gekleidete Leute sind da, ein quicklebendiges, niedliches Kind, das keine Kontaktprobleme hat, sich unbeschwert auf bereitliegendes Spielmaterial einlässt, und eine Frau, der man eine gewisse Härte in den Gesichtszügen ansieht. Das Kind wächst im südländischen Sprachmilieu auf, es versteht auch die deutsche Sprache, sprechen kann es noch nicht.

Die Mutter schildert überwiegend die Situation ihres Mannes, während der Kleine für die Dauer von einer Viertelstunde friedlich bei seinem Spielmaterial verweilt. Dann schlägt seine Stimmung um, er wirft die Gegenstände durch das Zimmer, auch nach dem Therapeuten wirft er Holzklötzchen. Seine im Bürstenschnitt gestylten Haare sind plötzlich nassgeschwitzt. Der Junge sieht aus, als ob er unter Hochspannung stünde. Es wirkt erschreckend, dass er seine Mutter in den Arm, in die Schulter und Wange beißt und sie das geschehen lässt. Er stellt sich dann etwas weiter in den Therapieraum und drückt, als ob er zur Toilette müsste. Der Kleine provoziert. Der Therapeut rutscht von seinem Stuhl herunter und ist dann auf Händen und Knien. Mit der Rechten mimt er einen krabbelnden Käfer, der zunächst scheinbar ziellos auf dem Boden herumläuft, dann aber einige Schritte in Richtung des Jungen geht, wieder zurückweicht, wieder nach vorne auf ihn zu usw. Der Kleine ist zuerst mäuschenstill vor Aufmerksamkeit, dann schmunzelt er. Jetzt darf der Käfer ganz in die Nähe seiner großen Zehe. Dem Käfer, der eine Rückwärtsbewegung macht, scheint die Nähe zu dem Zeh noch nicht ganz geheuer. Dann streckt der Junge dem Krabbelkäfer die Zehe entgegen. Jetzt darf der Käfer die Zehe berühren. Zunächst beschnuppert er sie, krabbelt auf ihr herum, piekt sogar gelegentlich. Jetzt ist Freundschaft geschlossen. Die Spannung ist verflogen, der Junge strahlt.

Reden reicht hier nicht. Es gibt hier das Reden darüber noch gar nicht, die Voraussetzungen fehlen. Reden darüber löste hier Spannung aus und führte zur konkreten Handlungsprovokation. »Ich schmeiße dir ein Holzklötzchen an den Kopf. Ich beiße! Nehmt mich wahr, ich will, dass etwas gemacht wird.« Der Junge signalisiert seine Handlungsbereitschaft (Storch, 2016) und seine Fähigkeit, in Aktion und Handlung zu seinen Lösungen zu finden. Der Therapeut muss vom hohen Ross des bewusst Sprechenden absteigen, muss mit unbewusst verlaufenden Körperhandlungen zu einem einvernehmlichen Zusammenarbeiten kommen. Die körperliche Interaktion ist gefragt: Reden geht nicht – und würde auch nicht genügen.

Mit Kindern können in der Psychotherapie verschiedene Formen nonverbaler Interaktion entdeckt werden. Zeichnungen können angefertigt werden. Es werden Gegenstände des Spielmaterials mitgenommen, Kleidungsstücke vergessen, Spieltiere liegen gelassen usw. Die Übertragungssprache ist gegenständlich, handlungs- und körperbezogen.

Die Hirnforschung bestätigt, wie gering der Zugang zum Unbewussten ist. Doch in der Psychotherapie mit kleinen Kindern bieten sich bescheidene Einblicke in diese Welt. Die Äußerungen der Kinder sind ein Appell des familiären Unbewussten. Die heutige Hirnforschung würde das Verhalten des Kindes aus dem Beispiel als ein Aktivieren des limbischen Systems bezeichnen, ebenso als einen Hinweis auf interaktionell bedingte Ausschüttungen im mesolimbischen bzw. mesokortikalen Dopamin-System (Rotthaus, 2013).

Wird Kindern am Sandkasten Quarzsand auf die Handrücken der Kleinen rieseln gelassen, werden Gesichter strahlend-verzaubert: Unbewusste und halbbewusste Welten tun sich im Sensorischen auf. Sprache beschreibt das nie. Auch wenn Kinder das Fellstück aus dem Scenokasten an die Wangen drücken, versonnen in eine Weite schauen, ist der Mensch eine ungeteilte Einheit. Der Körper ist ohne den Verstand durchaus handlungsfähig. So ist die Darstellung von Wilma Bucci (Triple-Code-Modell; erwähnt im Vortrag von Storch, 2016), für Kleinkinder in folgendem Sinne abzuwandeln:

(1) Es besteht ein duales Modell: Körper und Bewegung.
(2) Es wird mit Bewegung und nicht mit Bildern begonnen.
(3) Die Bewegung – als interaktiver Beziehungsfaktor – wirkt und führt vertiefend weiter.

Das interaktive Spiel, hier eine besondere Therapeuten-Klienten-Beziehung, die aus den unbewussten Impulsen von Kind und Therapeut ihre Entwicklung nimmt, erweist sich als hochwirksam (Rotthaus, 2013).

Provoziertes Arbeitsbündnis

Hier bedarf es einer kurzen Einführung über körperorientiertes Arbeiten unter Einbezug von Kindern in der Familientherapie. Kinder stehen dem Körper und seinen Funktionen näher als Erwachsene. Sie verstehen es, sich körperlich auszudrücken und sind für Körperarbeit zu begeistern, sie haben sogar Spaß an dieser Therapieform. Sie bringen etwas zustande, was in problem- und blockadezentrierten Therapieformen oft fehlt und zu lockernden Formen originellen und kreativen Handelns veranlasst. In traurigen

Familien traurige Gesichter schneiden, sich wie ein Affe an Kopf und Hintern kratzen – das bricht Dämme. In Familien problembehaftete Situationen in Spaß umzumünzen, wirkt wie die Sonne, wenn sie den Nebel durchbricht.

Beispiel

Eine Mutter kommt mit ihrem geistig leicht retardierten siebenjährigen Jungen zur kinderpsychotherapeutischen Abklärung. Bereits nach einer Viertelstunde einleitenden Gesprächs zusammen mit der Mutter rebelliert der Junge und fordert die verunsicherte Mutter mit der Drohung heraus: »Wenn wir jetzt nicht sofort gehen, dann scheiße ich in die Hose.« Er zieht, wie vielleicht schon oft mit Erfolg, bei der Auseinandersetzung den stärksten Trumpf zuerst. Damit hat er aber auch schon ausgespielt und verloren. Hier muss die Kasperpuppe einschreiten, sie eilt herbei und fordert den erstaunten Jungen auf: »Na, mach schon, scheiß los, und übrigens stinkt das auch, was du in die Hose machst? Wollen wir mal riechen?«

Das bringt den stärksten Trotzkopf zum Lachen – und Spaß hat ihm die nachfolgende Abklärung auch gemacht. Hier besteht das Übertragungsangebot ebenfalls auf körperlicher Ebene und die körperbezogene Intervention kommt an. Die »Scheiße«, die als Drohung ausgesprochen wird, ist ein provozierendes Übertragungsangebot; dem wird sofortige Aufmerksamkeit geschenkt. Die Äußerung als ein Angebot für ein altersentsprechendes Arbeitsbündnis zu sehen, das ist das Thema. Zudem wird deutlich, wie im eigenen System Druck gemacht und mit Druck umgegangen wird. Es charakterisiert den kommunikativen Erziehungsstil und entsprechende Reaktionen. Solche herausfordernde Übertragungsangebote lösen Spaß und Lust zum Spielen aus.

Wichtig

Die therapeutische Berührung bedarf des Einverständnisses, auf welche Art die Berührung auch zustande kommen mag. Dies schließt insbesondere bei Kindern alle symbolischen Formen ein: die Als-Ob-Spiele, den Einbezug von Handpuppen, das Ergänzen von Märchenerzählungen und alle handlungsbezogenen Angebote.

3 Körperarbeit als Systemarbeit

Berührungen und Aufträge zur Körperarbeit und die damit verbundenen Arbeitsbündnisse (s. Abschn. 2.3) ergeben sich aus dem jeweiligen Kontext. Eine Berührung kann einer Funktion (Hausmann & Neddermeyer, 1996) unterstellt sein, wo z.B. Gewebe erkannt, Verspannungen gespürt und nach kalt und warm unterschieden wird. Eine solche Berührung erforscht, untersucht, klärt ab und ist nicht direkt dialogisch angelegt. Dies würde den Ausführungen von Busch (2007) entsprechen, der eine diagnostisch genaue Planung der Körperarbeit anmahnt.

Wichtig

In der systemischen Körperarbeit ist die prozessbedingte Situation für den Einsatz von Berührungsarbeit ausschlaggebend.

Bei Aufwärm- und Annäherungsübungen kann das anders sein. In der Systemarbeit werden Berührungen unterstützend eingesetzt. Es werden Anleitungen für Berührungen gegeben.

Diagnostische Überlegungen gilt es dort anzustellen, wo in der Kommunikation, in der Reifeentwicklung von Paar- und Familienbeziehungen, Behinderungen vorliegen.

3.1 Berührungserfahrungen

Am Beispiel einer Berührung zeigt sich, dass das Berühren der Erfahrung bedarf, angeleitet und geübt werden will. Körperarbeit beim Erstkontakt mit einem Paar wird folgendermaßen dargestellt: Der Partner führt die sukzessiv sich intensivierenden Berührungen durch und erhält durch den Therapeuten die notwendigen Anweisungen. Er muss an seiner Hand spüren, wie sich eine Luftschicht anfühlt, die von einer Hand in unmittelbarer Nähe ausgeht. Er muss an sich erleben, wie gerade Haarspitzen, Kleiderfasern, die Hautoberfläche, auch schon ein Hauch von Berührung bei ihm selbst wirken. Wenn er das bei sich spürt, kann er weitergeben und taktile Mitteilungen machen. Er muss lernen, wie sich eine Hand anfühlt, die ganzflächig aufliegt, Gewicht erhält, verweilt, länger dauernde und wirkende Erinnerungen hinterlässt. Wie fühlen sich Finger an, von denen ein leichtes Vibrieren, vielleicht ein unsicheres Zittern ausgeht? Er kann nur dann erfahren, wie eine Oberflächenberührung ankommen kann, wenn er selbst merkt, was angenehme oder unangenehme Empfindungen auslöst.

Wichtig

Rückmeldungen über Berührungserfahrungen sind unverzichtbar:

- Ich mag keine sanften Berührungen. Das löst Gänsehaut bei mir aus.
- Die feinen Berührungen dringen tief bei mir ein, dann spüre ich mich von innen.
- Eine feste und sichere Hand ist das, was ich brauche, das stimmt für mich.
- Eine kräftige Berührung wirkt grob auf mich. Ich liebe die weiche, die anschmiegsame Berührung.
- Ich brauche bei der Berührung, welcher Art auch immer, ein Gegenüber. Ich brauche die Orientierung durch die Person.
- Für eine Berührung braucht es bei mir Zeit. So etwas geht nicht schnell, die Atmosphäre muss auch stimmen. Ich muss mich innerlich darauf einstellen können.
- Für mich ist das Verweilen entscheidend, lange dabei sein, das ist es.
- Ich muss wie innerlich zu Hause sein, dann erst öffnen sich bei mir die Türen.

Solche Rückmeldungen bestätigen, dass die Berührungen auf Erfahrungen treffen, die sich in der »Haut« eingeprägt haben. Erlebnisse und Erinnerungen werden ausgelöst. Anfassen trifft auch auf solche Spuren, die in die Zeit präkognitiver Wahrnehmung weisen. Hautreaktionen sind biologisch angelegt, und es geht bei einer Partnerbehandlung weniger um das Erlernen neuer Reaktionen als vielmehr um das Erkennen von Einschränkungen und Blockaden (Revenstorf, 1999), die aufzulösen sind oder mit denen man den Umgang lernen muss. Die körperlichen Erfahrungen geben Hinweise auf Beziehungserfahrungen. Die Haut als ein Beziehungsspeicher lässt die Wege erkennen, die zum tiefen Erleben in Systemen führen. Körperarbeit wird so zu einer eindrücklichen Systemarbeit, auch hinsichtlich nicht bewusst gespeicherter Erfahrungen in der frühen Entwicklung. Die u.U. unangenehmen sensorischen Empfindungen, die beim Hautkontakt aktuell angestoßen werden, erweitern die Hauterfahrungen. Die Neuroplastizität der Haut entspricht der heute hinlänglich bekannten Formbarkeit unseres Gehirns (Künzler, 2010).

Übungen mit Struktur. Partnerberührungen und Berührungsübungen in Systemen haben eine Struktur, sie haben einen Anfang und ein Ende. Sie werden durch verbale und gleichzeitig auch durch taktile Vereinbarungen definiert. Wann und wie beginnt dic Berührung und wann und wie ist sie beendet? Je eindeutiger eine Berührung hinsichtlich Intensität und Dauer definiert wird, desto besser ist sie einzuordnen und kann ihre Wirkung eingeschätzt werden.

Das Vermitteln von Berührungsübungen bei Paaren und in Familien ist subtile Technik und meisterliche Kunst zugleich. Sie setzt Eigenerfahrung und Vertrautheit mit dem eigenen Körper voraus. Auch hier gilt: Es kann nur das in Berührung bei anderen wirkungsvoll eingesetzt werden, was zuvor an sich selbst geübt und erlebt wurde. Äußere Berührung ist eng mit innerem Berührt-Werden verbunden.

Wichtig

Entsprechend wie bei der Körperarbeit mit Einzelpersonen bedarf es beim Intervenieren mit Körpertechniken in Systemen des Einverständnisses der Beziehungspartner, selbst wenn die Partner diese Techniken gegenseitig anwenden. Gleiches gilt für Familien.

3.2 Umgang mit der Haut

> »Die Haut umhüllt uns vollkommen, ist das früheste und sensitivste unserer Organe, unser erstes Medium des Austauschs und unser wirksamster Schutz.«
>
> Montagu, 1990, S. 7

Unsere logozentrische Kultur zeigt bei einem Überhang für Wort und Denken, und dies trifft auch in der Paar- und Familientherapie zu, weiße Flecken, was Körperlichkeit angeht. In der Öffentlichkeit zeichnet sich das in erschreckender Weise dort ab, wo Gewalttäter Schmerzen bei ihren Opfern nicht wahrzunehmen scheinen. Wer sich selbst nicht mehr spürt, kann den Schmerz anderer auch nicht empfinden, geschweige denn Mitgefühl haben.

Der Haut- und allgemein der Körperkontakt zwischen Mutter und Kind ist der wesentliche Faktor der affektiven, kognitiven und sozialen Entwicklung (Anzieu, 1996). Hernandez-Reif (2008) gibt Hinweise für die Verbesserung der Mutter/Vater-Kind-Interaktion bei der Anwendung von Druckmassage bei Säuglingen und Kleinkindern. Ebenso lassen sich dadurch die Stresshormone reduzieren, elterliche Stimmungslagen aufheitern und Einschlafprobleme können damit angegangen werden. Der dialogische Austausch mit der Haut, ihre kommunikationstherapeutische Bedeutung wurde in der Paartherapie bei sexuellen Störungen erkannt und angewandt. Mandel und Rosenthal (1975) haben die Haut und den Hautkontakt bei der Behandlung sexueller Erlebnisstörungen als einen unverzichtbaren Baustein im Therapieverlauf bezeichnet.

Was der Volksmund zum Phänomen Haut weiß, sind Erfahrungen und Erlebnisse mit diesem Universalorgan: »Das geht auf keine Kuhhaut«, »dickfellig« sein, er ist »dünnhäutig«, mit solchen Bemerkungen wird die ganze Streuungsbreite unserer äußeren Sensibilität angedeutet. Bei tieferem Betroffen-Sein sprechen wir von »unter die Haut gehen«. »Seine eigene Haut zu Markte tragen, das Fell gerben, das Fell abziehen« oder jemandem »ans Fell gehen«, so künden sich Auseinandersetzungen an. Sich in »seiner Haut wohl fühlen«, lässt etwas vom ursprünglichsten Wohlempfinden anklingen, eben wie es sich in unserer Hülle anfühlt. Zugehörigkeit zu unterschiedlichen Ethnien, Beschreibung des Gesundheitszustands, auch Schilderungen in Märchen deuten an, was der Haut zugeordnet, von ihr erwartet wird und wie sie Einfluss auf die Poesie nimmt: Rothaut, dunkelhäutig, gelb, von blasser, rosiger Hautfarbe, eine Haut so weiß wie Schnee

Hautnah, meint wohl auch, dass es näher nicht geht. Häuten können sich nicht nur Schlangen, sondern der Begriff ist auch im Sinne des Verjüngens und Veränderns gebräuchlich, des Annehmens einer anderen Einstellung. Verhüllen, Enthüllen, Verkleiden und Maskieren (Dold, 1978), das kann mit einer zweiten Haut gelernt werden. So wird die Haut zu einem unendlichen Gestaltungsfeld.

> »Jegliche sinnliche Wahrnehmung ist in uns selbst, in unserer Fähigkeit zu empfinden, zu denken und zu fühlen verankert.«
>
> Rytz, 2010, S. 211

Wenn die Haut in ihren Funktionen im Begrenzen, Schützen und Umhüllen eingeschränkt ist, können die Hände durch Berühren auch in Systemen aktiv werden.

3.3 Umgang mit den Händen

Unter allen Organen haben die auf Kontakt angelegten Hände allergrößten Einfluss auf die Entwicklung unseres Gehirns und die Genetik allgemein.

Die Neurowissenschaften sind heute von den vielfältigen und komplexen Funktionen des Gehirns fasziniert. Roth und Strüber (2015) verweisen darauf, dass im Bau und in den Funktionen des limbischen Systems das Psychische lokalisiert ist, eben das, was die Seele ausmacht. Dabei gilt dem Aspekt, dass das Gehirn ein interaktives Organ ist, ganzheitlich vernetzt mit den anderen Körperorganen, besondere Aufmerksamkeit. »Das Gehirn ist Beziehungsorgan, es vermittelt in Beziehungen zu lebendigen Organismen und in Beziehungen zu Menschen« (Fuchs, 2016).

Das Gehirn entwickelt und verändert sich gerade durch die soziale Interaktion. Auch bei der Ausbildung und dem Wachstum des menschlichen Gehirns haben die Beziehungen zu den Mitmenschen großen Einfluss, was uns berechtigt, das Gehirn ein »psychosoziales Organ« zu nennen. Austausch und Interaktion machen das Gehirn zu dem, wozu es fähig ist. Bauer (2017) hält fest, dass der Interaktion eine größere Bedeutung zukommt als genetischen Faktoren.

> »Unter allen Organen steht nun die Hand in ganz besonders enger Beziehung zum Gehirn. Schon der griechische Philosoph Anaxagoras (5. Jhdt. v. Chr.) meinte, der Mensch sei intelligent, weil er eine Hand hat.«
>
> Fincke, 2012 (Website)

»Die Hände allein bestehen aus 54 Knochen, d.h. die Nervenfasern, die an diesen Knochen sitzen, machen ein Viertel des Gehirns aus. Es ist verständlich, dass Fingerbewegungen im Gehirn eine Durchblutungssteigerung bewirken« (Wang, 2002, S. 11). Bereits die Bewegungen einzelner Finger beeinflussen die Hirnaktivität. Schon bei einer nur aus vier Tastendrücken bestehenden Fingerbewegungstendenz konnten differenzierte Aktivierungsmuster in unterschiedlichsten Hirnregionen mit bildgebenden Verfahren nachgewiesen werden (Ditter, 2010). Daraus folgt, dass wir mit gezielten, auch unspezifischen Finger- und Handbewegungen, mit Berührungen, taktilen Erfahrungen, sensorischen Informationen auf das Gehirn Einfluss nehmen können. Vegetative, emotionale, kognitive, soziale und allgemein kommunikative Prozesse lassen sich so auf bewusstem Wege anstoßen. Mit den Händen nehmen wir – beabsichtigt oder nicht – ebenfalls Einfluss auf unbewusst ablaufende Vorgänge im Organismus.

Die Kinder lernen mit den Händen das Zählen, mit Gesten können wir uns verständigen, doch wie mit gezielten Fingerbewegungen bestimmte Hirnzentren aktiviert, die Gehirnkapazität vergrößert, die Konzentration verbessert, Einfluss auf Energie- und Organ-Systeme genommen werden, dieses Erfahrungswissen vermittelt uns die Traditionelle Chinesische Medizin, z.B. in Finger-Qi-Gong-Bewegungen (Wang, 2002).

Die Hände sind bei der Selbstheilung von großer Bedeutung, andererseits sind sie bei der Kommunikation, beim heilenden Einfluss auf andere Menschen von unschätzbarem Wert.

Was hat hier gewirkt: die Endpunkte der Reizleitungssysteme (Meridiane), die Energie in den Händen, der ganze Mensch? Beim Üben an Klienten und beim Anleiten von Paaren zu gegenseitiger Körperarbeit sind immer wieder intensive Wärmeempfindungen und das Bewusstsein von Energie in den Händen erlebbar. Es gibt Ratsuchende, die bei geschlossenen Augen die nichtberührenden Hände orten können. Wie fühlen sich Hände an, wenn sie in die Rolle des Heilenden versetzt symbolisch einen Körper wiederholt umfahren? Die Arbeit mit den Händen, so assoziative Erinnerungen aufkommen oder auch zugelassen werden, kann allerdings auch mit dem Heben von »Leichentüchern« verglichen werden, unter denen sich ein »Unrat« von Traumata, Gewaltanwendungen, von Missbrauch, Verführung und Übergriffen verbergen können. Dies alles ist am Körper gespeichert und wird durch Berührung dem Bewussten wieder zugänglich.

Wenn Kleinkinder im Alter von acht bis zehn Monaten mit Zeigefinger und Daumen kleinste Gegenstände präzise zu fassen in der Lage sind (Pinzettengriff), können sie bereits die Kraft in der Hand gezielt einsetzen. Ältere Menschen brauchen Hilfe, wenn die Kraft in den Händen nicht mehr ausreicht, um eine Dose mit dem Büchsenöffner oder eine Flasche mit Drehverschluss zu öffnen. Doch diese »rohe Kraft« ist nicht gemeint, wenn von Kraftfeldern in den Händen gesprochen wird. Mit Berühren und Massieren der eigenen Handflächen und der einzelnen Fingerglieder kann hier ein Bewusstmachen der Gestaltungsfähigkeit der Hände beginnen. Auch dadurch, dass den Händen das Bewusstsein vermittelt wird, wie ihre Gestaltungsfähigkeit nicht allein im Handeln, sondern im Nicht-Handeln möglich ist, führt zu ihrem Potenzial.

> »Wir alle brauchen es, von anderen berührt zu werden und sie zu berühren.«
>
> Monte, 1995, S. 356

Berührungsarbeit in Systemen

Beziehungen sind auf Berührung angewiesen und entwickeln sich im Berührtwerden. Erst wenn wir berührt werden, lernen wir, uns selbst zu spüren. Der verantwortungsbewusste Umgang mit den Händen, verbunden mit einem geübten Gespür, ist bei der Berührungsarbeit in Systemen Voraussetzung. Es ist ein Erinnern an das Berührt-Worden-Sein in der eigenen Familie, wie angefasst, gepackt, gerissen, gezupft, gestreichelt, über den Kopf und die Haare gestrichen wurde. Damit verbunden ist ein Gefühl von Identität und von Sicherheit oder von dem Bewusstsein, gemieden, ausgegrenzt und unerwünscht gewesen zu sein.

Folgende Fragen können zu den im Körper gespeicherten Erinnerungsspuren führen:

- Wie fühlte sich die Haut, wie fühlten sich die Hände meiner Eltern an?
- Wie war es, wenn ich an die Hand genommen wurde?
- Wie wurde ich bei Schmerzen angefasst?
- Wurde ich zur Arbeit mit den Händen angeleitet?
- Wie hat dies die Gestalt meiner Hände verändert?
- Verändern sich meine Hände beim Berühren?

Die Hände verkörpern ein Stück Familiengeschichte, sie geben Auskunft über die eigene Entwicklung.

> »Die Linien der Hand gestatten, die angeborene Persönlichkeitsstruktur und gesundheitliche Konstitution zu beurteilen. Die Handlinien folgen außerdem der natürlichen Entwicklung des Charakters und der beruflichen Begabung eines Menschen und sind Warnsignale unserer angeborenen Schwächen, die wir kennen müssen, um sie überwinden zu können.«
>
> Chang, 1990, S. 26

Hempen (1988) nennt die Hand ein universelles, energetisches Kommunikationsorgan, es empfängt Energien, hält fest, entwickelt, gibt weiter und vermittelt. Was in den Händen vor sich geht, ist nicht beschreibbar, sondern nur erlebbar. Bei Zhuangzi (Wohlfahrt, 2002) erfahren wir, dass der erreichte Einklang mit sich und seinen Händen auch zu einer Leichtigkeit in der Handhabung von Instrumenten führt; etwas, was über Wissen nicht zu erreichen ist. Was Zhuangzi hinsichtlich der Messerführung des Koches sagt, der durch jahrelanges Üben einen so hohen Stand des Könnens erreicht hat, dass er das Messer sich selbst überlassen kann, wenn es seinen Weg findet – orientiert an der Maserung des Fleisches beim Zerlegen des Ochsen – darf im übertragenen Sinne von den Händen gesagt werden. Die hohe Kunst der therapeutischen Arbeit mit den Händen besteht demnach darin, nach jahrelanger Übung es ihnen, ihrer Inspiration, ihrem Fühlen zu überlassen, den Weg zu finden, ohne sich anzumaßen, die Hände bewusst führen zu wollen. »Die Arbeit mit Berührung ermöglicht, eine Balance zu finden zwischen dem alten Konflikt und dem Bereitstellen einer korrigierenden Berührungserfahrung« (Busch, 2007 S. 518).

Diese Feststellung trifft auch für Systeme zu.

Zusammenfassung

Die Pflege der Selbstwahrnehmung bewirkt eine Vertiefung in der systemischen Wahrnehmung und zugleich eine Entwicklung des Familienkörpers. Den gestalterischen Fähigkeiten der Hände kommt von Lebensbeginn an bis zum Ende eines Beziehungslebens entscheidende Bedeutung zu.

Unsere Hände sind nicht nur bei der Hirnausgestaltung, den Hirnfunktionen, bei Hirndurchblutung und Hirnleistung wirksam, sondern sind auch an der Vernetzung von Organsystemen mitbeteiligt. Sie haben harmonisierende Funktionen im persönlichen wie im beziehungsmäßigen Energiehaushalt. Die Hände sind bei der Selbstheilung von großer Bedeutung, andererseits sind sie beim heilenden Einfluss auf Menschen von unschätzbarem Wert. Es gibt keine systemische Beziehungsgestaltung, die auf das »Handanlegen« verzichten kann. Elementare Nähe, äußeres wie inneres Berührt-Sein – die Hände gestalten, übermitteln Gefühle von Geborgenheit, Zärtlichkeit und sinnlichem Erleben.

3.4 Lernen, Signale zu entschlüsseln: Mir ist in meiner Haut nicht mehr wohl!

Auf das größte Wahrnehmungsorgan muss Verlass sein, wenn objektive Daten zu beschaffen sind. Grundannahme ist, dass der Universalrezeptor funktioniert. Was nun, wenn das nicht so ist, wenn keine Synthese des Wahrgenommenen stattfinden kann, wenn nur Bruchteile aufgenommen werden und das Aufgenommene zusätzlich Widersprüche auslöst? Was ist, wenn Ungewissheit darüber besteht, ob das, was erfasst wird, auch zutreffend ist? Was ist, wenn das, was aufgenommen wird, hin- und herreißt? Ist auf die Haut kein Verlass, entstehen Gefühle von Widersprüchen. In der eigenen Haut keine Ruhe finden, ist schwer zu ertragen. Es gleicht dem Irren im eigenen Körper, ohne sein Empfinden orten zu können. Kann nicht mehr unterschieden werden zwischen dem, was zu mir gehört oder zu jemand anderem, wird es schwerfallen zu unterscheiden, was eigene und was fremde, an mich herangetragene Gefühle sind.

Beispiel

Wenn eine unsichere Mutter, die sich vielleicht selbst nicht spürt, ihr Baby anfasst, löst schon die bloße Vorstellung Unbehagen aus. Dann kann sich ihr Kind kein Gefühlsbild oder nur ein sehr wirres von der Mutter machen. Es lernt nicht zu spüren, was Angenommen-Sein heißt. Es fehlt ihm buchstäblich der Begriff, der taktile Beweis dafür.

Im therapeutischen Kontext ist äußerst hilfreich, immer wieder Fragen zu ersten Haut- und Leiberfahrungen zu stellen:

- Wie hat sich die Haut Ihrer Mutter, Ihres Vaters angefühlt?
- Welche Erfahrungen haben Sie mit Ihrer Haut, an Ihrer Haut gemacht?
- Wann war das? Wie fühlt sich die Haut jetzt an?
- Welche Hautbereiche Ihres Körpers sind Ihnen besonders bewusst?

Oft folgt großes Staunen auf solch unerwartete und unübliche Fragen.

Wichtig

Jede Berührung kann eine Botschaft, eine Auskunft, eine Erfahrung, eine Mitteilung, eine Aufmunterung zu einem Dialog sein. Die Sprache beginnt mit der Haut, mit dem Gespür und die so erworbenen Begriffe bleiben nicht an der Hautoberfläche, sie gehen unter die Haut, sie werden zum Bestandteil eines Ichs, des ganzen Körpers. Ein stabiles Ich kann nur durch gute Berührungen und dadurch entstandenes Vertrauen gebildet werden.

4 Übertragen der Körperarbeit in die Systemische Therapie

Im Folgenden wird die systemische Körperarbeit funktional und konfliktorientiert betrachtet sowie ihre Bedeutung hinsichtlich der folgenden Phasen thematisiert:

- Einstimmungs- und Explorationsphase: körperliche Orientierung im System
- Aktionsphase: Das System wird zu aktiver Körperarbeit aufgefordert
- Integrationsphase: Das System kann sich durch Beratung und Therapie des Therapierenden auf mehreren Ebenen bewegen, auch die Ebenen wechseln
- Phase der Neuorientierung

Aus unterschiedlicher Sicht versteht sich Körperarbeit als ein zentraler Bestandteil systemischer Beratung und Therapie und sollte Ratsuchenden in diesem Sinne erläutert werden können.

Hauswirth (2004) sieht in der Umstrukturierung körperlicher Funktionsmuster die Möglichkeit, neue Beziehungsmuster zu entwickeln. Als wichtigste Aspekte nennt er:

- Hinweise auf die körperliche Befindlichkeit: Darunter werden analoges Empfinden und das Auslösen von kontrastierenden sensorischen Empfindungen verstanden.
- Das Spiegeln von Haltungen: »Wenn Sie sich in die gleiche Körperhaltung wie Vater, Mutter, Geschwister versetzen, was spüren Sie dann?«
- Das Imitieren von Bewegungen: Dieses löst Empfindungen aus. Mehrfaches Wiederholen von Bewegungen führt auch zum Verständnis für das Entwickeln motorischer Abläufe. Wofür steht diese Bewegung, was bewirkt sie? Führt sie zu Entspannung? Ist sie eine entlastende Reaktion, ein Hinweis auf den verbalen Kontext, damit vielleicht ein Korrektiv, eine doppelbödige Botschaft an das System?

Die Prinzipien systemischer Körpertherapie werden von Best (2009) dargelegt:

- Der Mensch wird nicht als operationale Einheit angesehen, sondern der Familienkörper, der sich nach inneren Prinzipien und in kommunikativen Beziehungen entwickelt. Berater oder Therapeutinnen sind Teil dieser Einheit, der Kommunikation und des körperlichen Übertragungsgeschehens.
- Jedes System bringt seine Lösungsmöglichkeiten mit. Körperausdruck, Bewegungen in Verbindung mit Affekten und Gefühlen, zeigen die Zugänge für Interventionen. Der Beobachter, der in die Prozesse einbezogen ist, auch aufgrund unausweichlicher Körperübertragungen, nimmt diese Trigger wahr. Somit fällt ihm die Aufgabe zu,

das System auf diese Ausdrucksformen, Verhaltensweisen, Gleichzeitiges und inkongruente Kommunikationsformen aufmerksam zu machen und dem System dabei behilflich zu sein, sich für Lösungswege zu entscheiden. Der systemisch orientierte Therapeut weiß, wie Therapie vom System zum Therapeuten geschieht und wie die Notwendigkeit des Körperlesens ein Paar oder eine Familie betreffen kann. Er muss das Körperlesen (Hinschauen), vergleichbar mit dem Hinhören, auf Beziehungskörper ausrichten und auch darin einen dauernden Prozess erkennen. Ein Gewahrwerden nach außen entspricht einem Gewahrwerden nach innen.

- Die Wahl der Körperübungen orientiert sich an den Voraussetzungen des Systems, an den Notwendigkeiten für Veränderungen in funktioneller oder problembezogener Hinsicht. Werden Verkrampfungen und Blockaden gelockert, fließen Energien, werden neuronal neue Schaltkreise aktiviert, dann gilt es diese Ergebnisse dem Familienkörpergedächtnis zuzuführen. Das Körpererleben im System erfährt damit eine Bewusstmachung, zugleich erhöht sich die Achtsamkeit in Handlungen und kommunikativen Abläufen.

Wenn eine Therapie nicht ausgeprägt verbal ausgerichtet ist, treten Zuhören, Zuschauen, Anfassen, das Wahrnehmen der Energie in der Arbeitsatmosphäre und die körperlichen Übertragungsqualitäten in den Vordergrund. Die Wahl des Platzes, das Nutzen der Freiräume (s. a. Dropsy, 1982), die Unsicherheit in den freien Wahlmöglichkeiten, die Verfügbarkeit Therapierender sind einige zusätzliche Wirkfaktoren. So kann in der Systemischen Therapie jederzeit Körperarbeit stattfinden.

Unabhängig vom Familientyp und der jeweiligen Phase im Beratungs- oder Therapieverlauf wird körperbezogene Arbeit in der Folge dargelegt, wobei auf spezifische und besonders wirksame Übungen für einzelne Systeme hingewiesen wird.

4.1 Phasen der systemischen Körpertherapie

Im Widerspruch zum Basismodell des körperpsychotherapeutischen Prozessverlaufs in der Einzeltherapie wird bei Röhricht (2000), sich auf Petzold (1992) und Downing (1996, s. a. Maurer 2004), für einen Therapieverlauf gemäß dem 6-Phasenmodell oder Dold (2012) beziehend, folgende Einteilung getroffen:

(1) Einstimmungs- und Explorationsphase: körperliche Orientierung im System

Für einen Klienten oder ein System geht es zunächst um eine Einstimmung, ein Zentrieren auf den Körper, das Aufwärmen und den individuellen und kollektiven Stand (Boden, Erden). An einem Grundsatz gilt es von Anfang an festzuhalten: Jede Familie hat ihren einmaligen Familienkörper, was folgerichtig den Schluss nach sich zieht, jeder Familie ihre eigene Theorie von ihrer Körperlichkeit her zuzugestehen. Der Therapeut »beobachtet«! Bei einer ganzheitlichen Sichtweise geht es nicht nur um das individuelle Körperbild, sondern um das des Paares oder der Familie. Welches ist die typische Gestalt und Haltung, welches sind die unverkennbaren Bewegungen in der Familie? Welche körperlichen Entwicklungen muss man sich vorstellen? Wie geschieht die nonverbale

Kommunikation? Auf welchem Niveau präsentiert sich das Energiebild der Ratsuchenden? Therapeutinnen und Berater entwickeln aufgrund des äußeren Erscheinungsbildes und dessen Wirkung erste systemische Arbeitshypothesen. Passive Körperarbeit (Maurer, 2004) und Lockerungsübungen mit dem Ziel, Vertrauen zu schaffen, können hier eingesetzt werden.

In die Einstimmungsphase fallen außerdem die vertraglichen Abmachungen über Körperarbeit. Diese erfolgen in kleinen Schritten und in Übereinstimmung mit dem ganzen System. »Ist es für Sie alle in Ordnung, dass wir uns über körperliche Befindlichkeiten austauschen? Darf ich Ihnen auch sagen, was ich beobachte, was mir auffällt? Sind Sie damit einverstanden?«

(2) Aktionsphase: Aufforderung des Systems zu aktiver Körperarbeit

Beraterinnen und Therapeuten fordern dazu auf, selbst aktiv am Körpergeschehen des Systems mitzuwirken, auf Gesten reagieren, zu verstärken, zu spiegeln, neue Handlungsschleifen zu erfinden und das System über Wirkungen zu informieren. Die Person des Einzelnen, ihr Körperausdruck, dessen Wirkung auf das System mit entsprechendem Kontext, unterstreichen die Vernetzung multipler Faktoren.

Die Assoziation von Gefühl und Körper, die Übertragungen auf den Familienkörper, das Stimulieren von Gefühlen durch Körperarbeit im System und das Beobachten von Veränderungen stellt sich hier als Aufgabe. Aktive Körperarbeit in dieser Phase heißt auch, z.B. persönliches wie auch gegenseitiges, reinigendes Ausstreichen, belebendes Abklopfen, spezielle Partnermassage, das Bereitstellen von Hilfen, um das System zu lockern und seinen Energiefluss in Gang zu bringen. Schon damit wird ein auch körperlich wahrnehmbares Wir-Gefühl geweckt. Während der äußeren, aktiven Arbeit geschehen innere Prozesse. Ausstreichen etwa wird als eine Wohltat und als angenehm empfunden, Massagen und das Auflegen der Hände auf den Körper wecken ebenfalls Empfindungen, aber auch Emotionen.

Beispiel

Als eine Familie aufgefordert wurde, sich reihum die Hand auf den Bauch zu legen, wurde die Mutter traurig und bemerkte, dieses Gefühl von Nähe habe ihr schon immer gefehlt.

Bei Körperübungen zur Wiederannäherung nach Streitereien, nach emotionaler Distanz, nach bedrückenden Außenbeziehungen wird die auf körperlichem Wege geschaffene Wiederannäherung auch von Wut, Schmerz, Misstrauen und Trauer begleitet. In der Wiederholung der Körperübungen stellt sich das Gefühl von verzeihender Nachsicht und lösend empfundener Nähe und Liebe ein. Auch beschädigtes Vertrauen kann auf diesem Wege wiederhergestellt werden.

Wichtig

Körperübungen verändern und vertiefen Gefühle, wenn sie im Beziehungskontext eingesetzt werden.

Beziehung, Körper, Zeitfaktoren, die gemeinsamen Empfindungen und Gefühle, auch räumliches Getrennt- oder Anwesend-Sein spielen zusammen.

(3) Integrationsphase: Bewegung des Systems (unter Anleitung) in unterschiedlichen Bereichen

Gefühle, Denken, Leibempfindungen, Bewegungsabläufe, inneres Erspüren, ein systemisches Bewusstwerden bisher nicht bewusster Vorgänge führt zu inneren Prozessen. Es wird spürbar, was sich aus den Herkunftsfamilien an Prägungen, Mustern, regelhaften Abläufen auf die Jetztfamilie auswirkt. Wie wird damit umgegangen? Im Wechseln der Erlebensweisen liegt der Schlüssel für Veränderungen. Die Anwendung einer mehrschichtigen Methode ist daher wünschenswert (Maurer, 2004, 2006). Die vielfältigen Wirkungen innerhalb eines Ganzen ergeben sich aus der Zusammensetzung von Teilkomponenten, die dem Erkennen, dem Erleben, dem Fördern der sozialen Interaktion, der Einflussnahme auf Störungsbereiche und dem Einfluss auf das weitere Umfeld dienen.

Der persönliche Leib und der systemische Leib sind ein Ganzes und der Körper ist auf Dialog angelegt. Dieser beginnt interaktionell: von Berührung zu Berührung, von Wärme zu Wärme, von Blickkontakt zu Blickkontakt, von Geruch zu Geruch. Über alle Sinneskanäle wird kommuniziert, interagiert, stimuliert. Je intensiver dabei die Beziehung einbezogen ist, umso nachhaltiger ist die Wirkung auf den Familienleib. Mimik, allgemein der Gesichtsausdruck, auch die Körperhaltung, sind wesentliche Auslöser von Gefühlen im System (Storch, 2016).

In der Integrationsphase wird dem nicht zu unterschätzenden Körperdialog im System eine zentrale Bedeutung beigemessen. Über den Körperdialog führt der Weg zu den inneren Prozessen und zum partnerschaftlichen und familiären Unbewussten (Dold, 1996).

Wichtig

Der Aufbau des partnerschaftlichen wie des familiären Unbewussten geschieht über die Kommunikation, die nicht vom Körper zu trennen ist. Körperarbeit und Trauma-Arbeit mit Paaren ermuntert dazu, in die Hand und an die Hand zu nehmen (Dold, 1996).

(4) Phase der Neuorientierung

Die Phase der Neuorientierung wird bei Maurer (2006) unter den Aspekten von Meditation und sozialem Umfeld der spirituellen und der sozialen Erlebenswelt zugeordnet.

Was in der Integrationsphase der Familie als Haltungs- und Handlungsalternativen im Sinne von neuen Bewältigungsmustern erkennbar wurde, beinhaltet zugleich auch ein Erkennen von Lösungsmöglichkeiten. Wer eine Situation erfasst hat, erkennt zugleich die Sinnbezüge. In der Integrationsphase wird die Familie an Körperbezüge herangeführt. Angenehme Empfindungen und Unwohlsein, Schmerzliches und Schmerzendes, Spannungen und Verspannungen, Energiefluss und Blockaden, Hingezogen-Sein und Zurückweisung sind Erlebensweisen. Vater- und Mutterübertragungen, allgemein Autoritätsübertragungen werden ebenso wie Geschwisterrivalitäten deutlich. Sie führen zu den Sinnbezügen. Was wollen wir mit Erkanntem, Gespürtem, Erinnertem tun? »Und dann, wie weiter …« analog sokratischer Gesprächsform, wie soll es weitergehen (Hautzinger, 1996; Hirschberger, 1961)? Was ist der Sinn unserer Familie? Was dann? Und dann? Die Sinngebung dessen, was geschehen war, auch geschehen musste, um Rat zu suchen und der Sinn dessen, wie es weiter gehen soll, kann über den meditativen Weg beschritten werden.

Da wir über den Körper in der Familie reden können, gibt es auch die Möglichkeit, den Familienkörper mit uns sprechen zu lassen.

4.2 Therapeutische Ziele und entsprechende Techniken der lösungsorientierten, systemischen Körperarbeit

In diesem Abschnitt geht es um konkrete Interventionen und ihre Bedeutung in Bezug auf folgende therapeutische Ziele:

(1) Wahrnehmen und Aufwärmen
(2) Schaffen von Vertrauen
(3) Lockern und Erleichtern der Kommunikation
(4) Stabilisieren und Gründen
(5) Abgrenzen und Aggression
(6) Vertiefen der Gefühle
(7) regressives Verarbeiten
(8) Leben im existenziellen Sinnbezug

Es handelt sich um Techniken, die die blockierten Energien im System in Gang bringen sollen. Alle Ausdrucksformen bieten sich als Ausgangslage an. Jeder Gesichtsausdruck wird somit zum kommunikativen Signal, auf das eine bestätigende oder verneinende Antwort erfolgen kann.

Sinnliches Erleben und Theorie

Die sinnlichen Wahrnehmungen: sehen, beobachten, verfolgen, hören, hinhören, riechen, schmecken, spüren, berühren, tasten, bewegen, das Verfolgen von Gang und Haltung, Zu- und Abwenden, Ausrichten des Körpers auf Gegenstände oder Personen, Ausdruck allgemein, sind elementare Zugänge zum Körper und zur systemischen Körperarbeit. Bei der Körperarbeit steht das Erleben im Vordergrund, was hinsichtlich einer Empirie schwerer zu evaluieren ist als verändertes Verhalten.

Wichtig

Körperarbeit in Systemen unterliegt auch der Fragestellung nach deren Sinn und deren Einbettung in einen Gesamtrahmen. Man muss bei Personen, die der Berührung besonders bedürfen, somit auch bedürftig sind, präzise nach deren Einverständnis fragen. Letzteres kann verbal oder in Ausnahmefällen auch nonverbal eingeholt werden.

4.2.1 Wahrnehmen und Aufwärmen

Sich selbst wahrzunehmen kann von gegenseitiger Wahrnehmung nicht getrennt werden. Die gegenseitige Wahrnehmung ist Voraussetzung für eine authentische Kommunikation und entscheidend für das Erkennen und Lösen familiärer Probleme.

Allein schon die körperliche Haltung der Mitmenschen hat, ob bewusst oder nicht, Einfluss. Mit der Haltung beginnt der Einfluss auf andere. Mit dem Üben der eigenen Wahrnehmung wird das soziale Umfeld verändert.

Besteht Offenheit für das Beobachten eigener körperlicher und emotionaler Reaktionen? Allein schon die Vorstellung, sich mit Partner oder Partnerin, mit der eigenen Familie auf dem Weg zu einer Beratungsstelle zu machen, vielleicht sogar in einem Wartezimmer jeden Augenblick der Aufforderung entgegensehen, einzutreten zu können, ermöglicht den Zugang zu einer Unzahl von Reaktionen.

Körperarbeit in Systemen beginnt mit der Beobachtung der eigenen Reaktionen und Empfindungen, die nicht etwa therapeuteninszeniert sind, sondern sich als Alltags- oder Situationsereignisse anbieten. Das beginnt z.B. in einem Warteraum und wird im Beratungs- oder Therapiezimmer fortgesetzt.

Beispiel

Ein Paar sitzt sich gegenüber, der beobachtetet Dialog zwischen ihnen ist intensiv. Sie hält ihre Fersen vom Boden abgehoben, der Fuß steht auf Ballen und Zehen, was schon auf Anspannung in den Waden hinweist. Er kratzt sich gerade am Hinterkopf.

Hypothetische Frage: Sollte sich die Frau Spannungszustände zumuten, während der Partner entlastende Bewegungen ausführt oder Verlegenheitsreaktionen zeigt?

Beobachtende spüren u.U. beim Wirken-Lassen obiger Szene bei sich selbst Anspannung in den Waden oder versetzen sich vielleicht in die angespannten Muskeln, indem sie imitieren, auch spiegeln. Auch so kann schon nach kurzer Zeit Anspannung aufkommen. Im unteren Körperteil herrscht Anspannung, auf einer oberen dialogischen Ebene intensive Diskussion: so die Beobachtung und die daraus zu folgernde Hypothese. Das eigene Erleben der Anspannung lässt Teilblockierungen wahrnehmen. Gleichzeitig wird der unausgeglichene partnerschaftliche Dialog weiterhin verfolgt. Therapeutinnen versuchen parallel dazu, sich selbst zu entspannen, indem die eigenen Füße bewusst ganzflächig auf den Boden aufgesetzt werden und damit geerdet sind, bei tiefem Ein- und Ausatmen. Aus dieser Position heraus wird das Paar nach körperlichen Verspannungen gefragt. Im Allgemeinen wird eine Frage nach Verspannungen verneint. Allerdings kann diese Frage zum Absenken der Fersen führen. Wenn dazu aufgefordert wird, mit den Händen die Wadenmuskeln zu überprüfen, wird die Spannung bewusst wahrgenommen. Werden die Füße daraufhin ganzflächig auf den Boden gesetzt, entsteht ein kleiner Mitnahmeeffekt. Der Oberkörper wird, wenn auch nur für wenige Zentimeter, in die Aufrechte zurückgeschoben, und die Schultern verlieren etwas von ihrer Starre oder senken sich ebenfalls kaum sichtbar. Eine verbesserte Selbstwahrnehmung und ein Gefühl von Gegründet-Sein sind ideale Voraussetzungen für einen ausgewogenen Dialog.

Fazit

Über die besten Voraussetzungen für einen integrierten Dialog wird selten zu Beginn einer gemeinsamen Arbeit verfügt. So ist Anwärmen immer wieder mit einem gemeinsamen Einstimmen eines Orchesters vergleichbar. Die »Stimm- und Schwingkörper« bedürfen einer gewissen Zeit, bis gemeinsames, auch bewusstes Handeln und Beeinflussen möglich sind.

Zwei Arten der Intervention sind bei obigem Beispiel zu erkennen:

- **Direkte Intervention**: Es wird die Fuß-Haltung imitiert, auch ein Spiegeln des Kratzens am Kopf wäre möglich. So gelangt der Therapeut zum körperlichen Empfindungsgehalt der Gegenüber. Verifiziert wird dies durch Nachfragen.
- **Indirekte Intervention**: Das bewusste Wahrnehmen der körperlichen Empfindungen beim Beobachter selbst veranlasst dazu, den eigenen, inneren Ausgleich herzustellen. Der eigene Organismus wird abgestimmt in Gegenwart der Anwesenden. Dies kann z.B. durch langsames, konzentriertes, tiefes Atmen erfolgen. Einerseits hat die so erreichte eigene Harmonisierung Vorbildcharakter, andererseits wirken Mitteilungen, Bewegungen, der Ausdruck allgemein überzeugend und beruhigend auf erregte und unruhige Systeme. Aufwärmen ist mit einem Einstimmen auf unterschiedlichen Ebenen zu vergleichen.

Grundsätzlich folgt die Körperarbeit mit Paaren und Familien den körperlichen Reaktionen und nicht etwa einem Programm und wegweisenden Angeboten der Therapeutinnen. Das Aufspüren der »Wegweiser« selbst stellt sich als Aufgabe. Die frühen Erfahrungen, Ereignisse und Verletzungen, aktuelle Erlebnisse und Bedürfnisse finden sich im Körper gespeichert, der meist ungebunden textet, so scheinbar unreflektiert und unsachlich agierend. Keineswegs sind Therapeutinnen von den spontan aufkommenden Reaktionen ausgenommen oder durch ihren Beobachterstatus davor geschützt. Sie sind eingebunden – und je bewusster das wahrgenommen wird, desto erfolgreicher bietet es sich auch als ein Arbeitsinstrument an.

»Überall, wo Leute zusammen sind, passiert es mit größter Regelmäßigkeit: Menschen steigen auf Stimmungen und Situationen, in denen sich andere befinden, emotional ein und lassen dies durch verschiedene Formen der Körpersprache auch sichtbar werden, meist dadurch, dass sie die zu einem Gefühl gehörenden Verhaltensweisen unbewusst imitieren oder reproduzieren.«

Bauer, 2011, S. 11

Körperbewegungen und Stimme als Auslöser

Gähnen wirkt bei Menschen sehr ansteckend. Dialogisch benimmt sich der Körper wie ein Spiegel und kopiert, imitiert und fühlt sich veranlasst Gleiches zu tun: eine hochgezogene Faltenstirn, zusammengekniffene oder weit aufgerissene Augen, zusammengepresste Lippen, ein Schmollmund, ein freundliches Lächeln. Jede systemische Situation kennt gleiche Phänomene, körperliche Übertragungen sind evident.

Wenn Empfindungen übertragen werden, kann sich das z.B. in einer Art Kühle, einer Unterbrechung des Wärmeflusses, in einem Empfinden von Unbehagen, flachem Atem, Unwohlsein, Enge, Würgen, Druck oder wohltuender Behaglichkeit äußern. Paaren und Familien wird das meist erst durch direktes Erfragen bewusst.

- Welches Gefühl haben Sie gerade jetzt in den Fußsohlen?
- Wie fühlt sich der obere Brustbereich, der Hals usw. an?

Die Fragen orientieren sich an den Empfindungen, die durch Paare, eine Familie oder einzelne Angehörige ausgelöst werden. Ihre Bewusstmachung löst zunächst meist – auch reihum – Erstaunen, dann aber einen verbesserten Umgang mit den eigenen Empfindungen aus. So ist es dem System aus gespürtem Erkennen heraus möglich, das Problem, die Situation, Kommunikation und Interaktion – auch wiederum über den Körper – anzugehen, vielleicht sogar aufzulösen. Gebundene Kräfte werden frei und Lockerheit kann einziehen.

Neben den scheinbar überwiegend optisch ausgelösten Körperübertragungen wirken die Schwingungen der Stimme in ähnlicher Weise. Ist sie tief, hoch, gepresst, heiser, unsicher, vital, durchdringend, aufsässig, fordernd, penetrant, weich, anschmiegsam, sexy, ruhig, langsam schwingend? Die Stimme regt vorwiegend tiefere Gefühle an, während die optischen Wahrnehmungen auch zur Imitation veranlassen.

Eine Person räuspert sich oder die Stimme der therapierenden Person ist belegt: Sofort versucht jemand oder versuchen mehrere, stellvertretend die Stimme frei zu bekommen.

Aufwärmübung über unseren haptischen Sinn. Wenn z.B. eine Familie auf dem Teppichboden Platz nimmt, nachdem die Schuhe außerhalb des Therapieraumes abgestellt wurden, so ist das Hocken am Boden bereits eine Besonderheit des Settings und unterstreicht eine nicht-alltägliche Art der Kommunikation.

Übung • Aufwärmen im Kreis

Eine Familie sitzt eng im Kreis. Einer Person wird ein Gegenstand in die hinter dem Rücken geöffnet gehaltenen Hände gegeben. Der Gegenstand kann nicht gesehen, sondern nur gespürt werden. Es geht um ein aktives Erfühlen des Gegenstandes nach Konturen, Gewicht, Reizen, Temperatur usw. Ist der Gegenstand erspürt, erfasst, definiert, wird er weitergegeben. Die nächste Person ist mit der gleichen Aufgabe konfrontiert. Das gegenseitige Informieren des Wahrgenommenen erfolgt nach Abschluss der Runde. Da die optische Kontrolle entfällt, wird nur die Haptik geübt und damit Stand und Niveau haptischer Wahrnehmung im System erkannt.

Aufwärmen geschieht interaktiv über unterschiedlichste Kommunikationskanäle, auch durch Bewegung, durch neuronale Interaktion, durch Schwingungen usw. Das zwingt dazu, sich selbst mit bewusster Aufmerksamkeit zu begegnen. Neben Hinhören, Hinsehen, Hinfassen und Hingehen ist die Aufmerksamkeit uns selbst gegenüber nicht weniger wichtig. Die Körpermitte, unser Bauchraum, ist das Zentrum für ein Einstimmen.

Die in der Folge dargestellten Übungen entstanden in der Arbeit mit Paaren und Familien. Die augenblickliche Situation, das Augenmerk auf das zu richten, was entgegenkam, gehörte mit zu den auslösenden Elementen für das Entstehen und die Entwicklung dieses Inventars. Der Sinn aller Übungen liegt darin, sie für kommunikative Prozesse, für die körperliche Beziehungsarbeit, bereitzustellen. Bei allem sollte Spaß mitschwingen. Kinder lockert es, löst Freude aus und schafft Voraussetzungen für Veränderungen.

»Abstauben« und andere Übungen

Ein Paar oder eine Familie kommt zur Beratung oder in die Therapie. Alle haben Platz genommen. Sie sind mit Dingen des Alltags, der Arbeit, der Kommunikation, bestimmten emotionalen Belastungen befasst und noch nicht in der Verfassung, sich selbst oder das, was bei den anderen vor sich geht, zu spüren. Einfache Übungen können hier helfen.

Übung • Abstauben

»Sie sind noch mit dem beschäftigt, was Sie heute erlebt haben. Der Kopf ist noch voll von Gedanken über zu Hause, die Familie, die Arbeit, den Beruf, Ihre Art, wie Sie sich begegnen usw.

Stellen Sie sich vor, all das habe sich wie Staub auf Ihre Kleider, Ihren Körper gelegt und wir würden damit beginnen, uns von diesem ›Staub‹ zu reinigen. Sie streichen sich mit Ihren Händen über den Kopf und sagen zu sich: ›Ich brauche für die folgende Arbeit Klarheit, wache Sinne und ein gutes Gespür. Das ist für mein innerliches und äußeres Wahrnehmen notwendig.‹

Kleider, einzelne Körperteile und Organe werden abgestaubt. Dazu können Kommentare gegeben werden, die von den Familien selbst formuliert werden. Wenn ich über den Magen streiche, fällt mir ein, was ich ihm antue, auch was ich sonst noch hinunterschlucke und was mich dann drücken kann.

Ist es auch möglich, seinem Partner, der Partnerin, Familienmitgliedern beim Abstauben behilflich zu sein? ›Könntest du mir den Rücken, die Schultern abwischen? Wo hat sich bei dir am meisten Staub angehäuft? Wo sollten wir mehrmals darüberstreichen?‹«

Bei einem Erstkontakt unter Einbezug von Körperselbst- und Fremdwahrnehmung empfiehlt sich noch keine Tiefenarbeit. Bei Folgesitzungen ist dies eher möglich. Doch sollten persönliche Eigenheiten, der Kommunikationsstil und der Stand der allgemeinen Belastbarkeit im System berücksichtigt werden. Zunächst liegt eine Runde über die aktuelle Befindlichkeit und die Wirkung des »Abstaubens« nahe. Vielleicht ergeben sich erste Hinweise für die Wirksamkeit dieser Übung. Oder es können auch unter dem Aspekt behinderten Energieflusses im System erste Beobachtungen gemacht werden, die einer diagnostischen Einschätzung dienlich sind. Die auf dem Wege von Selbst- und Fremdberührung zustande gekommenen biologischen, organismischen, kommunikativen Ergebnisse tendieren aber alle in Richtung von selbst- und co-regulierender Beruhigung im System. Alle sind angekommen bei sich und im System und haben bereits einen Teil zuvor bestehender Spannungen abgebaut. Besonders Kinder lieben solche Übungen, sie führen Familien zu den wenig bewussten Bauchgefühlen: gelöst zu sein und heiter zu werden. Wenn es die Umstände zulassen, kann in einer zirkulären Runde dem mimischen Ausdruck der Anwesenden Aufmerksamkeit geschenkt werden. Auch die Frage, wie sich die Handflächen jetzt anfühlen, kann bewusst machen, wie sich die Hände bei der Körperarbeit verändern, weicher, sensibler, feinfühliger, anpassungsgeneigter, »gesprächiger« (Dold, 1996) werden. Der Weg hin zu einer größeren Bewusstheit über den eigenen Körper, verknüpft mit Hinweisen, Hand anzulegen, Beziehungen wieder in die Hände zu nehmen, erscheint als Ziel.

Übung • Regentropfen: Nieselregen, Platzregen

Wenn duftige Berührungen mit den Fingerspitzen den »Nieselregen« über Kopf, Gesicht, Armen, Händen und Körper niedergehen lassen, werden feine Sensoren der oberen Hautschicht wach, gleichgültig ob als angenehm oder unangenehm empfunden. Im Kontrast dazu steht ein heftiger »Platzregen«. Jetzt trommeln die gleichen Fingerspitzen wuchtig auf dem Körper und verursachen Wirkungen bis ins Muskel- und Knochengewebe.

Was habe ich lieber: sanfte oder kräftige Berührung? Was wird bei mir ausgelöst? Gibt es Reaktionen, die sich auf das System übertragen? Die feine Berührung, das weiche Anfassen als vertrauensschaffende Handlung flößt dem Einzelnen und dem System Sicherheit ein und schafft Nähe.

4.2.2 Schaffen von Vertrauen

Körper- und familienbezogenes Vertrauen ist eine besondere Art, sich selbst und anderen zu trauen. Dort, wo keine Sicherheit besteht, ist Vertrauen, die Dinge anzunehmen, auch Glauben, gefragt. Beim Vertrauen besteht Risikobereitschaft. Bei Begegnungen stellt sich die Frage nach Vertrauenswürdigkeit. Vorwürfe sind angebracht bei zu großer Vertrauensselig- und naiver Leichtgläubigkeit. Ein Vertrauensvorschuss ist mit der Hoffnung verknüpft, nicht ausgenutzt und übervorteilt zu werden. Im Zusammenleben, im Betrieb, in einem Team, ist Vertrauen unabdingbar – oder man muss die Tatsache zur Kenntnis nehmen, jederzeit attackiert, übervorteilt und ausgebootet zu werden. Beim Besteigen einer engen Kabine, eines schon lange nicht mehr überprüften Berglifts wird auf Gottvertrauen gesetzt. Das mulmige Gefühl im Bauch schwindet erst beim Ausstieg aus der Kabine. Selbstvertrauen ist körpernah und Unsicherheit körperlich erfahrbar. Nie gelobt, in der eigenen Kindheit immer kritisiert worden zu sein, kann bedeuten, für das Leben gebeugt oder stahlhart und unempfindlich gemacht geworden zu sein. Entweder existiert dann überhaupt kein Selbstvertrauen, oder es wird roboterhaft gehandelt und agiert. Bei der Frage nach dem Zutrauen zu sich selbst stellt sich die Frage nach der körperlich gefühlten Selbstsicherheit.

- Ruhe ist ein zentrales Indiz.
- Ich fühle mich in mir gegründet, habe Boden, Grund, stehe fest, schreite gemessenen Schrittes.
- Mein Atem ist regelmäßig, tief, bezieht Bauch- und Zwerchfellatmung mit ein und bleibt auch bei Unvorhergesehenem stabil.
- Der Wärmehaushalt bleibt konstant: kein Erröten, kein Schwitzen.
- Die Bewegungsabläufe sind gemessen, es finden sich keine auffallenden Beschleunigungen noch ein verspannt-linkisches Benehmen.
- Ich kann mich in der Nähe anderer selbst wahrnehmen und die Grenzen meines Energiefeldes einschätzen.
- Ich spüre, wo mir Wohlwollen, Skepsis, Widerstand und Abneigung entgegenkommt.

Wie kann man in einer Familienberatung Vertrauen schaffen?

- Dafür loben, dass die Familie gekommen ist, um sich mit Dingen zu befassen, die allgemein nicht angenehm sind.
- Wenn dabei eine offene, freundliche Miene unterstützt, wirkt das genauso, wie wenn ein Vater seinem schlaksigen Sohn, mit hängenden Schultern und Trichterbrust, den Arm um die Schultern legt und ihm bestätigende Nähe vermittelt.
- Wir üben den Stand, indem wir gleichzeitig das Körpergewicht einmal mehr auf die Zehen, dann wieder mehr auf die Fersen verlagern.
- Aus dem Stand gehen wir und rollen die Fußsohlen ab.
- Wir halten uns beim Gehen an den Händen und lassen wieder los. Tritt dabei Unsicherheit auf?

Das Erleben von Unsicherheit und Sicherheit schafft Vertrauen. Wenn die Stimme nicht im Körperstamm begründet ist, aus dem Hals oder Kopf kommt, wenn ein Blick nur kurz auszuhalten ist, Verlegenheit und ein flatterndes Gefühl im Körper verursacht, wenn das sich selbst und anderen eingestanden werden kann, bildet sich Vertrauen. Das führt zum Urvertrauen.

Übung

Händestapel

Ein Familienmitglied legt die Hand auf die Tischfläche, eine weiteres legt die eigene Hand darauf, dann alle nacheinander. Es entsteht ein Stapel von Händen. Die unterste Hand spürt das ganze Gewicht aller Hände, zieht sich zurück und wird wieder oben aufgelegt. Gleichgültig ob diese Übung rasch oder bedächtig und langsam gemacht wird, die Hände werden warm, werden heiß, werden dauernd mit anderen in wechselnden Kontakt gebracht. Sie begegnen sich nicht nur, ihre spielerische Leichtigkeit mit einem Spaßeffekt schafft eine elementare emotionale Resonanz, die sich in der Freude der Familienmitglieder widerspiegelt.

Familienblasball

Um den Tisch herum versammelt sich die Familie, alle Köpfe sind in Höhe der Tischplatte. Aber auch auf dem Boden liegend lässt sich dieses Spiel durchführen. Mit dem in der Mitte liegenden Tischtennisball gilt es durch gezieltes Blasen das Gegenüber zu treffen. Treffer ergeben einen Punkt, aber auch wenn der Ball für die Abwehr unhaltbar vorbeirollt, wird gepunktet.

Wie sind die Gesichter der eigenen Familie, die sich Luft entgegenpustet? Pausbacken, so runde Augen wie der Ball selbst, dann aufeinander gerichtet: ein Bild für die Götter! Das reizt genauso zum Dagegenhalten wie zum Lachen, und dann bleibt auf einmal die Luft weg und der Kopf wird heiß, auch leichter Schwindel kann sich bei erhöhter Sauerstoffzufuhr einstellen.

Waschanlage

Wird wiederum beabsichtigt, über den Körper Vertrauen zu schaffen, dann bietet sich die taktile Berührung an. Einseifen, Reiben, Hände und Finger zu zischenden Brauseköpfen werden zu lassen, mit warmer Atemluft anblasen, das lässt alle sinnlich und vertrauter werden.

Allen wird angeboten, sich vom alltäglichen Schmutz zu reinigen. Danach identifizieren sich alle mit einem Auto, wobei schon die freigestellte Wahl einer bestimmten Marke ihre reizvolle Wirkung nicht verfehlt. »Ich bin ein VW, ein Lastwagen, ein geländegängiger Jeep, ein Porsche, eine Ente usw.« Bei mehrköpfigen Familien können nun Funktionen der Waschanlage auf einzelne Personen verteilt und reihum gewechselt werden.

Wie funktioniert die Waschanlage? Zuerst Einseifen, dann mit der Brause abwaschen und zum Schluss mit dem Heißluftgebläse trocknen. Jedes Auto passiert die Waschanlage, wird eingeseift, unter den Duschköpfen gereinigt und mit dem Blasebalg der warmen Atemluft getrocknet. Bei Gruppenarbeit können jeweils zwei Mitglieder die Funktionen übernehmen, was die Wirkung erhöht.

So entstehen sensorische Empfindungen und gleichzeitig ein Wir-Empfinden. Wir haben uns zu fühlen gelernt, wir kennen uns besser, wir gehören zueinander, wir haben eben Spaß gehabt. Übungen, die wiederholt die Freude in einem System fördern, erleichtern nicht allein die beratende oder therapeutische Arbeit. Sie legen in ihrer Wiederholung unschätzbare Grundsteine für eine Entwicklung des gefühlten Familienkörpers.

Die Hände kennen lernen
Feinarbeit ist der Umgang mit Händen. Wenn Partner sich gegenseitig jeden Finger, dessen Gewebe, alle kleinen Knochen, Sehnen und Bänder, damit auch alle Nervenverbindungen, die Mittelhandfläche massieren, wird eine besondere Nähe geschaffen. Eine Nähe, die berührt und bewegt und das Zentralnervensystem beeinflusst. Zudem werden wir zu dreidimensionaler Erfahrung befähigt. Es werden Körpertiefen, Leibskulpturen »erfahren«, was über die Qualität optischen Erkennens hinausgeht. Brooks (1979) lässt mit dem Spürsinn der Hände zu den komplizierten Verbindungen von Knochen und Muskeln finden: Orte auch vieler schmerzlicher Erfahrungen. Hand- und Fingerübungen, darauf verweisen uns die Qi-Gong-Übungen von Meister Wang (2002), haben eine erstaunliche Auswirkung auf den Stirnlappen (Frontallappen). Mit Fingerübungen wird das Langzeitgedächtnis durch wiederkehrende, komplexe Bewegungsfolgen beeinflusst im Sinne anatomischer Veränderungen (Kandel, 2012). Finger- und Handarbeit und Berührung sind neben Hirnarbeit auch Beziehungsarbeit.

Sich in die Hände anderer begeben
Sich auf den Partner, die Partnerin, die Eltern, die Kinder verlassen können, heißt sich in die Hände anderer geben zu können und sich gehalten zu fühlen.

Übung • Ich werde nicht fallen gelassen, ich kann jemandem vertrauen

Bei dieser Partnerübung steht eine Person hinter der anderen, letztere in Schrittstellung, die Hände sind in Schulterhöhe in Bereitstellung. Wenn sich die vordere Person nach hinten neigt, wird sie gestützt. Der Neigungswinkel muss dabei nicht mehr als wenige Zentimeter betragen, um das Gefühl von Sich-verlassen-Können und des Gehaltenwerdens auszulösen, falls man sich nach hinten fallen lässt.

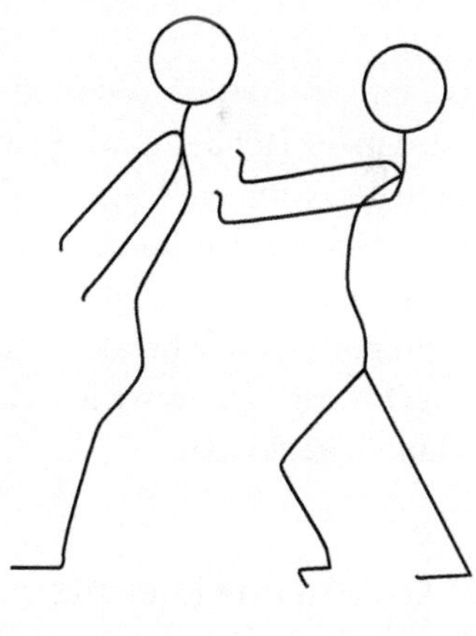

Vertrauensübung ab drei Personen
Schon bei einer dreiköpfigen Familie besteht die Möglichkeit, eine Person in die Mitte zu nehmen. Wenn sich die Person in der Mitte nach einer Seite neigt, wird sie wieder mit den in Schulterhöhe gehaltenen Händen nach der anderen Seite geschoben, dort aufgefangen und zurückgeschoben. Bei mehr als vier Personen umgibt die Person in der Mitte ein stützender Kreis von Personen.

Die Person in der Mitte spürt, sie kann sich hinneigen, wohin auch immer, auch fallen lassen, sie wird nicht fallen gelassen.

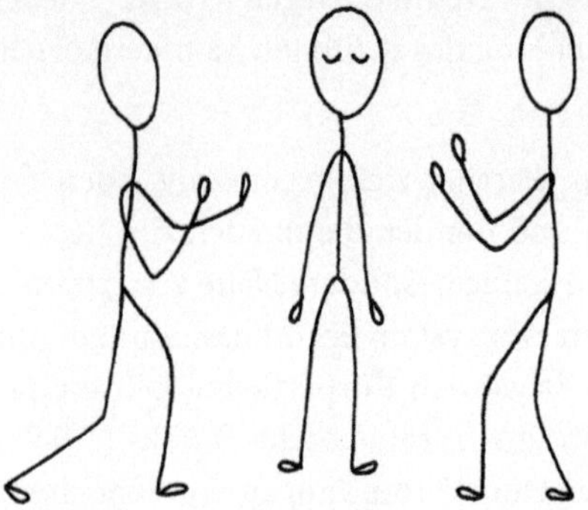

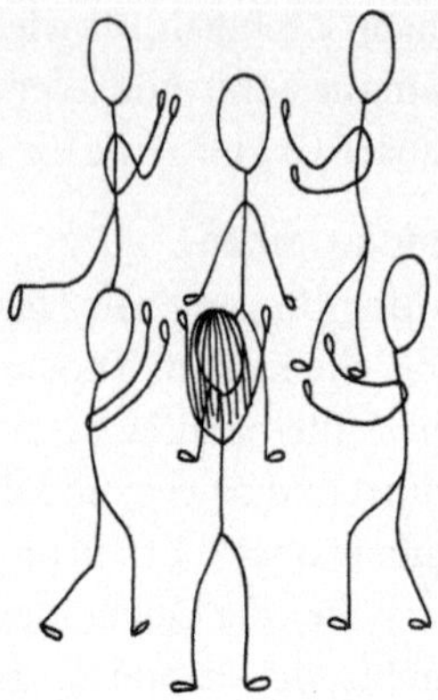

»Ich werde von ihnen gehalten, meine Eltern halten, meine Familie trägt mich, sie stützen mich, ich kann mich auf sie verlassen.«

Sicherheit kann so körperlich erlebt werden, was eine tragende Grundlage im System, ein systemisches Urvertrauen schafft.

Übung • Das Familienmitglied als »Luftskulptur«

Einzelnen Familienmitgliedern wird nahegelegt, einen ihrer Angehörigen, der nicht genannt wird, in ihrer Runde als Körperskulptur vorzustellen. Mit beiden Händen kann die Skulptur in die Luft gezeichnet werden. Die darstellende Person »formt« in Lebensgröße die Körpergestalt. Besteht beim Erraten Mühe, werden weitere, typische körperliche Merkmale oder auch Kleidungsstücke angefügt, bis das Bild eindeutig zu erkennen ist.

Dieses Familienratespiel fordert auf, sich in die Körpergestalt des anderen zu versetzen, jemanden in die Hände zu nehmen und nicht ein Flachbild, sondern eine dreidimensionale Gestalt zu formen. Wenn Kinder diese Aufgabe übernehmen, verraten sie sich auch deswegen, weil sie sich immer wieder am realen Bild orientieren. Was dem Beobachter oft auch eindrücklich gezeigt wird, ist die Unsicherheit beim Finden der entsprechenden Körperproportionen. Über bestimmte Körperstellen wird z.B. rasch hinweggefahren, an anderen Orten länger verweilt: Sind dies bekannte, unbekannte Orte, belastete, emotional bekannte Regionen?

4.2.3 Lockern und Erleichtern der Kommunikation

Unser Gesicht ist Start- und Landeplatz für Gefühle, so kann der bewusste Umgang mit unserem Gesicht Selbsterfahrung, Information und Hilfe in der Kommunikation sein.

Übung • Mein Gefühl in meinem Gesicht

Der Therapeut leitet die Klienten an, am eigenen Gesicht zu arbeiten. »Versuchen Sie, Ihr aktuelles Gefühl in Ihrem Gesicht bewusst wahrzunehmen. Nehmen Sie dieses Gefühl zum Gegenstand, um daran zu arbeiten. Bei einem traurigen Gefühl fragen Sie sich, wie dieses Gefühl Ihr Gesicht aussehen lässt oder verändert haben könnte. Wie sind dann Ihre Augen, wie Ihre Wangen, der Raum um den Mund, wie sieht Ihre Stirn dann aus (Storch, 2016)? Sie können mit einem Spiegel überprüfen, ob Sie sich in diesen Veränderungen wiedererkennen, ob Sie sich dabei Erfolg oder Misserfolg bescheinigen. Sie setzen die Übung fort, indem Sie dem Gefühl in Körperhaltung, in Gestik oder Mimik Gestalt geben. Können Sie das Gefühl in Ihrem Körper erkennen? Wie wirkt der Körper jetzt auf Sie? Wenn Sie sich mit Körper und Gefühl in Einklang befinden, dann fragen Sie reihum Partner, Partnerin, Familienmitglieder, welches Gefühl sie bei Ihnen sehen oder vermuten.«

Allgemein ist das Gefühl von Traurigkeit ein guter Lande- und Startplatz auch für andere Empfindungen in unserem Körper. Wir lernen Ausdruck zu sehen, auch werden die auf uns übertragenen Gefühle leichter erkannt.

Bei der Überprüfung der Selbst- und gegenseitigen Wahrnehmung sollten unter therapeutischer Anleitung die Rückmeldungen so formuliert werden, dass weder Deutungen, Interpretationen noch Begründungen erfolgen. »Ich habe den Eindruck, als ob bei dir das Gefühl von Angst, von Trauer usw. zum Ausdruck kommt.« Oder: »Am ehesten würde ich jetzt bei dir ein Gefühl von Schmerz erkennen.« Sind mehrere Personen bei dieser Übung anwesend, die ihre Vermutungen geäußert haben, dann erfolgt erst am Schluss der Runde die Mitteilung über das tatsächlich empfundene, aktuelle Gefühl. Dies hat zwei Konsequenzen: Einmal muss die Person, die ihren Gefühlsausdruck zu überprüfen anbot, darauf hingewiesen werden, dass die Teilnehmenden sowohl zu realistischer Gefühlseinschätzung befähig sind, wie auch dazu, eigene Gefühle zu projizieren. Zum anderen können Mimik, Gestik, körperlicher Ausdruck und Haltung unterschiedliche Gefühle auslösen. Eindeutigkeit und damit die Sicherheit, Gefühle genau zu erkennen, besteht nicht.

Fazit

Gefühle im eigenen Gesicht und Körper zu kennen befähigt, sich anderen gegenüber authentisch zu zeigen.

Von der intrapersonellen zur interpersonellen Systemarbeit

Wenn eine Körperregion mit einer anderen, ein Körperorgan mit einem anderen Organ kommuniziert, findet ein intrapersoneller Dialog statt. Dialogisch wird der Körper als ein Verbundsystem einzelner »Teilkörper« erfahrbar. Dieser innerkörperliche Dialog löst Empfindungen und Gefühle aus, was der Mitwelt nicht verborgen bleiben kann.

Hiermit beginnt die einfühlsame Kommunikation, die wir täglich erleben. So breiten sich z.B. Ängste aus und lassen Nahestehende vorsichtig und aufmerksam werden. Newberg und Waldman (2010) verweisen auf Forschungsergebnisse, die besagen, dass schon ein Lächeln Neuralkreisläufe belebt, den zwischenmenschlichen Umgang fördert, Einfühlungsvermögen anregt und die Stimmung hebt. Es ist uns allen bekannt, wie freudige Ereignisse scheinbar die Gesetze der Schwerkraft lockern, wenn wir beschwingten Schrittes gehen und die Bewegungen leicht und weich werden. Kommunikation ist körperliche Konfrontation und der Körper Ausdrucksfeld der Emotionen. Ein Befassen mit dem Körper pflegt das Ausdrucksfeld und die Kommunikation. Emotionen werden bei anderen ausgelöst und eine Verbindung mit anderen Körpern kommt zustande. Die komplexe körperliche Kommunikation erfordert empfindendes und einfühlsames Lernen.

> »Unser Körperbild verändert sich ständig, je nachdem, wem wir begegnen, welcher Stimmung wir sind oder welchen Herausforderungen wir gegenüberstehen.«
>
> Kibed & Milz, 1998, S. 34

Die Möglichkeiten gegenseitiger Beeinflussung verweisen auf einen wenig genutzten Bereich im Umgang mit Beschwerden. So führt die körperlich zwischenmenschliche Kommunikation z.B. zu Veränderungen im Blutdruck, die Durchblutung verändert sich, die Pulsfrequenz ist beeinflusst. Bei einem Arztbesuch, ein bekanntes Beispiel, steigen zunächst Puls und Blutdruckwerte an, um sich dann nach kurzer Zeit zu normalisieren. Schmerzzustände bei Kleinkindern verschwinden durch Wiegebewegungen oder Streicheln. Es bedarf keiner Worte, um Wirkung zu erzielen. Wie neben der intrapersonellen Regulation auch die Co-Regulation im Kontakt und in der therapeutischen Arbeit genutzt werden kann, darüber hat Porges (2016) geforscht und auf die Bedeutung vom Hirnstamm auf unsere Emotionen und die Wirkmöglichkeiten auf ein Gegenüber verwiesen. Dabei konnte er Hinweise geben, wie z.B. Blockierungen durch Freundlichkeit und durch Veränderungen im mimischen Ausdruck gelöst werde können.

Übung • Zusammen schweigen

Werden Paare oder Familien dazu aufgefordert, zunächst einmal für eine kurze Zeit von z.B. zehn Minuten sich schweigend gegenüberzusitzen, dann stellen sich Wirkungen ein.

Fühlt sich der Mensch der »Sprachmittel und Sprechhilfen« beraubt, dann baut sich u.U. Spannung, Unsicherheit und Unbehagen auf. Auch der Umstand, nichts tun zu können, um sich abzulenken und die Stille zu überbrücken, lässt den Vergleich mit einem Handwerker zu, dem das Werkzeug nicht mehr zur Verfügung steht.

Wenn bei der erwähnten Übung Angst, Aussteigen-wollen, Hilflosigkeit, auch Bedrücktheit, Wut, Müdigkeit, Langeweile oder Ruhe und Entspannung hinzukommen, stellen sich körperliche Reaktionen ein, die gerade in der »sprachlosen« Stille bewusster wahrgenommen werden. Zunächst wird der Körper vertieft neu entdeckt im Erfahren persönlicher Fähigkeiten. Dies bleibt in einer Beziehung oder in einem System nicht verborgen.

Die Verifikation dieser Übung besteht darin, das zu erfragen, was die Einzelnen bei sich selbst bemerkt haben und dann die Gegenüber, die Familienmitglieder danach zu fragen, was ihnen aufgefallen ist. Dabei ist es nicht von Bedeutung, ob die Einschätzung dem Ausdruck entsprach oder nicht, die Verbesserung der Aufmerksamkeit ist bereits ein Ergebnis. Die auf sich gerichtete Aufmerksamkeit wirkt auch auf andere und das weitere Umfeld. Es lässt sich dann plötzlich an anderen das erkennen, was bei sich selbst vor sich geht.

Übung • Hände auflegen in Paaren und Familien

Paare sitzen nebeneinander, Familien im Kreis. Paare oder Familienmitglieder legen sich bei dieser Sitzhaltung die Hände reihum auf den Rücken. Dabei richtet sich die Konzentration auf den Ort, wo die Hände aufliegen und auf das Spüren des Energieflusses. Die Energie, die Gefühle, die Gedanken werden in die Handteller geschickt, und sie sollen dort wirken. Es geht dabei nicht etwa um einen willentlich bewussten Versuch, Energie zu übertragen, sondern um ein Geschehen-Lassen und das Herstellen einer körperlichen Verbindung im System.

Dort, wo eine Hand auf dem Rücken aufliegt, ist die Wärme der Handfläche und auch das Gewicht der Hand zu spüren. Die Körperregion rückt vermehrt ins Bewusstsein, und die Verbindung mit einer Person, mit einer Familie wird geschaffen. Es muss nicht definiert werden, was das ist, was im System Wirkung zeigt, das Empfinden von Zusammengehörigkeit, von einer körperlichen Einheit entsteht. Die Beziehung erfährt Unterstützung im Zusammenhalten: Alle sind miteinander verbunden. Im Verbund erwacht das Gefühl von einem Familienkörper.

Fragt man Paare und Familien im Anschluss an solche Übungen nach eigenen Empfindungen und Gefühlen, werden Lockerung, behaglich strömendes Wohlgefühl, vertiefter Atem und ein gutes Gefühl genannt. Es gibt Familien, die stellen ein völlig neues Gefühl füreinander fest. Beim Analysieren des Atems werden dessen Verlangsamung und Vertiefung genannt.

Lässt man Paare und Familien diese Übung bei geschlossenen Augen durchführen und bittet die Teilnehmenden anschließend, sich anzusehen, dann werden u.a. eine entspannte Mimik, ein gelöster Gesichtsausdruck bei entspannter Muskulatur, eine weich erscheinende Körperhaltung genannt. Oft entsteht der Eindruck, Gesichter seien länger geworden, Schultern hätten sich eine Spur hinuntergesenkt oder der ganze Körperausdruck sei gemütlicher. Es ist ein neuentdeckter Reichtum, der sich der Familie offenbart. Es wird allen, die sich auf das wortlose Gegenübersitzen einlassen, klar, dass Wahrnehmen, Sehen, Lauschen und neugierig aufmerksam sein zum vertieften Erleben des Beziehungskörpers führt. Konkret entsteht ein Gewahrwerden eigener und anderer Gewebe (Muskel-, Knorpel-, Binde- und Knochengewebe). Die Weisheit im Körper zu erfahren, geschieht in kleinen, achtsamen, oft auch unbequemen Schritten. Vielen Menschen ist der Organismus, erst recht das Gespür für einen systemischen Leib fremd. Auch die Fachwelt bleibt oft bei Symptomen stehen, wo gerade sie auf die Notwendigkeit ganzheitlichen Erlebens ausgerichtet sind. Eine Vertrautheit mit dem eigenen Organismus ist die beste Ausgangslage für eine beziehungsmäßige Vertrautheit. Eine wiederhergestellte Kommunikation verändert den Ausdruck im Körperlichen. Ausstrahlung, beziehungsmäßige Atmosphäre und Wohlempfinden können metrisch vielleicht heute noch nicht nachgewiesen werden, spürbar sind sie. Glücksempfinden, Erleichterung, körperliche Lockerheit sind die besten Beweise für eine intakte Kommunikation. Es bedarf im Grunde genommen keiner wissenschaftlichen Beweisführung, wenn Familienmitglieder mit Erleichterung das Funktionieren bis dahin blockierter Regelsysteme erleben.

Übung • Ein Ratespiel der besonderen Art

Es beginnt damit, dass ein Familienmitglied auf allen Vieren auf dem Boden kniet. Ihm werden die Augen verbunden. Alle umstehen diesen »Vierfüßler« und das Spiel beginnt damit, dass eine Person die Hand auf den Rücken des Knienden legt. Die kniende Person muss nun raten, von wem die Hand sein könnte. Bei Erraten wird gewechselt, andernfalls wird in bisheriger Position verharrt und weitergespielt.

Der Spaß für eine Familie beginnt schon damit, durch Druck oder Spreizen der Finger die kniende Person zu täuschen. Kreativität wächst, Kinder werden geradezu elektrisiert, was immer wieder erstaunt. Im System lockert sich etwas, Freude kommt auf, was körperliche Behaglichkeit und Wohlgefühl auslöst. Lachen führt zu Bauchgefühlen und vertiefter Atmung. Es wird im Spiel noch spannender, wenn man mit der Hand auf dem Rücken zu sprechen versucht. Was sie wohl will? Die Hand gibt natürlich keine Antwort.

Heisterkamp (2004) hat sich zu Recht für die Kultivierung der Freude in der bioenergetischen Analyse ausgesprochen. Es wäre zu wünschen, dass keine Therapie ohne äußere oder innerliche Freude stattfindet. Spielen mit Verstecken und Zeigen, mit launischem Nonsens rigide und traurige Situationen lockern, lässt Gesundes blühen und schützt vor Angst und Einsamkeit (Dold, 1989).

Übung • Eine große Berührungsfläche

Geeignet ist diese Übung besonders für Paare, die das Bedürfnis haben, sich wieder körperlich anzunähern. Sie werden gebeten, sich so nebeneinander zu setzen, dass sie eine große Berührungsfläche miteinander haben.

Paare oder Familie sitzen so dicht nebeneinander, dass die seitliche Berührung von der Fußkante bis zur Schulter stattfinden kann. Je nach Ermessen kann auch nahegelegt werden, die Köpfe einander zuzuwenden. Bei dieser Übung bedarf es einer gewissen Zeit, bis ein gegenseitiges Spüren zustande kommt und bis die Wirkung bei einem selbst erfahrbar ist. Wortlos lassen Partner die Wirkung der körperlichen Energie zu. Der beidseitige Atem wird gespürt: gleicher, unterschiedlicher Rhythmus, Spannungszustände lassen nach. Wärme, Kraft, Zufriedenheit entsteht durch Anlehnen. Ist es das, was ich suche? Ist sie, ist er jetzt für mich da? Wofür da? Erhalte ich jetzt das, was ich suche? Wird jetzt klar, dass die nach außen gerichtete Erwartung nicht das mir schon immer Fehlende bringen kann?

Wenn das authentische gegenseitige Spüren einmal stattfand und nichterfüllbare Erwartungen zurückgenommen werden, geschieht ein Prozess der Reife, der wiederum gegenseitig ist und zu einer Wertschätzung der persönlichen Individualität führt.

4.2.4 Stabilisieren und Gründen

»Erden« hat einen wörtlichen, einen übertragenen, und auch einen therapeutischen Sinn. Ganz allgemein ist damit gemeint, mehr *in* den Beinen als *auf* den Beinen zu sein. Zunächst bietet Lowen (1980) einen Überblick über das Erden.

Was bedeutet Erden oder Erdung in systemischem Verständnis?
Wir haben festen Grund unter den Füßen, wir haben ein Fundament, und wir spüren die Realität und das Körpergewicht. Wir sind in Beziehungen verankert. Wie kann dieses Gefühl von »Bodenständigkeit« entwickelt werden? Sitzend, besser allerdings stehend, versucht ein Paar oder eine Familie sich seiner bzw. ihrer Füße dadurch bewusst zu werden, dass bei schulterbreiter Grundstellung der Beine das Körpergewicht einmal mehr zu den Zehen hin dann zu den Fersen hin oder auf die ganze Fußfläche verlagert wird. Dabei unterstützen Gedanken wie: Wir versetzen uns ganz in unsere Füße, wir spüren die Fußsohlen, unser Bewusstsein verlagert sich nach unten, ganz nach unten. Erden heißt auch bodenfühlend mitschwingen, ein Gespür haben für das eigene Gleichgewicht. Wir können unseren Schwerpunkt nach unten verlagern. Ein zirkuläres Befragen kann diesen Vorgang unterstützen, da z.B. die Wahrnehmungen der Fußsohlen im System unterschiedlich sind. »Was spüren Sie gerade jetzt in den Fußsohlen?« Wie die Wahrnehmungen auch ausfallen mögen, sie werden im System offenkundig, sie regen an, die eigenen Füße selbst zu spüren. Weitere Nuancen werden über Temperatur, Sensibilität, Schweregefühl, Größenverhältnisse, Unterschiede zwischen links und rechts entdeckt. Die einzelne Person, ein ganzes System kommt zu Boden, findet so Grund.

- Im mechanischen Kontakt mit dem Boden, dem Rutschen mit den Füßen hin und her, schlurfen sie wie mit Hausschuhen über den Boden, stellen sich vor, barfuß durch taufrisches Gras, durch feinen Sand am Strand zu streifen. In einem System wird so sinnlicher Spaß, ein breites Spektrum an Sinnlichkeit erfahrbar. Ein Paar oder eine Familie wird zu einem sensorischen, holistischen Empfindungspool: Alle spüren miteinander. Alle haben miteinander einen tragenden Grund. Sie können sich aufeinander verlassen.

- Die Familie ist der tragender »Grund«, der Halt, die Start- und Landefläche, das Sicherheitsnetz.
- Je mehr der Körperschwerpunkt im Familiensystem nach unten verlagert wird, umso mehr lösen sich Blockaden, auch muskuläre Starre-Zustände und Hemmungen auf. Gefühle von Pflicht und Leistung kommen zur Ruhe, Ausgleich stellt sich ein. Es ist ein Gefühl von Zu-Hause-Sein, von Ankommen und Verweilen.
- Über die Füße nehmen wir Vibrationen vom Boden her auf und spüren einen vorbeifahrenden Zug, einen Lastwagen, eine Tram.
- Gibt es nach Hause mitgetragene Schwingungen, die sich dann dort weiterverbreiten?
- Wie ist es mit dem Atmen in den Boden? Wenn eine Familie hinunter atmet, Zwerchfell- und Bauchatmung aktiviert, breitet sich Wohlempfinden aus. »Es ist gemütlicher geworden. Unsere Probleme sind in den Hintergrund getreten. Jetzt sind wir erst da.«

Erden heißt Energieblockaden lösen, lockern, so können die Energien wieder fließen. Eine Übung, die sich für Paare wie Familien eignet, ist die achte Brokatübung (Englmann, 1999). Aus ruhigem, aufrechtem Zehenstand lässt man die ganze Fußfläche in Wiederholung 42 Mal auf den Boden zurückfallen. Hals, Schultern, Rücken, Beine: Alles wird gelockert und geschüttelt.

Gründen bei Paaren

Das Reduzieren der erlebten Körperferne (Kibed & Milz, 1998) im Umgang mit den Füßen in der Arbeit mit Paaren führt zum Erleben der Füße als einem tragenden Grund für die Beziehung. Wieviel Grund hat unsere Beziehung? Diese Frage steht auch in Zusammenhang mit dem Vertrauen in die eigenen Füße. Eine Synchronizität im Gegründet-Sein bei Paaren und Familien lässt sich schwer abschätzen, weil diese sich ändert. Es ist aber eine beobachtbare Tatsache: Wenn ein Mitglied eines Systems seinen Grund gefunden hat, finden Übertragungen im ganzen System statt. Worte überzeugen dann, wenn sie in Einklang sind mit innerer Standfestigkeit. Haltung, gerichtete Bewegungen sowie der Ausdruck allgemein unterstreichen das.

Übung • Standfestigkeit

Bei dieser kraftintensiven Übung testen Partner gegenseitig ihre Standfestigkeit. Wieviel Kraft muss eingesetzt werden, um ein Gegenüber aus dem Stand zu hebeln? Was ist hier noch zumutbar? Es geht nicht um Gewinnen oder Verlieren wie in Sportdisziplinen, sondern um ein Erfahren momentaner, auch sich verändernder Kräfteverhältnisse und eine entsprechende Einstellung und Anpassung an diese Situationen. Es geht auch um die Erkenntnis, wann die eigene Position als unsicher und destabilisiert erlebt wird. Ebenso muss der Krafteinsatz, um gegenzusteuern, erlebbar sein.

Die rechte Fußaußenkante des einen Partners wird gegen die des anderen Partners gestellt. Beide geben sich die rechte Hand. Jetzt wird versucht, unter Kraftanwendung, durch Geschick, durch ermüdende Strategien das Gegenüber zu destabilisieren. Ziel: Ich muss ein Gegenüber dazu zwingen, den Fuß vom Boden wegzuheben. Die Aufmerksamkeit wird auf die Standfestigkeit wie auch auf die Geschicklichkeit gerichtet. Beide Elemente, Verankerung im Grund und Flexibilität machen den Stand auch in Beziehungen aus. Mit den linken Füßen und Händen wird fortgesetzt.

Gegründeter Bewegungskontakt

Bei dieser Übung liegen die Partner auf dem Rücken und halten gegenseitig Fußsohlen so gegen Fußsohlen, dass z.B. eine kraftvolle, eine sanfte, eine schnelle, eine gestemmte Tretbewegung ausgeführt werden kann. Dies führt in gegründeter Lage bei den Partnern zu unterschiedlichsten Körpererfahrungen und löst Gefühle aus, die im Austausch der Beziehungspflege dienen.

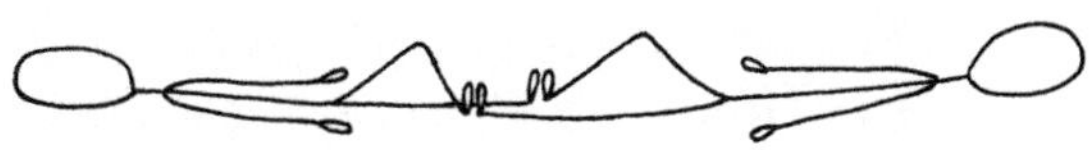

Standfestigkeit im System

Eine Person, deren Standfestigkeit geprüft werden soll, steht in der Mitte, während zwei andere Familienmitglieder sich an sie hängen. Der Sinn dieser Übung ist kein Kräftemessen, es geht auch nicht um Geschicklichkeit, sondern um das Vermitteln und Erleben von Sicherheit.

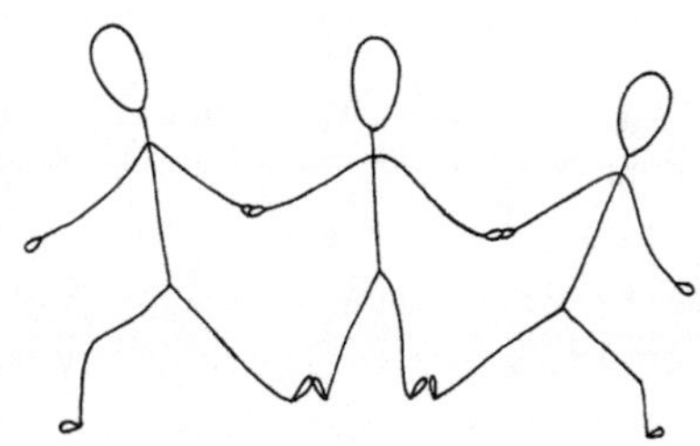

Auf wen ist Verlass? Wie viel kann zugemutet werden? Wann ist die Grenze des Erträglichen erreicht? Kann er/sie einen Ausgleich nach beiden Seiten herstellen, Kräfteverhältnisse ausbalancieren?

Jugendliche, sogar Kinder brennen darauf, auch in der Mitte stehen zu dürfen. »Ich will euch auch einmal halten. Lasst mich auch!« Den Kindern wird auf körperlicher Ebene bewusst, dass auch ihnen ein Teil der Tragfähigkeit im System zukommt. Sie tragen mit und sind mitbegründend im System.

Was ist der therapeutische Sinn von Erdung im System?

Verbunden mit dem Boden, mit dem Ursprünglichen: Das System sollte die Füße wahrnehmen. Die Familie soll wieder nach unten gelangen in der Wahrnehmung, im Körperbewusstsein, mit spürbarem Kontakt für Realitäten. Wie kann man mit den Beinen fühlen? Wie werden sie bewusster erlebt? Wie kann der Körperschwerpunkt nach unten verlegt werden? Das will geübt sein.

- In der Hocke ist der Schwerpunkt ganz unten. Gespannt ist die Beinmuskulatur. Wie lange kann eine Spannung ausgehalten werden?
- Im aufrechten Gang wird versucht, die Spannung nach unten abzuführen, indem z.B. auf den Zehenspitzen, den Fersen, dazu im Wechsel auf der ganzen Fußsohle gegangen wird. Weiches, katzenhaftes Auftreten, dann der Stempelgang von Elefanten,

stampfen wie Büffel: Der Gang der Menschen ist nicht determiniert, je nach Situation angepasst. Erden, das wird in einem System erst beim Üben bewusst, lässt Raum für Kreativität und zeigt die Entwicklungsfähigkeit eines Systems von unten her. Das Erden versetzt in die Lage, alte, blockierende Muster aufzugeben, um neue Muster und Möglichkeiten zu entdecken und zu lernen, sie zu nutzen.

- Wie werden Kummer und Leid zu Boden, zur Erde gebracht? Dabei kann Angst begleiten, denn Erden heißt auch Beenden, Beerdigen, sich Gefühlen überlassen, nach unten hin loslassen, lässt gelassen werden.
- Erden bedeutet Eigen-Stand, Selbstständigkeit, allein leben können, unabhängig sein und das in einem System. Kann allein und ohne die Familie gelebt werden?
- Das Einüben von Erden kann bei Eltern beobachtet werden, wenn sie beim Gehen-Lernen eines Kleinkindes Hilfen geben. Das Kleine, seiner Tritte noch ganz unsicher, löst sich von einem Elternteil, um vielleicht in wenigen, unsicheren und schwankenden Schrittchen zur anderen Seite zu wechseln, wo es erneut in den sichernden, offenen Armen des anderen Elternteils ankommt.

Therapeutische Selbstreflexion

Wie bereits erwähnt, will Erden im System gelernt und geübt sein. Es versteht sich deswegen von selbst, dass die eigenen Hausaufgaben gemacht werden.

- Wie sind die Füße, der Gang, das Stehen z.B. bei Anspannung und bei Stress, bei Freude, bei Begegnungen, bei gemeinsamem Gehen, beim Spaziergang usw.? Wie sind Schritt und Auftreten von Partnern und von Familienmitgliedern? Gibt es Gleichschritt, Rhythmus, findet sich ein wiegendes, ein akkurates, ein schleppend schweres Geh-Bild im System? Erfolgt beim familiären Spaziergang ein Angleichen aus einer Resonanz heraus oder besteht in unserem System ein unterschiedliches Taktmaß? Kleinkinder lassen in einem System keinen Gleichschritt zu.
- Sind die Füße auch bei konzentrierter geistiger Arbeit spürbar? Wann geht der Bezug zu den Füßen verloren? Ist das abhängig von der Zeit oder vom Gegenstand der Aufmerksamkeit? Spielen Sorgen, Ängste, Pflichtgefühl, Anspannung eine Rolle? Scheint dann die Umwelt, das Beziehungsfeld nicht mehr zu existieren?
- Wie ist das Gefühl für den Boden bei raschem Gang, bei besonnenem, nachdenklichem Schritt, bei Müdigkeit? Gefühl und Gang und Bewegung und das Gegründet-Sein in sich lassen sich nicht trennen, auch nicht in ihrer Wirkung auf das soziale Umfeld. Mit Bewegung und Gründen kann ich Einfluss auf ein System nehmen.

Beispiel

Als freier Mitarbeiter, neu in einem Betrieb angestellt, konnte sich der junge Ingenieur seine Zeit selbst einteilen. Die Ergebnisse seiner Arbeit waren gefragt, um das Wie und Wann kümmerte sich niemand. So konnte er über längere Zeit hinweg ohne Pause von morgens neun bis abends 19 Uhr arbeiten. Auch der Appetit schien ausgeblendet. Erst abends stellten sich mehr und mehr Kontrollverluste ein. Er begann zu trinken. Er lebte allein. Wenn er seine Beziehungspartnerin besuchte oder auch während der gemeinsamen Ferien bestand nicht einmal das Bedürfnis nach Alkohol. Je länger sein Zustand anhielt, desto mehr stellte er bei sich fest, dass er die Kontrolle über seinen Körper verloren hatte. Er spürte auch seine Füße nicht mehr. Allein, so musste er erkennen, konnte er des Problems nicht mehr Herr werden.

Die größte Aufmerksamkeit in seiner Therapie galt den Körperwahrnehmungen. Er musste lernen, auch während hochkonzentrierter Arbeit den Bezug zum Körper nicht aufzugeben und zudem sozial und beziehungsmäßig eingebunden zu bleiben.

Erden ist bei der Körperarbeit im System von zentraler Bedeutung. Im Grund verankert sein und Halt erleben sind elementar. Systemisch ausdrückt: Auf dem ruhenden Pol ist das »Systemgebäude« errichtet. Zu Beginn einer Sitzung kann das Erden in den meisten Fällen empfohlen werden. Erden lässt sich problemlos bei allen klinischen Gruppen anwenden, es gibt keine Kontraindikation.

Beim Einüben von Erdung mit dem eigenen Körper im Familienverband empfiehlt sich das Führen eines Journals. Darin wird festgehalten, was an sich selbst und an den andern beobachtet wird. Nach kurzer Zeit lässt sich feststellen, dass in dem Maße, in dem der eigene Grund entdeckt wird, auch wahrgenommen werden kann, was Grund und Halt in der Familie ausmacht. Findet man den eigenen Grund, findet sich das Gegründet-Sein der Familie. Der systemische Körper speichert das eigene Gegründet-Sein.

4.2.5 Abgrenzen und Aggression

Nicht erst zu Beginn einer Partnerschaft, die eine Abgrenzung nach außen erfordert, um den Aufbau einer inneren Beziehungsstruktur zu gewährleisten; auch gegenüber einer oder beider Ursprungsfamilien bedarf es häufig der Abgrenzungen. Wöchentliche Besuche bei den Eltern, täglicher telefonischer Kontakt, Pflichtpräsenz bei Festen wie Weihnachten, Ostern, Geburtstagen: Vieles kann sich einschränkend auf die partnerschaftliche Entfaltung auswirken. Oft ist es die räumliche Nähe, die Abgrenzungen erschwert. Aber es gibt auch das andere Beispiel, wo z.B. an nahezu jedem Wochenende eine Wegstrecke von über 200 km zurückgelegt wird, um auf dem elterlichen Anwesen zu arbeiten. Die Partnerin, die sich weigert, jedes Mal mitzukommen, reagiert mit sexueller Inappetenz. Bei einem anderen Beispiel, wenn die Großeltern das Kinderhüten übernehmen, steigen auch die Möglichkeiten einer Einflussnahme auf eine junge

Familie. Nicht ohne Bedeutung ist das Übertragen von eigenen ungelösten Problemen auf die noch unerfahrenen Partner oder die im Entstehen begriffene Familie. Wehren sich Schwiegertöchter oder Schwiegersöhne, weil sie als erste die Unstimmigkeiten als nicht zuträglich erkennen, kommt es u.U. zu Solidarisierungen gegen sie. Hier zeigt sich eine Notwendigkeit, dass jeder Partner Ungereimtheiten mit seiner Ursprungsfamilie klären muss (Reich, 2002, S. 256): »Für die ‹Hausaufgaben‹ meines Partners, meiner Partnerin bin ich nicht zuständig.« Aber auch dann muss man sich von der Vorstellung verabschieden, eine einmalige Klärung genüge. Eingeschliffene Muster bedürfen längerer »Entwöhnungszeit«. Das Abgrenzungsprinzip, das Willi (1998) darlegt, nimmt auch Bezug auf die gesellschaftlichen Tendenzen und Wandlungen, was Grenzen in Partnerschaften oder Familien angeht.

Wenn man Abgrenzungen körperlich für Partner oder Familien erlebbar machen will, muss man Raumerleben und Raumempfinden einbeziehen.

Übung • Unser Haus, unsere Zimmer

Die Übung beginnt mit dem Zeichnen des Grundrisses von Haus oder Wohnung von Partnern oder Familien. Eine Außentür öffnet oder schließt. Im Haus oder in der Wohnung führen Türen zu den einzelnen Lebensbereichen. Werden Türen geschlossen, Räume damit nicht mehr zugänglich, so löst dies unterschiedliche Gefühle, auch Körperempfindungen aus: von Sicherheit, wohligem Geborgensein, Schutz erleben, sich zurückziehen zu können, bis zu Angst und Beklemmung, ausgestoßen, abgeschnitten, bestraft und nicht mehr geliebt zu sein. Räume werden körperlich besetzt und eignen sich für Abgrenzungen.

- Ich habe bei Tisch meinen Platz, da dulde ich niemanden.
- Für eine 15-jährige Tochter wird ihr Schlafzimmer zu dem Raum, der von anderen nur mit ihrer Erlaubnis betreten werden darf.
- Eltern, die ihren Kindern mitteilen, dass sie sonntags in der Frühe nicht gestört werden wollen, geben damit ein Signal. Wie dieses Signal auch von dem jüngsten, achtjährigen Töchterchen verstanden wurde, hielt es in einer Zeichnung fest. Es malte Herzchen auf ein Blatt und heftete dieses an die Schlafzimmertüre seiner Eltern.
- Ein Ehepaar stand vor der Pensionierung und beabsichtigte, in eine kleinere Wohnung zu ziehen. Die Ehepartnerin bestand darauf, ihr eigenes Schlafzimmer zu bekommen, zu dem der Partner keinen Zutritt haben durfte.
- Eine Mutter, die glaubte, ihre Tochter Gehorsam lehren zu müssen, sperrte die Kleine in den gefürchteten, dunklen Keller. Das Mädchen geriet dann jeweils derart in Panik, dass es förmlich zu einem Brett erstarrte. Es konnte keinen Laut mehr von sich geben, und es bedurfte einiger Zeit, um sich nach dieser Tortur von der körperlichen Starre zu lösen.

Abgrenzungen, bleibt man im Bild der Türen im Haus oder der Wohnung, können geöffnet und geschlossen werden. In einem gesunden, harmonischen System kann die Energie fließen, es geschieht Austausch, Kontakt, Kräfte lassen sich sammeln, um wieder verbraucht zu werden. Bleiben Türen lange oder dauernd geschlossen, führt dies zu Spannungen, Angst, Wut, zu Schmerzen, erhöhtem Blutdruck, Abstumpfung und Vereinsamung (Dold, 2001). Im Gegenteil, wenn die Türen dauernd offenstehen, keine Grenzen gesetzt und keine persönlichen Bereiche beachtet werden, lassen sich auch Distanzlosigkeit, Übergriffe und asoziales Verhalten feststellen. So wird die Energie nicht gestaut, die Kräfte nicht gebündelt, und der systemische »Kessel« verfügt nie über ausreichenden Druck.

Aggression

Aggression ist Annäherung (lat. aggredi), Energie und gebündelte Aufmerksamkeit. »Wenn Sie diese Energie, die sich zwischen zwei Menschen aufbaut, in die richtige Bahn lenken, haben Sie beide etwas davon und stehen am Ende bereichert da« (Migge, 2005, S. 41). Wenn Migge (2005) noch von unterdrückter, durch Friedfertigkeit abgewehrter, auch von passiver (durch vergessen, nicht hinhören usw.) und von aktiver, provozierender Aggression spricht, deckt das nur zwei Aspekte in einem System ab. Es bedarf in einem System ebenso der Hinweise auf die Notwendigkeit von Aggressionen und deren Bedeutung für die Entwicklung der Kinder im System. Aggressionen sind nur aus einem ganzheitlichen Verständnis heraus zu erfassen und dementsprechend können Ableitungen für den Umgang mit ihnen gemacht werden. Es ist bekannt, wie das endokrine Ausschüttungssystem – in Verbindung mit dem vegetativen Nervensystem – Einfluss ausübt auf Muskeltätigkeit, Reizreaktionen, Pulsfrequenz, Blutdruck, wie Stress zu Ausschüttungen im Zwischenhirn führt, und eine ganze chemische Kaskade den Körper in erhöhte Alarmbereitschaft versetzt. Das Zentralnervensystem und das Endokrinium reagieren auf Gefühle von Angst, Gefahr und Bedrohung. Körper, Gefühle und Beziehungen sind eine Einheit.

Heute verweisen Forschungen aus den Neurowissenschaften auf die Spiegelneuronen, die im Menschen nicht nur bestimmte Wahrnehmungen und Gefühle steuern lassen, sondern schon beim Beobachten anderer in Schwingung geraten (Faulstich, 2006). Mit den Spiegelneuronen sind Beobachter in der Lage, Empfindungen anderer Personen zu verstehen. »Hinzu kommt eine Analogie zum Spiegelverhalten der Handlungsneuronen, die auch dann, wenn lediglich ein Teil einer Handlungssequenz wahrgenommen werden kann, eine Vorstellung vom gesamten Ablauf einer Handlungssequenz produzieren« (Bauer, 2011, S. 44).

Aggressive Gefühle, und das ist die Wirklichkeit in einer Familie, werden von allen wahrgenommen und selbst Ansätze zu aggressiven Handlungen werden zum Allgemeingut. Aggressivität ist bekannt als das hervorstechendste Gefühl bei Alkoholikern, mit Auswirkungen in Partnerschaften und Familien mit den Folgen von Gewaltanwendungen, unkontrollierten Tätlichkeiten usw.

Unter klinischem Aspekt, empirisch gut belegt, sind die erhöhten Aggressionswerte bei Depressiven zu erwähnen, die neben herabgestimmter Freude auf verminderte Aggressionsauseinandersetzung verweisen (Joraschky & Petrowski, 2002).

Exkurs

Wenn die eingangs erwähnte, ungebündelte Energie (Migge, 2005) in Erscheinung tritt, sei an Pubertierende erinnert, die Eltern, Schulen und Ausbildungsstellen herausfordern. Familien verlieren ihren erzieherischen Einfluss, die Schulen klagen über Interessenschwund und Lehrer über mangelnden Einsatz und Engagement.

Wie soll ein System reagieren, wenn deutlich wird, dass die bewusste Kontrolle nicht funktioniert und dass das in Reife befindliche Familienmitglied überfordert ist? Erwachsene sollten sich daran erinnern, dass sie selbst diese Phase durchlaufen haben. Aus der eigenen familiären Rückbesinnung erwächst Verständnis dafür, dass dieser Prozess durchlaufen werden muss und die »Goldwaage« ein ungeeignetes Instrument für das Messen von Erfolg darstellt.

Wut- und Aggressionsübungen

Revenstorf (1999) gibt Hinweise für die Verwandlung des Streits in eine körperliche Auseinandersetzung, z.B. mit Kissen, Schaumstoffschlägern usw. und merkt an, dass sich das nicht für alle Paare eignet. Unüberlegte Aggressionsübungen bei systemischer Arbeit anwenden zu wollen, birgt Gefahren, solange ungeklärt bleibt, welche Form des aggressiven Verhaltens eine Beziehung oder ein System entwickeln soll. Forschungen über Wut, Feindseligkeiten und Aggression bestätigen, dass der Körper zahlreiche Stresshormone ausschüttet, was gerade die Logik und die kooperative Interaktion unterbricht (Newberg & Waldman, 2010). Die Autoren verweisen zudem auf zahlreiche Studien, die festhalten, dass Aggression und Wut zu Herzkreislauferkrankungen und zu Problemen bei der Hirndurchblutung führen können.

Wichtig

Für die Anwendung von Wut- und Aggressionsübungen ist anzumerken, dass sie nur mit beiderseitigem Einverständnis stattfinden dürfen. Zudem muss allen bewusst sein, dass Übungen jederzeit abgebrochen werden können (Newberg & Waldman, 2010).

Festzuhalten bleibt, dass Aggressionen zu uns gehören, denn sie spielen und spielten im Kampf ums Überleben, beim Durchsetzen und Behaupten menschheitsgeschichtlich eine entscheidende Rolle. Beim Anpassungsprozess innerhalb der Partnerschaft, beim Klären von Standpunkten, beim Bewältigen von Lebensereignissen sind sie nicht wegzudenken. Wenn sich bei einem Streit die Partner einmal anbrüllen, verursacht dies noch keinen Hirnschaden und zeigt z.B. auch den Kindern, dass es besser ist, sich Luft zu machen anstelle davon, schweigenden Druck über Tage durchzutragen. Der Umgang mit Aggressionen bedarf des Trainings. Mit kleinen Eruptionen kann man umgehen, ein Vulkanausbruch vernichtet meist ganze Landstriche.

Körperbezogene Aggressionsübungen mit Partnern und Familien. Wenn Kleinkinder mit ihren Eltern spielen, zeigen sich verschiedentlich Versuche, mit den Zähnen Erfahrungen zu machen. Anscheinend haben sie dann ihre Eltern zum Fressen gern, wenn sie Nasen, Ohren, Finger anbeißen. Dieses »Spiel« wird spätestens dann beendet, wenn das Zubeißen schmerzhaft wird. Das Anknabbern bei Verliebten, eine wohltuend empfundene Form des Kennenlernens, gehört zum aktiven Erwerb von Körpererfahrungen. Es ist eine unschätzbare Erfahrung, wenn in einer mehrköpfigen Familie die Kinder balgen, zanken und raufen lernen. Eltern wäre zu empfehlen, erst dann einzuschreiten, wenn die Auseinandersetzungen verletzend und hart werden, auch Schmerzen verursachen. Kinder lernen auf diese Weise, was anderen wehtut.

Übung • Handtuch mit den Zähnen packen

Eine mehrköpfige Familie – zur Durchführung dieser Übung knien sie auf allen Vieren am Boden – erhält ein Handtuch, das alle mit den Zähnen packen sollen. So erfahren alle die Kraft in den Kiefern. Die Nackenmuskulatur ist gefordert. Das Zupacken überträgt sich auf den ganzen Körper. Hände und Knie unterstützen diesen Kraftakt und geben dem Einzelnen wie dem System das Bewusstsein von vitalen Fähigkeiten.

Beispiel

Eine junge Frau, die in einer unglücklichen Beziehung lebt, hat sich in einen anderen Mann verliebt. Jetzt sucht sie Orientierung, da ihr der Zustand zwischen zwei Männern Unbehagen bereitet. Von ihrem momentanen Partner, den sie noch liebt, sagt sie, dass er viele zeitintensive Verpflichtungen habe und damit wenig Raum für die Beziehung bleibe. Diesen Zustand hat sie ihm mehrfach erfolglos vorgetragen. Sie kennt sich soweit gut, dass sie für ihre Beziehung ein Mehr an Engagement braucht. Will sie das, dann muss sie wieder *Biss* zeigen, sich für sich selbst wehren lernen, in fordernder, zupackender Art.

Einfordern lernen, berechtigte Ansprüche stellen, um ein für beide Seiten realistisches Maß an Zufriedenheit zu erreichen, gehört zur Fähigkeit aktiven Erwerbs. Hier muss zugepackt werden.

Übung • Partner- und Familienstierkämpfe

Partner oder Familienangehörige knien auf allen Vieren am Boden. Danach versucht man mit dem Kopf ein Gegenüber wegzustoßen, wobei links oder rechts vom

»gegnerischen« Kopf an der Schulter angesetzt wird. Beide Seiten oder alle stoßen, schubsen und versuchen abzudrängen. Kindern kann auch erlaubt werden, die Großen in die Flanken zu stoßen, sie seitlich zu attackieren.

Nähe – die Partner halten die Köpfe seitlich aneinander – schafft rasch Wärme. Spaß und das anfänglich aggressiv erscheinende Kampfspiel führt zum Erleben anregend-sinnlicher Berührung. Kinder, die in sehr geordneten bis rigide strukturierten Familiensystemen leben, wittern bei dieser Übung ihre Chancen. Jetzt darf man ausgelassen sein, man wird nicht eingeschränkt. »Ich darf die Respektpersonen sogar angreifen. Ich lerne zu ›entgegnen‹, dagegen zu halten, was mich meine Kraft spüren lässt. Ich kann sogar Druck ausüben, kann einen Dickkopf aufsetzen, Eigensinn beweisen, es den anderen zeigen. Bei diesem »Spiel« kann ich Mist machen. Ich kann von allen Seiten angreifen. Wie es doch Spaß macht, wenn man sich an keine Regeln halten muss! Wie eine Wildsau, wie ein Büffel kann ich auf andere losgehen. Jetzt reizt mich auch die Angriffslust, mich mit Stärkeren anzulegen, mit den Ellbogen verschaffe ich mir Platz. Zusammentun kann ich mich mit anderen, so trotzen wir einer Übermacht.«

Übung • Duellieren

Hier geht es in den meisten Fällen um gegenseitiges Anklagen, um sich aufschaukelnde Vorwürfe und Verbalattacken. »Du hast nie Ordnung!« und »Du bist nie konsequent!« Weiter: »Sieh dir nur das Treppenhaus an!« Entgegnung: »Auch heute wieder hast du dem Sohn alles durchgehen lassen.« Auch wenn dieses Anklagen nicht mit dem »Duellier-Zeigefinger« unterstrichen wird, kann dem aufmerksamen Beobachter nicht entgehen, dass der Kopf, beginnend beim Atlaswirbel, leicht ruckartig nach vorne geschoben wird. Sitzende Partner unterstreichen ihren Angriff durch eine vorgebeugte Körperhaltung. Der ganze Körper geht aus der Reserve in den Angriff über. Zwerchfell- und Bauchatmung werden eingeengt. Rasche und oberflächliche Hochatmung unterstreichen eine Beschleunigung im verbalen Austausch und parallel dazu schießen innersekretorische Drüsen eine ganze Woge von Stresshormonen in die Blutbahn.

Hier sind Notfallinterventionen erforderlich:

- Nehmen Sie den »Pistolenfinger« zurück!
- Bitte nehmen Sie Abstand, treten Sie einen Meter oder mehr zurück!
- Lehnen Sie sich im Stuhl zurück!
- Versuchen Sie fünf- bis zehnmal in den Bauch zu atmen!
- Schließen Sie, falls es Ihnen möglich ist, die Augen. Was geht jetzt in Ihrem Körper vor sich?
- Können Sie sich jetzt Ihren mimischen Ausdruck vorstellen?
- Wie könnte der auf Ihr Gegenüber wirken?

Im Anschluss daran kann ein Befindlichkeitsaustausch Klärung bringen und zu den Ursachen anklagenden Verhaltens führen. Zudem haben sich nach erfolgreichen Interventionen Körper- und Gesichtsausdruck gewandelt, sind milder, weicher geworden und signalisieren dem Gegenüber Veränderung.

Sich anbellen, anfauchen, anbrüllen

Mit angewinkelten Knien, wobei die Hände stützen, nehmen sich die Partner in den »Blickgriff« (schauen sich direkt in die Augen). Gleichzeitig springen sie aus dieser

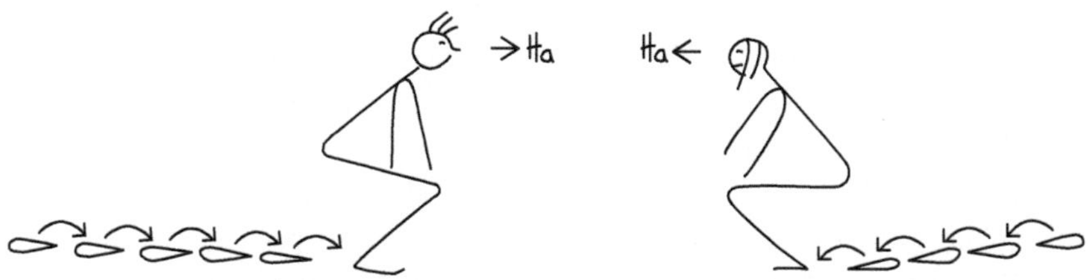

Position auf und stoßen beim Hinuntergehen einen Ha-Laut aus. Bei der Wiederholung verkürzen sie die Distanz zum Gegenüber, bis sie sich den Laut fast direkt ins Gesicht schreien. Die sehr kräftezehrende Übung hat einen lockernden Effekt und führt nicht selten zum gegenseitigen Anlachen. Auch Aggression kann nicht lange auf einem energetisch hohen Niveau gehalten werden. Die Spannung entlädt sich, vor allem die quergestreifte Muskulatur entspannt sich rasch.

Die Gorillaübung

Für Kinder ist es die Gelegenheit, Macht und Stärke zu demonstrieren, wenn man sich mit den Fäusten auf den gewölbten Brustkasten trommelt und U-Laute ausstößt. »Es allen zeigen, wer ich schon bin und was ich kann. Kommt mir ja nicht zu nahe!« Aber der Vergleich mit den Alten stellt dann die wahren Verhältnisse doch wieder her.

Zusammenfassung

Abgrenzung und Aggression sind zentrale Themen in der persönlichen wie in der Entwicklung eines Systems, und dies in doppeltem Richtungssinn, nach außen wie nach innen. Zupacken, Ansprüche stellen, sich durchsetzen und behaupten, expandieren, sich mit dem System anlegen und mit Verbündeten im System gegen andere vorgehen, so zeigen sich die wichtigsten Triebfedern des Verhaltens.

Wenn man nicht lernt, mit Aggressionen umzugehen, können Verhaltensweisen entstehen, die sogar zu strukturellen Veränderungen auch im Zentralnervensystem führen (Newberg & Waldman, 2010). So erfahren auch Systeme einen strukturellen Umbau. Bienenzüchter wissen um den Charakter einzelner Bienenvölker, er kann von gutmütig bis stechwütig gehen.

4.2.6 Vertiefen der Gefühle

Voraussetzung für das Vertiefen der Gefühle ist das Bestehen einer bewussten wie auch einer unbewussten Beziehung zwischen Partnern und Familienangehörigen. Folglich richtet sich eine körperorientierte Behandlung auf die Beziehung der Partner und nicht in erster Linie auf einzelne Personen. Letzteres wäre erst dann erforderlich, wenn eine direkte Behandlung der Beziehung nicht mehr möglich erschiene. Gefühle sind für das Zustandekommen einer Partnerschaft entscheidende Faktoren, wie auch Spannungen und Konflikte erst die gefühlsmäßige Verbundenheit zum Ausdruck bringen können. Gefühle von Sich-Ergänzen, Sich-Halt-Geben, sich Anregung und Herausforderung sein, Gefühle von Erwartungen haben und sich unterstützt fühlen sind Alltagserfahrung. Sich die Hand geben und sich umarmen sind körperliche Einladungen. Die Gefühle spielen sich am und im Beziehungskörper ab, sie orientieren sich dort, sie treffen auch auf Erinnerungen, werden angeregt, lösen bei als bedrückend empfundener Nähe Angst aus. Die menschliche Beziehung ist ein dauernder körperlicher Austausch. Dornes (1998) verwendet den Begriff der Intersubjektivität, wenn er vom Kommunizieren der Mutter mit dem Kind über Affekte schreibt. Affekte manifestieren sich in Mimik und Gesten, stehen durch und mit dem Körper der Kommunikation zur Verfügung.

Die optische und akustische Wahrnehmung ist beim Entschlüsseln der Gefühlsbotschaften eine Grundlage. In der Resonanz aber, die zwischen zwei Partnern entsteht, erkennen wir das wirksamste Mittel zur gegenseitigen Einflussnahme. Voneinander berührt sein und unterstützende Berührung erfahren, bedeutet vielen Partnern Begleitung und tiefes Vertrauen.

Beispiel • Partnerschaftliches Vertiefen der Atmung

Während einer Partnerberatung äußert die Partnerin, dass sie einen Druck auf der Brust verspüre. Dies unterstreicht sie durch eine kreisende Handbewegung im oberen Brustbereich. Ihr Atem ist kurz und flach und die Augen weiten sich. Der Partner beobachtet, folgt den Bewegungen, bleibt aber sonst passiver Betrachter: »Sind Sie damit einverstanden, dass Ihr Partner seine Hand auf Ihre Hand legt und Sie gemeinsam langsame kreisende Bewegungen auf Ihrem Brustraum ausführen?« Sie begrüßt dies, und so wird schon nach wenigen Bewegungen ein beruhigendes Gefühl gespürt und zugleich erkannt, dass sich eine Angst verringert hat, die bis da unerkannt geblieben war. Gleichzeitig konnten eine Verlangsamung und Vertiefung der Atmung festgestellt werden. Die flache Hochatmung ging langsam in die Zwerchfell- und Bauchatmung über.

Eine Analyse dieser kurzen Sequenz zeigt, wie der Ausdruck von Belastung wirkt, wie diese auch mitempfunden und mitgefühlt wird. Es ist kein unbeteiligtes Beobachten, obgleich man nach außen kein Handeln und Aktiv-Werden erkennen kann. Auch schon die Bereitschaft, die kreisende Bewegung auf dem eigenen oberen Brustraum mit der

Hand zu begleiten, unterstützt und bestätigt eine innerliche Verbundenheit. Indem der Partner berührt und die Bewegung direkt begleitet, aktiviert er sich selbst und seine eigenen Empfindungen. So bedarf es nur äußerer Unterstützung für das Zustandekommen der Handlung, die bereits in den Partnern als Programm vorgegeben ist und beiden vertiefendes Erleben ermöglicht.

Resonanzerleben in Systemen

Partner und Familienangehörige verfügen über überkommene und gemeinsam entwickelte Programme inneren Handelns und Fühlens. Wenn in Systemen im Umgang mit Gefühlen und Empfindungen Probleme entstehen, was meist Grund für das Aufsuchen von Beratung oder Inanspruchnahme von Therapie ist, so verspüren Berater oder Therapeutinnen – auch als ein Resonanzphänomen zu verstehen – über ein anteilnehmendes Verstehen hinaus auch körperliche Empfindungen. Zum Verständnis böten sich hier die Begriffe *körperliche Übertragung* und *Gegenübertragung* an. Downing (1996, S. 320) bringt es auf den Punkt, wenn er schreibt: »Man könnte natürlich sagen, dass sämtliche Gegenübertragungen von Anfang an körperlich sind.« Alle in einem beratenden oder therapeutischen Prozess Beteiligten nehmen das mehr oder weniger wahr. Bei körperorientierter systemischer Arbeit kann der Wahrnehmungsprozess induziert werden, d.h. es werden Übungen angewandt, die körperliche Übertragung und Gegenübertragung auslösen. Die Begriffe von Übertragung und Gegenübertragung (heute auch als Resonanz bezeichnet) wurden bis jetzt im Beziehungsverhältnis zwischen Therapeuten und Klienten verstanden. Aus systemischer Sicht geschehen Übertragungen jedweder Art – besonders körperliche – im Beziehungsgeschehen, dabei ist der Berater oder die Therapeutin mit einbezogen.

Die Resonanz ist für das Zustandekommen von Beziehungen und deren Vertiefen von zentraler Bedeutung, wobei die induzierte körperliche Resonanz das wirksamste therapeutische Mittel für eine Veränderung darstellt. Partnern und Familien zu vermitteln, dass sie an anderen das spüren, was sie bei sich selbst zu spüren in der Lage sind, kann Ansporn sein, Gespür für sich selbst zu entwickeln. »Ich spüre an meiner Familie das, was ich an mir selbst spüren kann.«

Resonanz in einer Beziehung kann oft mit einfachen Übungen eingespielt werden. Paare und Familien brauchen dann wieder Probemuster und Handlungsanleitungen für Resonanz, wenn z.B. das Einfühlungsvermögen gestört, die emotionale Distanz groß ist und Außenorientierungen bestehen. Die Dinge wieder in die Hand, an die Hand zu nehmen heißt, mit konkreten Körperübungen Schwingungen bewirken.

Übung • Partnerübung: Rücken gegen Rücken

Die Partner sitzen auf zwei Hockern, Rücken gegen Rücken, aufrecht, so dass die größtmögliche Berührungsfläche entsteht. Bei geschlossenen Augen in sich hineinfühlen, den eigenen Atem beachten, den eigenen Rücken spüren, dessen Wärme spüren und zugleich auch, wie diese Wärme zunimmt, sind Voraussetzungen für ein partnerschaftliches Wahrnehmen. Den Partnern kann danach empfohlen werden zu summen: einmal hoch, einmal tief. Je nach Schwingung erreicht das unterschiedliche Körperbereiche. Meistens wirken die tiefen Schwingungen auf Bauch und Unterleib, während die hohen, auch Obertöne Kopf- und Schulterbereich zum Schwingen bringen. Das gleicht einem gemeinsamen Spiel, das Nähe schafft und Einfühlen, Mitgefühl und Empathie fördert. Wenn die Partner damit beginnen, über ihre Körpererfahrungen zu sprechen, wird ihnen deutlich, dass auch jede Sprechstimme unterschiedlich im Körper schwingt.

Wenn Partner keine eigenen Resonanzprogramme besitzen, ist das Mitempfinden erschwert. Dann fällt es ihnen auch nicht leicht, Grenzen zu erkennen. Anklagen, Vorwürfe, Handgreiflichkeiten und Gewaltanwendung sind häufig Beweise für solche Defizite. Wird in Beratungs- und Therapiesitzungen beobachtet, dass Anklagende das Gegenüber nicht ansehen, dass der Blickkontakt entfällt oder gemieden wird, mangelt es zu einem großen Teil an klärenden Informationen. Es müssen Hilfen gegeben werden, damit sich die Klienten in sich selbst und in andere hineinversetzen können.

Aufbau und Vertiefen gegenseitiger Wahrnehmung
Es geht um das Erleben der eigenen Gefühle von Angst, von Wut, von Ärger, von Liebe, von Eifersucht, von Kraft und Vitalität, von Trauer und Schmerz. Wo sind diese Gefühle im Körper zu spüren? Beim Auftreten eines dieser Gefühle wird darauf geachtet, wo es im Körper erlebbar, wo es körperlich spürbar ist.

- So findet sich etwa die *Angst* im Hals und oberen Brustbereich. Die Angst reduziert u.U. den Atem.
- *Wut* ist im Bauch spürbar, kann ebenso als eine Art sich rasant ausbreitender Wärme empfunden werden, die bis in die Fingerspitzen, Zehen und Haarwurzeln zu spüren ist.
- *Trauer* wird zu einem Gefühl von Müdigkeit, zu einem Empfinden bleierner Schwere auf den Schultern und im Nacken.
- *Liebe* kann weit und weich machen, wie eine Woge der Entspannung durch den ganzen Körper strömen.
- Gefühle von *Neid* und *Ärger* bewirken einen schalen Geschmack im Mund, auch ein übles Gefühl im Bauch.

Die Gefühle haben den Körper programmiert und der Körper hat Speicherfunktionen übernommen, dabei speichert der Körper vernetzt. Der Versuch, Gefühle in andere Körperberbereiche zu verschieben, kann zu ungewöhnlichen Veränderungen führen, mit Folgen für Beziehungspartner und deren Wahrnehmung. Was bei sich verändert wird, bleibt der Umgebung nicht verborgen.

In einer zweiten Stufe stellt sich die Frage nach dem Ausdrucksgehalt der Beziehung. Wie ist die Wirkung auf ein Gegenüber? Der ganze Körper ist ein sichtbares Ausdrucksfeld zur Mitteilung an ein Umfeld, wobei die Mimik die eindrücklichsten Gefühle vermitteln kann. So liegt die Aufgabe jetzt darin, das lokalisierte Gefühl in der jeweiligen Körperregion vielleicht zuerst einmal in das Gesicht zu »transportieren«. Hilfreich ist dabei die Vorstellung: Dieses Gefühl, in das Gesicht zu atmen. Eine Aktivierung der Atmung ist neben der Intensivierung des Bezugs zu sich selbst auch eine Erweiterung des Kontakts zu andern (Downing, 1996). Wenn die Emotion jetzt im Gesicht ist, wie sieht das wohl von außen aus? Dazu stelle man sich vor, das eigene Gesicht von außen sehen zu können. Ist das jetzt der Blick von Trauer, von Angst, von Wut usw.? Wird das eigene Gesicht jetzt als ärgerlich, liebevoll, bedrückt, neidisch oder in Panik erkannt?

Ist man sich relativ sicher, was das eigene Gesicht ausdrückt, wird das Gegenüber nach dem Gefühl, das jetzt in der Mimik zum Ausdruck kommt, gefragt. Der verifizierende Austausch über den emotionalen Ausdruck bestätigt das Niveau der Resonanz in der Beziehung, ebenso wie die möglicherweise noch notwendige individuelle Arbeit am eigenen Ausdruck.

> »Die durch andere in uns erzeugten Resonanzen werden in neurobiologischen Systemen wirksam, die wir zugleich zur Wahrnehmung und Regulierung unserer eigenen inneren Zustände einsetzen. Mit anderen Worten: Wir erleben, was andere fühlen, in Form einer spontanen inneren Simulation.«
>
> Bauer, 2011, S. 146

Die individuelle Authentizität und deren Entwicklung ist somit die Ausgangsbasis für eine vertiefte partnerschaftliche und auch familiäre Kommunikation. Ein partnerschaftliches Ganzkörpererlebnis kommt dann zu gegenseitigem Erleben, wenn die eigene Urkraft gespürt wird.

Besonders wirksam für vertiefende Prozesse sind Übungen, die das gegenseitige Spüren von vitaler Kraft ermöglichen.

Exkurs

Über einen längeren Zeitraum wurden Jung-Schwinger-Hosen ausgeliehen, Utensilien, die man für den schweizerischen Schwingsport braucht. Ehepartner, die Mühe im Erleben gegenseitiger Nähe zeigten, auch solche, die eher rationalen Systemen zuzuordnen waren, wurden gebeten, diese Hosen anziehen. An den Lenden, auch über die Schultern des Gegenübers greifend, mussten diese robusten, grobleinenen Hosen gepackt werden, um unter Anwendung aller Kraft, die Gegenseite zu schieben, niederzudrücken, zu stemmen oder auch hochzuheben. Sieg oder Kräftevergleich waren nicht das Ziel, sondern das Spüren der ganzen Körperkraft. Das Spüren von Muskulatur und Knochen, Hitze, ein keuchender Atem, unter Anstrengung erhöhter Herzschlag waren nur einige der Ergebnisse.

Im Familienverband eignet sich als Übung auch das Ringen. Kinder lieben es, wenn sie mit ihren Eltern ringen dürfen. Mit beiden Händen anpacken, wegstoßen, unter vollem Körpereinsatz die Kräfte anderer spüren, baut das eigene Körper-Ich auf und führt zum Erleben stimulierender Aggression. Selbstvertrauen wächst, es fördert ein lebendiges Gefühl und Empfinden für den eigenen Leib und lässt leichter mit Angst umgehen. »Kämpfen« unter Körpereinsatz, ein kraftvolles Gegenüber spürend erleben, fördert ein tiefes Wohlempfinden und Vertrauen. Ein Gegenüber wird berechenbar, weil die eigenen und die Kräfte anderer eingeschätzt werden können.

Wort, Bewegung und Empfindung: Synchronizität

Wenn in Systemen bestimmte Äußerungen von Gesten oder Bewegungen (meist Impulsbewegungen) begleitet werden, wird danach gefragt, ob die Anwesenden dies bemerkt haben. Meist trifft das nicht zu. Danach stellt sich die Frage, ob alles – Bewegungen, Gesten und sprachlicher Ausdruck miteinander – wiederholt werden könnte. Im Allgemeinen wird das bejaht. Bei individueller oder gemeinsamer Wiederholung geschieht ein bewusstmachender Vorgang. Körperempfindungen, Gefühle und jetzt assoziierter verbaler Kontext vermitteln dem System eine ganzheitliche Botschaft.

Durch Fragen wie: »Wenn Sie die Bewegungen machen oder imitieren und gleichzeitig dazu eine Mitteilung geben, was spüren Sie dann?« Durch zirkuläres Befragen kann die neu entstandene Gefühlssituation erkundet werden. »Was geschieht bei mehrfachem Wiederholen?« Hier ereignet sich ein Prozess der Veränderung in den Gefühlen, was durch Verlangsamung der Bewegungsabläufe weiter verdeutlicht wird. Um Anteil am Prozess zu erhalten, wird »Beobachtern« und Therapierenden empfohlen, Gesten und Bewegungen äußerlich oder innenbewegt mitzumachen, so ist eine Begleitung der inneren Vorgänge im System möglich.

Welche Vorteile bieten diese kombinierten Übungsformen? Einmal wird die Sprache des Körpers, seine Botschaft miteinbezogen. Dann erhält das System Auskunft darüber, ob eine Kongruenz zwischen Körpersprache und verbalem Ausdruck besteht. Oft ist die exakte Mitteilung im Körperlichen zu finden, sonst hätte sich der Körper nicht in Gesten oder Bewegungen gemeldet.

In bestimmten Situationen ist die Bemerkung, dass der Körper das Lügen noch nicht gelernt hat und Impulsbewegungen mit freudschen Fehlleistungen verglichen werden könnten, hilfreich. In der Regel beginnen Ratsuchende vermehrt auf das zu achten, was am Körper, vor allem aber *im* Körper geschieht.

Beispiel • Nichtkongruenz zwischen Körperausdruck und Gefühl

Eine Frau berichtet über ein für sie belastendes Erlebnis, das viel Trauer ausgelöst hat. Beim Bericht rollen ihr die Tränen über die Wangen, während die Mimik unverändert lächelnd erscheint. Auf die Frage, welches Gefühl sich wohl in ihrem Gesicht zeige, sagt sie: »Trauer!« Auf einen Blick in den Spiegel über dem Waschbecken, stellt sie selbstverwundert fest, dass dem nicht so ist. Als Hausaufgabe wird sie dazu aufgefordert, dass sie mehrmals täglich in den Spiegel sehen solle, um ihre Gefühle im Gesichtsausdruck zu lesen.

Es ist eine oft beobachtete Tatsache, dass sich auch gegenübersitzende Partner bei ihren Botschaften nicht ansehen. So entgeht ihnen der durch die Mitteilung ausgelöste mimische und weitere Körperausdruck. Auf Fragen wie: »Welches Gefühl wurde gerade durch Ihre Äußerung ausgelöst? Würden Sie einmal versuchen, das zu überprüfen!«, folgt meist ein Staunen. Will man im Nachhinein den Gefühlsausdruck überprüfen, dann hat sich der beim Gegenüber u.U. schon wieder verändert.

Die Bewusstheit des eigenen Körpers ist das, was dem System zu einer umfassenden Wahrnehmung verhilft.

4.2.7 Regressives Verarbeiten

Wenn ein Kind, das u.U. schon längere Zeit trocken war, erneut einnässt, spricht man von regressivem Verhalten. In einem solchen Fall suchen die Eltern oft Beratung bzw. therapeutische Hilfe. Niemand rechnet mehr damit, dass in dieser fortgeschrittenen Entwicklungsphase erneut Einnässen auftreten könnte. Falls es dennoch dazu kommt, regrediert das Kind auf eine Entwicklungsstufe, in der die Beherrschung der Schließmuskeln noch nicht funktioniert. In der Erziehungsberatung und Kinderpsychotherapie wurden durchaus Verlusterlebnisse, Entzug von Zuwendung, Rivalität gegenüber nachkommenden Geschwistern als Appelle an das System Familie erkannt. Dennoch konzentrierte sich das System der Familie und das der Helfer auf das individuelle »Leiden«. Schließlich waren es dann doch die Kinder, die das System dazu veranlassten, Abklärungen einzuleiten, was zur Familiendiagnose führte. Kinder sind, ihren alterstypischen Ausdruckmöglichkeiten entsprechend, in der Lage, treffende Mitteilungen zu machen.

Beispiel

Ein siebeneinhalbjähriges Mädchen wurde von beiden Eltern wegen erneuten Einnässens in der Erziehungsberatung vorgestellt. Während die Eltern mit dem Berater im Gespräch waren, erhielt die Kleine die Aufgabe, ihre Familie zu zeichnen. Auf der Zeichnung stand die ganze Familie der Reihe nach da, nackt, die Geschlechtsattribute von Eltern und jüngerem Bruder eindeutig klar, und alle pinkelten im Stehen. Ihre Diagnose schrieb sie auf die Rückseite des Zeichenblattes: »Die ganze Familie pinkelt.« Sie verwies darauf, dass die ganze Familie an diesem »Urin« Anteil hat und dass es hier um den »Urin der Familie« geht, den man ihr allein zuschieben möchte. Es schien, als ob die Kleine sich einerseits gegen die Zumutung wehrte, für das, was in der Familie nicht klappt, behandelt zu werden. Andererseits ist sie diejenige, die das Problem der Familie deklariert und die Eltern dazu zwingt, Hilfe in Anspruch zu nehmen.

Ein achtjähriger gehemmter und unsicher wirkender Junge wurde wegen gleicher Symptomatik von seiner übermächtig erscheinenden Mutter zur Therapie »abgeliefert«. Schon nach wenigen Therapiesitzungen, bei denen Auseinandersetzungen und Kampfspiele geübt wurden, verschwand die Vorzeigesymptomatik. Doch jetzt beklagte sich die Mutter über das aggressive Verhalten des Jungen. Der Vater war berufsbedingt wochentags für den Sohn nicht verfügbar, so fiel die Erziehung der Mutter zu. Sie hatte Mühe, den Ansprüchen des Kindes gerecht zu werden. Bei einer der heftigeren Auseinandersetzungen mit dem Jungen drohte sie ihm, ihn in ein

Heim zu stecken, falls sein Verhalten sich nicht ändere. Der Junge antwortete: »Du feige Kuh!«

Bei diesem Beispiel bietet das System nicht die notwendigen Voraussetzungen für eine entwicklungsentsprechende Auseinandersetzung, weswegen der Junge zuerst regressiv reagiert. Eindeutig artikuliert er sein Bedürfnis nach Kämpfen und Ringen. Er sucht die körperliche Auseinandersetzung. Er muss lernen, sich an jemandem zu spüren. Der Appell an das System heißt: Anfassen, wir wollen einander spüren! Es geht um den spürbar erlebten Familienkörper.

Von der individuellen zur systemischen Regression

In einem System ist nicht zu erwarten, dass alle gleich und gleichzeitig regredieren. Aber auch hier muss dem Betrachter bewusst sein, dass alle an diesem Prozess teilhaben.

Die vorausgehenden Beispiele haben veranschaulicht, dass Kinder die Initiatoren der Dynamik waren. Nachfolgend wird der systemische Prozess anscheinend ohne das System begonnen.

Beispiel

Als sozial nicht verwurzelt, mit auffallender Strukturierungsschwäche im Alltag und Verlust des Schlaf-Wach-Rhythmus, wurde die knapp 20-jährige Frau durch die Psychiatrie zur Behandlung überwiesen.

Tagsüber flüchtete sie in eine selbstgeschaffene, utopische Welt, in der sie sich über Stunden aufhalten konnte, sie schlief auch am hellen Tag mehrere Stunden oder schrieb viele Seiten Texte über ihre Gedanken oder inneren Erlebnisse. Eine schon über Jahre persistierende, resistent erscheinende Neurodermitis löste immer wieder Spannungen aus. Das sich steigernde, nervige Kratzen versuchte sie mit cortisonhaltiger Salbe zu lindern. Was bisherigen Therapeuten Nervenkraft kostete, war die zu Unrecht deklarierte »allgemeine Instabilität«.

Die Anmeldung erfolgte telefonisch und das Körperbild, das aufgrund der Stimme gemacht wurde, stand im Widerspruch zur zierlichen Gestalt, die man bei der Begrüßung an der Tür vor sich hatte: scheu, grazil, kindlich. Ihr freundlicher Blick huschte ähnlich leicht über die Therapeutin hinweg wie der Handschlag, der eher einer flüchtigen Berührung entsprach als einem Händedruck. Der Gang wirkte leicht, die Füße schienen den Boden kaum zu berühren. Das Aufsetzen der Füße war vor allem beim Treppengehen, ganzflächig, als ob die Zehen für das Abrollen der Fußsohlen nicht benützt werden könnten.

Die junge Frau stellte sich bewusster Weise mit einer Diagnose vor: Sie leide unter Derealisation. Diesen Begriff fand sie im Internet, und er sei wie auf sie zu geschneidert. Sie stehe gewissermaßen neben sich; es sei immer das gleiche. Vor zwei Jahren verkrachte sie sich mit ihrer Mutter, die mit dem psychisch kranken Stiefvater verheiratet sei. Der Stiefvater habe sie als Teufelskind beschimpft. Sie lebe seit zwei Jahren bei der Großmutter, fühle sich traurig und müde. Beim Tod des kürzlich verstorbenen Großvaters war sie anwesend. Nach erfolgreich abgeschlossener Reifeprüfung sei sie unentschlossen, was sie machen wolle. Berufswahlabklärungen waren erfolgt, ohne dass es zu praktischen Anwendungen kam. Der Tagesablauf wechselte zwischen Grübeln und Musik machen. Der Gitarre wurde, weil im Vergleich zu anderen Instrumenten körpernäher, der Vorzug gegeben. Schon kleinere Arbeiten wie das Aufräumen des Zimmers wurden als überfordernd erlebt. Manchmal gab es keinen Impuls, überhaupt etwas in die Hände zu nehmen.

Zu Beginn der Therapie wurde eine testdiagnostische Abklärung durchgeführt, die auch Bezug zum Körpererleben nahm. Der Auftrag für die junge Frau war, eine Vase, einen Turm und ein Selbstporträt zu zeichnen. Anschließend dienten diese Unterlagen einer gemeinsamen Besprechung. Alle Zeichnungen sind nahe zum Körpergefühl, praktisch projizierte Körperbilder.

Vase und Turm raumfüllend, kräftig, von der Bilddynamik leicht in der Nähe des linken Randes wurden ohne tragende Fläche oder Boden dargestellt und schienen in der Luft zu schweben. Als Selbstportrait bot sich eine szenische Geschichte. Vor einem durch vier Striche zentralperspektivisch angedeuteten Tunnel, der ins Nirgendwohin führte, stand ein an den Füssen angekettetes Mädchen vor einem Zebrastreifen. Über dem Kopf drei Luftblasen, wovon die größte mit einem Fragezeichen versehen war.

Über die Interpretation der Darstellungen einigten wir uns: die vorhandene gute Vitalität braucht tragenden Boden und die weibliche Seite, auch die Beziehung zum Mütterlichen, wollen wir aufmerksam verfolgen. Die Fesseln an den Füssen sind zu lösen, damit die andere »Straßenseite« sicher erreicht werden kann. Zudem bedarf es konkreter Perspektiven. Die oft differenzierten, verbalen Darlegungen lassen Zweifel am Erleben aufkommen.

Der körpertherapeutische Paukenschlag, das eigentliche Körperthema war die ihr nicht bewusste Selbstdiagnose des Kratzens an ihren Armen. Sie schiebt mit den Händen den Pullover zurück und kratzt an den juckenden Armen. Sie stellt sich so mit Hautjucken, mit Kratzen vor, stellt die Haut, die Zuwendung zur ursprünglichsten Form der Selbsterfahrung an den Anfang. Das ist die konkrete Aufforderung an die Therapie. Die junge Frau bringt ihr Therapieprogramm mit. Darauf wird eingetreten. Schon in der ersten Sitzung werden wiederkehrende, mehrfache Ausstreichübungen an Armen, Händen und Beinen durchgeführt; auch die harmonisierenden Bewegungen einer liegenden Acht am Boden und die gleiche Figur mit den Armen in der Luft kommen zur Anwendung. Das Ergebnis zeigt eindrücklich, die intensive Zuwendung zur eigenen Haut, zum eigenen Körper beseitigt das lästige Hautjucken und lässt auf den Einsatz der stets mitgeführten Cortisonsalbe verzichten.

Als Hausaufgabe wurde vereinbart, die Ausstreichübungen dreimal täglich auszuführen und freie Zeichnungen anzufertigen, auch wenn das nur ein Aneinanderreihen von Strichen sein sollte.

Nachdem die Sitzung ein beiderseits zufriedenstellendes Resultat gebracht hatte und Klarheit bezüglich der Abmachungen bestand, war nach fünf Tagen alles vergessen und verschlafen, und es bestand große Mühe mit dem Aufstehen. Das »Zimmer-Ausmisten« wurde als einzige Aktivität genannt.

Ihr Tagesprogramm – es entspricht dem von depressiven Menschen – war wie folgt:
10 bis 11 Uhr Aufstehen falls keine Termine. Kein Frühstück!
12 bis 13 Uhr Mittagessen
13 Uhr Müdigkeitsphase, legt sich dann meist ins Bett
15 bis 19 Uhr Stimmungslage allgemein besser
19 Uhr Abendessen, danach wieder Müdigkeitsphase bis gegen 21 Uhr
In der übrigen Zeit bis 24 oder 2 Uhr hatte sie wieder eine aktive Phase und war meistens am PC beschäftigt.

Es war eindeutig, die größte Schwierigkeit bestand im Aufstehen. Und während des Tages gab es kein tragendes Programm, das für sie Sinn ergab. Selbst die Körperübungen, die auch hier nützlich gewesen wären, schienen nicht möglich. Es war, als ob der letzte Antrieb zum Handeln fehlen würde. Als in der folgenden Sitzung über ähnliche Umstände berichtet wurde, gab es keine Hausaufgaben, stattdessen das Angebot, ihr täglich exakt um acht Uhr in der Frühe anzurufen. Zunächst schwebte dabei ein konditionierender Effekt als Ziel vor. Der Organismus bedarf eines regelmäßigen Impulses, um feste Orientierungspunkte aufzubauen (Dold, 2010). Die ersten Anrufe, das schon beim Hören der Stimme der jungen Frau, riefen Empfindungen wach, wie eine »warmherzige Präsenz« und »ein mütterliches Objekt« zur Verfügung stehen müssten, um die frühkindlichen Beziehungsformen zu reaktivieren (Röhricht, 2000) und aufstehen zu können. Ihre Stimme klang wie die einer Fünfjährigen. Es schien, als ob sie langsam aus dem tiefen Schlaf in die bewusste Wirklichkeit geholt werden müsste. Da sie kaum eines klaren Gedankens fähig war, bedurfte es behutsamer Geduld, bis der Wachzustand erreicht war. Die Annahme, es handle sich bei dieser jungen Frau um eine strukturelle Persönlichkeitsstörung und zusätzlich um ein depressives Erscheinungsbild, musste zu diesem Zeitpunkt festgehalten werden.

Downing (1996) spricht hier von der Entfaltung des affektmotorischen Körperschemas, das früher nicht entwickelt wurde. Es könnte hier auch von einem Handlungsschema gesprochen werden, das man an »Vaters Hand« (väterliches Objekt) hätte erwerben können. Downing bezieht in seiner Betrachtung die systemische Ressource nicht mit ein, obwohl doch auch das affektmotorische Körperschema immer auf eine dialogische Interaktion angewiesen ist.

Die folgende Sitzung brachte ein unerwartetes Ergebnis. Auf einem karierten Blatt war ihr 24-stündiger Tagesablauf nach Hoch- und Tiefphasen in einer Kurve dargestellt. Diese Kurve sollte die einer »normalen Person« sein. Zusätzlich hatte sie eine einfache Vergleichsstatistik erstellt, in der die sogenannte Normalperson eine zehnstündige Hochphase und sie selbst nur eine achtstündige aufwies. Die

Schlafzeit war mit sieben Stunden bei beiden gleich mit dem Unterschied, dass ihre Schlafenszeit überwiegend am Tag lag. Was die Stimmungslage anging, so zeichnete sie ein krasses Bild von gedrückter Stimmungslage von drei Uhr früh bis zwölf und eine ansteigende Stimmung von 13 Uhr bis zwei Uhr nachts. Eine rationale Auseinandersetzung mit ihrem Tagesablauf war erfolgt, doch das Umsetzen in Aktivitäten und Handlung war nicht zu erkennen. Sie verlegt sich in ihren Darlegungen auf eine vielschichtige Form der Abwehr des körperlich Erlebbaren.

Bei den folgenden morgendlichen Anrufen berichtete sie über Verwirrtheit, Kreislaufstörungen und Panik. Das löste echte Sorge über ihren Gesundheitszustand aus mit dem Wunsch, hier Verbesserungen zu erreichen. So wurde mit einfachen Atemübungen begonnen (Dold, 2010): eine weitere Zuwendung zum eigenen Körper. Obgleich keine direkten Veränderungen hinsichtlich der Kreislauffunktionen erkennbar waren, zeigte sie sich erstaunt darüber, während der Zeit des Übens keinen Juckreiz verspürt zu haben. Sie konnte damit zum wiederholten Male spüren, wie körperbezogene Arbeit die lästige Symptomatik beseitigte. Dann aber wieder Themenwechsel, wo sie über Herzangst, immer wieder Spannungen, selbst beim Musikhören, dann Phasen von Beruhigung und erneuten Spannungen usw. berichtet Die Körperspannungen zeigten sich im Oberkörper, daselbst spürte sich auch große Müdigkeit. Sie fühle sich permanent unwohl und in Distanz zur Umwelt. Erinnerungen an die Kindergartenzeit ließen in ihr das Bild von einem in der Ecke sitzenden Mädchen wach werden, das sich den Spielen entzog und deswegen gehänselt wurde. Sie wollte nie mit anderen spielen und begann schon damals damit, sich selbst zu kritisieren. Als sie Kinder zu einer Geburtstagsfeier eingeladen hatte, war sie überreizt, habe fast geschrien, sodass sie alle nervte und das Ganze für sie traumatisierende Formen annahm.

Drei programmatische, richtungsweisende Sätze konnten zu diesem Zeitpunkt aufgestellt werden:

(1) Ich habe das Recht, da zu sein und mich zu entfalten. Ich darf sein.
(2) Ich darf mich entspannen, ruhig werden, den inneren Stress ablegen.
(3) Ich will mich neu programmieren, indem ich Musik höre und in klarere Beziehung zur Umwelt trete.

Die wiederholt durchgeführten harmonisierenden Bewegungen, das Ausstreichen des Körpers, die Impulse zur Aktivität und zu Ruhe und Entspannung zeigten außer einem unmittelbar danach bestehenden angenehmen Gefühl keine anhaltende Wirkung. Das innere Chaos war noch zu groß.

Die Atemübungen bewirkten in der Folge einerseits eine stärkere Entspannung, gleichzeitig wurden Blockaden im Brustraum registriert. Beim Atmen entstand zudem eine klarere Sicht der Dinge, eine Verbesserung der Stimmung und der Energie und eine größere Bereitschaft, auf Menschen zuzugehen (Downing, 1996). Die konkrete Wirklichkeit bekam Konturen, und es stellte sich eine angenehme Müdigkeit ein im Gegensatz zu der, die sie als Benommenheit empfand.

Zu den wiederkehrenden panischen Ängsten wurde ihr gesagt, dass der Organismus nicht darauf angelegt sei, sich selbst umzubringen. Damit sollte sie motiviert werden, die Ängste mehr von der unterstützenden Seite kennenzulernen und dabei deren Vorteil, nämlich den der Wachsamkeit, zu entdecken. Zudem erhielt sie den Hinweis, dass die Angst in unserem Gehirn einen Platz hat: Angst gehört zu uns.

Je mehr das morgendliche Aufstehen zu klappen begann, auch aufgrund der täglichen Anrufe, und sie den empfohlenen Intervallspurt in der Frühe zustande brachte, verschwanden die Spannungen und damit Verwirrtheit, diffuse Kreislaufstörungen und panische Ängste. Die aktivierenden Körperübungen in der Frühe bieten neben einem strukturierten Tagesstart eine vitale Aktivierung des Herzkreislaufsystems und eine selbstbestätigend erfahrbare Leistungssteigerung.

Einen Monat nach Behandlungsbeginn meldete sich die Großmutter der Klientin. Die Großmutter, eine Frau mit Prinzipien und Stil, bot Unterstützung an; aber man hatte ihr auch schon nahegelegt, mit ihrer überfürsorglichen Art zurückhaltender zu sein. Die Enkelin fühlte sich ihr gegenüber oft als klein und zu sehr umsorgt. Der Nachteil dieser umsorgenden Großmutter war, die Enkelin in kleinkindlicher Abhängigkeit an sich zu binden.

Ein glücklicher Umstand unterstützte den dynamischen Prozess. Die junge Frau konnte aushilfsweise in einer Gärtnerei arbeiten, was praktisch hieß, dass sie jetzt um 6.30 aufstehen musste. Wieder war der telefonische Weckruf erwünscht, und es war festzustellen, dass Wachsein sich auch zum früheren Zeitpunkt rasch einstellte. Die teilweise sogar schwere Arbeit und der Aufenthalt an der frischen Luft förderten die physische Regeneration. Da sie zusammen mit anderen arbeitete, reduzierten sich ihre wiederkehrenden Gedanken über die eigene Beziehungsunfähigkeit, das Nachdenken über nicht erfüllbare Erwartungen und die Vorstellung, andere würden sie als blöd bezeichnen. Bisher empfand sie die Kommunikation mit Menschen als einen Test, verkrampfte, kritisierte sich selbst und stellte sich in Frage.

Fortschritte zeigten sich überdeutlich, aber dann tauchten auch wieder Fragen auf über den Sinn des Aufstehens, über den Sinn Gleiches wie alle anderen zu machen. Dies sind die Widerstände und Abwehrformen, wie sie bei intellektualisierender und rationaler Abwehr anzutreffen sind. Hier heißt es für Therapeuten: mit der Körperarbeit unbeirrt fortfahren. Statt Antworten wurden Grounding-Übungen und einfache Qi-Gong-Übungen angeboten. Das Körpergewicht sollte auf Zehen, Fersen und die ganze Sohle verlagert werden. Die Anleitung zur Selbstmassage der Fußsohlen befördert ein angenehm kühles Gefühl in ihrem Körper. Dann wieder das Wecken des Qi, indem die Hände und Arme durch Anheben die Energiebahnen aktivieren, was ebenfalls das Körpergefühl steigert. Dazu sollten Therapeuten die immer wiederkehrende Frage stellen: »Was spüren Sie jetzt und wo und wie lange?« So wird die Erfahrung gemacht, dass Gefühle an den Körper gebunden sind und wie sich Körpergefühle ändern. Erleben wird im Körper verifiziert und nicht im Denken. In diesem Zusammenhang wurde ihr gesagt, dass die Antworten auf ihre vielen Fragen in ihrem Körper lägen. Langsam verbesserte sich das Körpergefühl, sie fühlte sich fähiger und weniger dumpf. Deutungen, verbale Erklärungen machen bei diesem jungen Menschen nur dann Sinn, wenn vorausgehendes Selbsterleben stattgefunden hat.

Ihr 20. Geburtstag stand vor der Tür. Anlässlich dieses Ereignisses meldete sich ihr leiblicher Vater, den sie noch nie gesehen hatte. Er signalisierte Interesse an einem Treffen, stellte sogar in Aussicht, ihre Weiterbildung zu finanzieren. Die Großmutter wollte ihre Enkelin begleiten. Mit zwanzig Jahren noch begleitet zu werden, dagegen wehrte sich die junge Frau. Sie musste auch ihrem Vater, einem älteren Herrn, der sie mit seinem Wissen zu überfordern schien, sagen können, es sei ihr zu viel. Auch seine Umarmung war zu viel. Sie brauche Zeit für eine vertraute Nähe.

In der Folge, nach eigener Einschätzung im Zusammenhang mit der Vaterthematik, hatte sie morgens Angst, fühlte sich nicht geborgen und allein in die Kälte hinausgeschickt. »Ich muss versuchen, mir selbst zu vertrauen«, eine entscheidende Aussage! Dass hier der Rückgriff auf ein verankertes Vaterbild notwendig gewesen wäre, zeigte sich vor einem Vorstellungsgespräch. Eine väterliche, unterstützende Hilfestellung hätte sie erwartet, als sie sich für eine Stelle bewarb. »Was muss ich über mich sagen, wenn sie mich über meine Familienverhältnisse fragen? Was soll ich antworten? Soll ich von meinen Problemen berichten?«

Bei regressivem Arbeiten wird auch heute noch in erster Linie in Anlehnung an die Tiefenpsychologie das Zurück zur Mutter gesehen (Freud, 1971; Elhardt, 2016). Anna Freud (1971) schreibt, dass es von unerhörter Bedeutung auf dem Weg der Ich-Entwicklung sei, dass die Besitznahme des eigenen Körpers durch das Kind erfolgen kann bei wachsender Unabhängigkeit von der Mutter. Unabhängig vom Körpererleben des Kindes meint Klein (1972), dass die wachsende persönliche Sicherheit von der Beziehung zu den Eltern abhängig ist. Die systemische Betrachtung bezieht die psychosozialen Belastungen und psychischen Auffälligkeiten von Vater und Mutter ein (Cierpka, 2002). Die stützende Funktion des Vaters, die Stärkung des »Rückens« durch ihn muss im regressiven Prozess wieder erfahrbar werden. Wenn die Unterstützung durch die Väter während der Entwicklung ausfällt, zeigt sich das in Entscheidungsunsicherheit, mangelndem Durchsetzungsvermögen und in der Selbstbehauptung und bei einer großen Zahl von Ängsten.

Bei dem zuvor erwähnten Anstellungsgespräch hätte eine unterstützende Haltung durch den Vater sich etwa so ausdrücken können: »Willst du die Stelle haben? Dann kannst du darauf hinweisen, dass du über längere Zeit in einer Gärtnerei gearbeitet hast. Zu Persönlichem musst du dich nicht äußern. Du kannst zum Ausdruck bringen, dass du der Arbeit gewachsen bist. Deine Fragen an den Arbeitgeber betreffen: Arbeitsbedingungen, Lohneinstufung, Versicherungen, Ferien usw. Sei dir bewusst, dass du jemand bist und erlaube dir, auf Augenhöhe mit einem Gegenüber zu sprechen. Sieh die fragende Person an, achte auf deine Füße und deren Stand.«

Ein ausschließlich rationales Korsett als Sicherheit vor angstbesetzten Auseinandersetzungen bricht in der konkreten Situation zusammen (Storch, 2016). Doch eine körperverankerte Rationalität besteht auch belastende Auseinandersetzungen.

Im konkreten Anstellungsgespräch, dem sie gewachsen war, wurden die befürchteten Fragen nicht gestellt. Das war Anlass, sich während der Sitzung mit der Wirksamkeit ihrer eigenen Gedanken beschäftigten. »Ich kann jetzt mit meinen Gedanken Einfluss auf meine Zukunft nehmen.«

Regressive Arbeit am Vaterbild unterstützt die Selbstsicherheit, die Entscheidungskraft, das Vertrauen zu sich und gibt Anleitungen zur Realitätskontrolle. Wenn in Systemen Väter- oder Mütter die notwendigen Entwicklungsschritte nicht flankieren konnten, ist es dringend, sie im therapeutischen Prozess aufzubauen und zu integrieren.

Dieses auslandend erscheinende Beispiel weist auf einige der großen Schwierigkeiten bei rational abwehrenden und intellektualisierenden Menschen hin. Ihre Zahl nimmt bei einseitiger kognitiver Bildung zu. Beim späteren Thema »Intellektualisierende Systeme« werden spezielle Vorgehensweisen und Hilfen unterbreitet, um mit Widerständen und Abwehr umzugehen.

Körperlich erlebbare mütterliche und väterliche Botschaften

Körperorientiertes Arbeiten – beim Rückgriff auf frühere Entwicklungsstufen – schließt in der Hauptsache zwei Aspekte ein: die körperlich erlebbaren mütterlichen und die väterlichen Unterstützungen. Nach Rosenberg (1991) sind Mutter- und Vaterbotschaften mit Körperinterventionen zu kombinieren.

Übung • Mutter- und Vaterbotschaften

Mutterbotschaften

»Ich mag dich. Ich bin für dich da. Meine Liebe wird dir guttun. Ich habe dich gern.« Die laut gesprochenen Botschaften werden von Ausstreichübungen, Selbstmassage, weichen, harmonisierenden Bewegungen begleitet. Bei Paaren oder Familienangehörigen werden diese Übungen unter Anleitung gegenseitig ausgeführt. In den Armen halten und An-sich-Drücken empfiehlt sich ebenfalls auf der Beziehungsebene.

Vaterbotschaften

»Ich mag dich. Ich traue dir das zu. Du wirst es schaffen. Ich bin stolz auf dich. Ich gratuliere dir usw.« Hier sind verankernde Grounding-Übungen, aufrechtes Stehen und Sitzen bei klar gerichtetem Blick auf Personen oder Sachen, kräftiges Abklopfen des ganzen Körpers, zu wählen. Bei Paaren und Familien unterstützen ein kraftvolles Halten an den Schultern, eine ruhige Hand im Rücken Selbstsicherheit und Selbstvertrauen und ermöglichen einen unbelasteten Umgang mit den uns allen bekannten Gefühlen von Angst. Die Entscheidungssicherheit wird z. B durch Sätze wie: »Ich will, ich will nicht« verbalisiert bei gleichzeitig bestätigendem Stampfen auf den Boden: »Ich baue mir die Sicherheit in meinen Körper ein.«

Emotionale Regression in einer Paargruppe

Auch ein vorsichtiges Heranführen an tiefe Gefühle der Regression kann frühe, erschütternde Erinnerungen wecken. Insofern bedarf es auch im System der Gewissheit über die Zumutbarkeit induzierter Regression. Alle Teilnehmenden sind auf Zusicherungen angewiesen: »Wir werden gehalten, wir können jederzeit beenden, wenn es zu viel werden sollte. Wir werden keine Grenzen überschreiten.«

Beispiel

In einer Paargruppe wurde mit sanfter, regressiver Arbeit begonnen. Die Teilnehmenden sangen Mami in der Terz (g – e oder e – c: Kuckuck). Dies entspricht auch der ersten Tonstufe, über die schon Kleinkinder verfügen. Zusammen mit den Tönen erfolgte ein sanftes Wiegen mit dem Oberkörper, die Teilnehmenden hatten sich die Arme über die Schultern gelegt. Dieser liebevolle Mami-, Mami-Ruf drückt den Wunsch des Kindes nach der Anwesenheit seiner Mutter aus. Wie schön ist es, wenn Mami da ist, wenn sie einen wiegt und hält. Wenn aber Mami auf den sanften Ruf nicht reagiert, können beim Kind Gefühle von Enttäuschung, Ärger und Wut aufkommen. Automatisch ändert sich da die Tonlage. Härter, fordernder wird der Ton: in gleicher Höhe, stakkato, förmlich gehämmert, hört es sich jetzt an. »Mami, kommst jetzt endlich, ich will nicht mehr warten. Ich werde böse auf dich. Du hast mich nicht lieb usw.«. Auch das Körperwiegen verschwindet und macht einer aufrechten, gespannten Körperhaltung Platz, auch werden die Arme zurückgenommen. Das aggressive, provozierende Rufen ändert sich wieder nach relativ kurzer Zeit und Gefühle von Trauer kommen auf. Erinnerungen an einsame Situationen werden wach, und in der Gruppe wird das Bedürfnis angemeldet, über diese persönlichen Erfahrungen sprechen zu können.

Die Aussprache über persönliche und tiefe Gefühle zeigte Wirkung in der Gruppe. »So habe ich dich noch nie erlebt. Das hast du mir noch nie erzählt. Das hat mich selbst auch aufgewühlt. Ich bin heute eigentlich sehr zufrieden, weil ich erfahren habe, dass es dir, dass es euch auch schon so gegangen ist wie mir.«

Die Imitation schluchzender Kleinkinder kann Erwachsenen verdeutlichen, dass gerade Kinder bei Schmerz noch über ein lösendes und befreiendes Weinen verfügen. Diese Übung kann man auch dann anwenden, wenn Ratsuchende mit aller Kraft das Weinen unterdrücken und ihnen der Weg zur Öffnung angeboten werden soll. Es geht dabei um ein schluchzendes, ruckartiges Ein- und ein langgezogenes Ausatmen mit z. B. einem Hu-Laut. Bei mehrmaligem Wiederholen stellt sich die lockernde, schmerzlösende Zwerchfell- und Bauchatmung ein.

Wird mit Lauten aus der frühen kindlichen Entwicklung gearbeitet, kommen erneut Erinnerungen an die »verlorenen Objekte« auf. Halten und loslassen, der Aufbau des Tiefengefühls von Sicherheit in der Familie können bearbeitet werden. Ängste, die blockieren und zu Schmerz führen, meist sind es Ängste vor Verlust, werden durch Nähe,

Halten und die Möglichkeit öffnenden Lösens behoben. Werden Rituale mit einem gleichbleibenden, tragenden Ton verknüpft, treten Veränderungen in den Thetawellen ein und die Immunprogramme werden gestärkt.

Regression und Herkunftsfamilienarbeit
Besonders spannend kann die systemische Arbeit unter regressivem Aspekt dann sein, wenn Herkunftsaspekte einbezogen werden. Ob über speziell zubereitetes Essen, Vorlieben, Familiengeschichten, charakterliche Eigenheiten, Vorzüge und Fähigkeiten berichtet wird, alle tauchen in wohlige oder auch peinliche Gefühle ein. Die körperlichen Prägungen, verbunden mit typischen Gefühlszuständen, bieten sich für diese besondere Art der regressiven Herkunftsfamilienarbeit an. Die äußere, handlungsbezogene Körperarbeit, je mehr eine Vertiefung erfolgt, richtet sich auf inneres Empfinden, Innenspüren, auf identifikatorische Vorstellungen, die mit Zufriedenheit mit dem eigenen Körperbild oder dessen Ablehnung verbunden sein können.

Beispiel

Hintergrund dieser Arbeit ist eine Schlüsselerfahrung. Es war die über längere Zeit dauernde Arbeit mit einem recht unterschiedlichen Paar. Der Ehemann initiativ, weltgewandt, erfolgreich, kämpferisch bis zur Rücksichtslosigkeit sich selbst und andern gegenüber, war mit einer Frau verheiratet, die sich um Kinder und Haushalt zu kümmern hatte und außerdem auch Arbeiten im Geschäft erledigte. Er schien Strategie, vitale Durchsetzung zu repräsentieren, während sie sekundierte, teilweise bei Überforderung emotional ausrasten konnte, auch gedrückte und belastende Gefühle durchzustehen hatte. Wegen letzterer musste sie auch einmal in eine Klinik eingewiesen werden. Anlässlich eines partnerschaftlichen Konflikts wurde die erwachsene Tochter einbezogen. Ihr Anblick bot das »Körpermosaik« ihrer Eltern: Haaransatz, Stirn, Jochbein, Backenknochen, die ganze Gestalt – ein Abbild des Vaters. Doch die beweglichen, gefühlvollen Augen, die melodische Stimme, die weichen, ausdrucksstarken Bewegungen: unverkennbar die Mutter.

Wie lassen sich solche Erfahrungen für die Praxis nutzen? Eine induktive Vorgehensweise kann behilflich sein.

- Zunächst geht es um ein aktuelles Bewusstwerden des eigenen Körpers und der aktuellen Gefühlsverfassung.
- Danach sollen sich Partner gegenseitig im Körperausdruck, in Gestik und Mimik über die persönliche Gefühlswelt informieren. Beim Austauschen werden Empfindungen, auch Gefühle ausgelöst und Erinnerungen wach.
- Danach versuchen sich die Partner über die Eigenschaften zu informieren, die in besonderer Weise den Eltern zuzuordnen sind: meine Eltern in mir! Das ist Überkommenes, das hat mich geprägt.

Auf eine einfache Weise ist dies zu veranschaulichen.

Übung • Selbstportrait mit Eigenschaften der Eltern

Die Partner werden gebeten, ein Selbstportrait auf ein Blatt zu zeichnen. Mit der Vorstellung, über die Extremitäten, auch über den Kopf, Eigenschaften der Eltern in den eigenen Körper »einfließen« zu lassen, entsteht ein Bild von den Eltern eigenen Körper. Deklarierte Farben, auch das Hineinschreiben von Begriffen dient dabei der Veranschaulichung und Erklärung. Welches Gemisch von Vater und Mutter ist entstanden? Was widerstrebt einander, was ergänzt sich, was harmoniert? Über Jahre prägten die Eigenschaften der Eltern den eigenen Körper, das Denken, Empfinden und die Gefühlswelt.

Beim Austausch über das so entstandene Bild der Eltern werden dem Betrachter Zusammenhänge zugänglich. Verständnis und Vertrauen werden geschaffen, da jetzt nachzuvollziehen ist, unter welchen Bedingungen Assimilationsprozesse stattfanden. Über die Person des Partners werden Informationen über dessen Eltern unterbreitet. Was ist geschätzt? Woran wird Anstoß genommen? Was ist Anlass zu Auseinandersetzung, was sind Herausforderungen? Damit entsteht ein Bild von ihren, von seinen Eltern. Damit gelingt es, Dinge akzeptieren zu lernen, aber auch zu erkennen, wie Eigenschaften, Verhalten übertragen werden, die ursächlich mit den Herkunftsfamilien zu sehen sind.

Beispiel

Ein junges Paar besuchte den erkrankten Vater des Mannes in der Klinik. Der Kranke benahm sich in Gegenwart des Paares in übelster Weise dem Klinikpersonal gegenüber. Er wetterte und fluchte auf die Schwestern, Ärzte und die Klinik. Auf dem Nachhauseweg versuchte die junge Frau ihren Partner auf das Benehmen des Schwiegervaters anzusprechen, doch der schien verblüfft: »Um was geht es denn?« Erst im therapeutischen Gespräch wurde klar, dass der Sohn seinen Vater nie anders als polternd gekannt hatte. Das Benehmen des Kranken war für ihn »normal«, für die Partnerin dagegen eine inakzeptable Situation.

Eine weitere Variante der herkunftsbezogenen, regressiven Arbeit besteht darin, die Paare aufzufordern, sich hinter dem Partner, der Partnerin die jeweiligen Eltern vorzustellen. Dies löst Körperübertragungen aus. Deren Entschlüsselung führt zu dem, was die eigenen Eltern ins Lebensmarschgepäck mitgegeben haben. Oft ist es ernüchternd, bei anderen das zu erkennen, was man selbst ist. Es lässt sich nur das sehen, was selbst erfahrbar war. Dies gilt auch für Angehörige. In der imaginativen Vorstellung von Beraterinnen bzw. Therapeutinnen bietet sich die Möglichkeit, immer wieder von der Elternebene auf die Partnerebene zu wechseln, was eine größere Lebendigkeit, ein breiteres Verständnis und eine Erweiterung des systemischen Bewusstseins fördert, zudem Hinweise für Interventionen bietet.

Nahezu ein Übergang zur spirituellen Kommunikation ist das Bewusstsein, dass Partner immer auch ihre Eltern und ihre Herkunftsfamilien in die Beratung und Therapie mitbringen. Auf Wunsch können leerstehende Stühle Personen aus der Herkunftsfamilie symbolisieren. Ohnehin sind alle mit allen und mit allem verbunden.

4.2.8 Leben im existenziellen Sinnbezug

Lebensereignisse wie erschütternde Erfahrungen von Verlusten durch Tod und Trennung, schwere Krankheiten, Schmerzen, aber auch schon das Erleben vom Nachlassen körperlicher oder geistiger Fähigkeiten lassen Menschen aufschrecken. Es gleicht oft einem Erwachen aus bisherigem, scheinbar gleichförmigem, gewohntem Alltag. Von jetzt an ist nichts mehr gleich. Oft besteht ein Reagieren in Flucht nach vorne: Handlung ist angesagt. Es wird – ähnlich bei einer Wohnung - umgestellt, ausgemistet, neu eingerichtet. Nach dieser ersten Runde stellt man fest, dass es bei einer äußeren Veränderung nicht bleiben kann. Noch erschreckender ist die Erfahrung, wenn zur Kenntnis genommen werden muss: Schädigungen sind irreparabel, es handelt sich um einen fortschreitenden mentalen Abbau. Ein hilfloses Gehenlassen, eine Lähmung eigener Aktivitäten findet statt, man begibt sich in fremde Hände, ohne die noch intakten Fähigkeiten zuerst einmal auszuloten.

Beispiel

Er ist 58 Jahre alt, leitender Ingenieur in einer Firma, verheiratet, erwachsene Kinder, die Verhältnisse werden als geordnet angegeben. Regelmäßig hat er den Auftrag, seiner Arbeitsgruppe Unterricht zu erteilen, wobei ihm überraschend neu auffällt, dass er Sprechstörungen hat. Es sind nicht nur Artikulationsschwierigkeiten, es zeigen sich auch Wortfindungsstörungen. Sie machen ihn unsicher, und er traut sich kaum mehr vor seine Kollegen zu treten. In einer ersten Reaktion macht er zu Hause laute Leseübungen, die ihm keine Hilfe bieten. Kurzerhand kündigt er seine Arbeitsstelle, ohne einen neuen Job zu haben. Weiterhin übt er das Sprechen und lehnt es ab, zu seinem bisherigen Arbeitgeber zurückzukehren, wo er nach wie vor geschätzt ist. Er hat einen zweiten Beruf vor seinem Technik-Studium abgeschlossen und sich als Pflegefachmann qualifiziert. Er nimmt eine untergeordnete Position in einem Pflegeheim für Behinderte wahr und beginnt eine körperorientierte Therapie. In die Therapie kommt ein großgewachsener, stattlicher Mann, der ähnlich einem Stotterer über sein Leiden berichtet. Auffallend ist dabei, wie überbewusst er auf seine Sprechabläufe achtet. Sofort wird mit langgezogenen O- oder tiefen U-Lauten interveniert, was Ruhe und Entspannung bewirkt und ihm ein unbeschwertes Sprechen ermöglicht. Mit den Sprechübungen möge er aufhören, und es werden ihm kräfteintensive Gartenarbeit oder lange Spaziergänge empfohlen. In den folgenden Sitzungen beginnt man mit Seilspringen, was den Kreislauf belebt und Lockerung bewirkt. Die mehrfachen, grobflächigen Ausstreichübungen, die

Extremitäten und den Körperstamm betreffend, fördern einen selbstbestätigenden Zugang gegenüber seinem Körper. Am Arbeitsplatz wird er jetzt auch bei Nachtdiensten eingesetzt und verliert damit seinen Schlaf-Wachrhythmus. Wegen eines spürbaren, unerklärlichen Gefühls im Kopf lässt er sich neurologisch untersuchen. Seine Frau begleitet ihn zum Arzt. Auf die für ihn vernichtend Diagnose einer beginnenden Demenz sagt er zu seiner Frau, dass er sich nicht damit abfinden könne, langsam zu verblöden. Wenige Tage später suizidiert er mit einer Überdosis an Medikamenten.

Demenz und Alzheimer sind, vor allem wenn im Anfangsstadium angegangen, mit unterschiedlichen Körpertechniken beeinflussbar (Rumpf, 2016). Nach Rumpf ist die synaptische Plastizität beeinträchtigt. Vermindern von selbstgemachtem Stress, Beleben des Herzkreislaufsystems mit anschließender, meditativer Selbstwahrnehmung, wiederkehrende, langsame Qi-Gong- und Tai-Ji-Bewegungen und Aufmerksamkeitsübungen sind hilfreich. In Kombination mit Meditation ergibt sich die Möglichkeit einer Erweiterung der Hirnfunktionen, falls die Synapsen wieder andocken können.

Beispiel • Sollte hier nur noch Beten helfen?

Eine Frau kommt als Notfall unangemeldet zur Therapie. Verheult mit einem Brief in der Hand tritt sie ein. »Mein Mann ist heute Morgen im Keller des Wohnblocks tot aufgefunden worden. Er hat einen Brief hinterlassen und schreibt, dass er das Leben nicht mehr ausgehalten hat. Es sei niemand schuld, er habe einfach nicht mehr weiterleben können.« Die Frau ist nur noch ein Schrei, der sie von unten bis oben durchschüttelt. Dem Betrachter fährt dieses Leid im Bauch ein: ein unsäglicher Schmerz. Stehenbleiben ist nicht möglich. So setzt sie sich hin und die Therapeutin daneben. Das Hinausschreien gleicht einem Erbrechen, und das schluchzende Einatmen einem Luftholen, um die nächste »Ladung« loszuwerden. Es ist der gleiche Ablauf, der sich wiederholt, und auch der hat einen übertragenden Effekt. Auf ein langes Hinausatmen, bis der letzte Rest draußen ist, folgt das ruckartige Einatmen. Immer wieder! Immer wieder! Es scheint so, als ob die Lunge, sogar die Eingeweide bis hinunter zur Sitzfläche hinausgewürgt würden. Beim teilnehmenden Mitgehen stellt sich etwas Unerwartetes ein. Es ist eine Erschöpfung, die scheinbar alles weich macht. Es ist keine Kraft mehr da, nur noch Stille und langes Sitzen. Sie verabschiedet sich noch unsicheren Schrittes wie ein kleines Mädchen, das jetzt nach Hause zu Mami muss.

Eine meditative Einbindung des Themas Verzeihen und Vergeben bringt eine Verbesserung der Beziehung zum Verstorbenen. Wenn Berater und Therapeuten in diesen existenziellen Momenten zu diesem Mitfühlen in der Lage sind, überträgt sich das auf die Anwesenden.

Exkurs • Zum persönlichen und kollektiven Unbewussten über den Körper

Die Psychoanalyse gelangte zur Erkenntnis, dass sich im Traum das Unbewusste artikuliert, dies besser als je im Wachzustand. Damit glaubte man, den Königsweg zum persönlichen Unbewussten gefunden zu haben. Dem assoziativen Arbeiten mit aktuellen, nicht bewerteten Einfällen folgten verbalen Deutungen. So erkannte Freud den biologischen, den heilenden und regulierenden Wert der Träume. Er meinte, die Menschen müssten melancholisch oder krank werden, wenn sie nicht träumen könnten (Nachmansohn, 1965). Freud versuchte schon als Neurologe mit wissenschaftlicher Akribie das Unbewusste zu erforschen, um zur materiellen Substanz des Seelischen zu finden. Die Träume und deren Signale waren damals der wichtigste Zugang zum persönlichen Unbewussten. Freuds Zeitgenosse Georg Groddeck fokussierte in seiner Technik Einfälle und Assoziationen mit körperlichen Symptomen und behandelte u.a. mit Massagen. Zudem erkannte er in Schmerzen den Widerstand und die Abwehr des Unbewussten, das sich so körperlich materialisierte und stellte Sinnzusammenhänge zwischen örtlichen, zeitlichen wie auch individuellen Dispositionen her (Will, 1984). Freud interessierte sich für die Therapien von Groddeck, meinte aber, dass er schon zu alt für diese Art zu arbeiten sei.

Psychoanalyse und Körper waren für Groddeck nicht zu trennen, und schon am Anfang jeder Therapie wurde dies deutlich. Er begann bei einem Erstbesuch mit einer körperlichen Untersuchung und ging sofort zu einer Massage über, in deren Rahmen er die Patienten zu Assoziationen provozierte, vor allem dadurch, dass er immer wieder auf das augenfällige Krankheitssymptom fokussierte und sie nach dem Sinn ihrer Krankheit fragte. Nicht durch das Gespräch kam er zur Botschaft des Unbewussten, sondern durch Arbeit am Körper (Will, 1984). So kamen Assoziationen in Form von Bewegungen, mimischem Ausdruck, Einfällen usw. durch Körperarbeit zustande. Hartman (2016) sagt: »Worte sind nicht ausreichend, um Zugang zum Trauma zu gewinnen.« Er sagt zudem, dass das Trauma im Nervensystem, also im Körper verortet ist und nicht im Ereignis und über das körperliche Spüren, das von Herzen kommt, Heilung geschieht. So auch die Meinung seines Lehrers Wattkins (2016).

Über die Arbeit am Körper provozierte Groddeck die Äußerungen des Unbewussten, somit erkannte er, was die heutige Zell- und Gedächtnisforschung bestätigt, dass der Körper (das Gehirn) Sitz des Unbewussten ist und es den größeren Teil der Persönlichkeit ausmacht. Heute erkennt die Hirnforschung, dass wesentliche, unbewusste Teile nicht über die Ratio, eben nicht über Nachdenken erreichbar sind (Roth, 2015), sondern über den Körper. Groddeck hat es fertiggebracht, Körperarbeit und Psychoanalyse zusammenzubringen. »Und Geist, als eine Idee, kommt vom Gehirn und ist keine separate biologische Entität (Kandel, 2012).« So ist das, was wir Geist oder Seele nennen, hochvernetzte, körperliche Interaktion. Der unkonventionelle, spielerische Umgang mit Methoden und Theorien und die gefühlvolle Zuwendung seinen Patienten gegenüber ließen es zu, die Menschen wieder »Kinder« (Will, 1984) werden zu lassen, offen für das Spüren von Zusammenhängen von Symptomen und Schmerzen in einem co-regulativen, therapeutischen, optisch und akustischen Interagieren (Porges, 2016). Hinzu kam bei Groddeck das »Nicht-Richten«, keine Urteile zu fällen, alles was ist anzuerkennen. Nur so gelangen die ins Unbewusste verdrängten Inhalte wieder an die Oberfläche, vielleicht in Symbolen wie organischen Leiden, Schmerzen oder auch Verwirrungen, Gefühlsschwankungen und Orientierungsproblemen, ganz zu schweigen von den Wirkungen auf das Beziehungsgeschehen oder den Einfluss auf unsere weitere Umwelt. Über den Verstand, die Ratio, haben wir keinen Zugriff auf unsere animalischen und vegetativen Anteile des limbischen Systems, auf den großen Bereich des Unbewussten (Roth, 2015). Wärme, Offenheit und Verstehen führte die Klientel in der Behandlung von Groddeck dazu, rasch in tiefe Regression zu gelangen (Will, 1984). Hermann Graf Keyserling, ein Analysand von Groddeck, schreibt, dass seine Ausstrahlung auf seiner vollkommenen Gelöstheit beruhe (Keyserling, 1958). Einen Paukenschlag setzte Groddeck, auch gegenüber Freud, wenn er die Trennung von seelischen und körperlichen Erkrankungen und von einem somatischen und psychischen Zugang zu ihnen als unsachgemäß und schädlich bezeichnete (Groddeck, 1922). Groddeck sah die wesentlichste Grundlage therapeutischen Handelns in einer gewissen Übereinstimmung zwischen Arzt und Patient auf der animalischen Ebene (Groddeck, 1931). Roth würde heute von der mittleren Ebene des limbischen Systems sprechen. Für Groddeck ist es das, was zwischen zwei Menschenwelten an Sympathie und Antipathie entsteht. Und er nennt die körperliche Berührung den beinahe entscheidenden Heilfaktor. Alle seine therapeutischen Maßnahmen waren von höchster Sensibilität. So konnte er mit größter Zartheit Augäpfel und Nervenaustrittspunkte massieren, wie er auch mit dem ganzen Körpergewicht auf Bauch und Eingeweiden seiner Patienten lasten konnte. Physikalische und biochemische Prozesse, der Säfte Fluss und die inneren Organe wurden beeinflusst (Groddeck, 1931). Nach Roth (2015) bewegte er sich auf der unteren, nichtbewussten, vegetativen Ebene des limbischen Systems. Durch eine gezielte Schmerzpunktmassage wusste er psychische Prozesse in Gang zu setzen. Keyserling (1958) nannte dies eine »gütig gelenkte Höllenpein«.

Wo begegnet uns das persönliche Unbewusste der vegetativen und animalischen Ebene?

Dies wird in den Aggressions- und Fluchtmustern verdeutlich, wie aus dem Tierreich bekannt. Bären und Löwenmännchen schalten in den Kampfmodus, wenn es um Beute oder die Vorherrschaft in einem Rudel geht, bis Klarheit darüber herrscht, wer am Platz bleibt oder geschlagen abzieht. Dieser Modus dient der Selbstbehauptung und dem Überleben. Über diesen Modus verfügen alle Wesen, die eine Evolutionsgeschichte in Genen und im Nervensystem vernetzt in sich tragen. Es erfolgen Reaktionen auf Mimik und Tonfall, je nachdem werden unterschiedliche Gefühle ausgelöst.

Beispiel

So der Umgang mit einem Alkoholiker, der dazu zwang, einen möglichst neutralen mimischen Ausdruck aufzusetzen, um mit einem nüchternen und sachlichen Tonfall beim Gespräch die projizierten Interpretationsmöglichkeiten zu reduzieren. Dieser aggressive und gewalttätige Mann rief aus einer Telefonkabine an und sagte, dass er einen Mann auf der Straße sich auf sich zubewegen sehe, und dem werde er jetzt gleich die Fresse polieren. In einem längeren Gespräch konnte der Klient so lange hingehalten werden, bis der Mann verschwunden war.

Neben dem Aggressions- und Fluchtmodus existiert die Blockierung (Porges, 2016), auch als Totstellreflex bezeichnet, wie dies beim Nachtfalter der Fall ist, wenn er vom Ultraschallton der Fledermaus getroffen wird und sich reflektorisch zu Boden fallen lässt. Alle diese Modi haben evolutionären Sinn und eine Bedeutung für das persönliche Leben und Überleben.

Beispiele

Während eines Paargesprächs teilte die Partnerin ihrem Mann sehr bestimmt mit, sie werde sich von ihm trennen und zwar sofort. Auch heute werde sie nicht mit ihm zusammen nach Hause fahren. Der Mann wurde blass, konnte nicht mehr stehen, und musste sich auf das Therapiebett legen. Seine Frau verließ den Raum. Der Mann war über die Ratio nicht mehr zugänglich. Seine Hand musste so lange gehalten werden, bis sein Starre-Zustand sich langsam zu lösen begann. Eine spezielle Hilfestellung lehnte er ab, und so wurde ein Taxi organisiert, das ihn sicher nach Hause brachte. Dort fand er, wie er gleichen Tags mitteilte, wieder Boden unter den Füßen.

Die Therapeuten arbeiteten mit einem über 70 Jahre alten Ehepaar. Bis zu dem Zeitpunkt, als der Mann seiner Partnerin mitteilte, dass sie künftig so leben müsse, wie sie es für sich entscheide, verlief das gemeinsame therapeutische Arbeiten äußerlich unauffällig. Danach aber war ihre Welt verändert. Sie schien weder zu hören noch zu sehen, keine logischen Denkabläufe waren erkennbar. Eine panische Angst beherrschte sie. Für Hilfestellungen war sie nicht mehr zugänglich, worauf die Sitzung beendet werden musste.

In einem weiteren Beispiel sollten die Teilnehmenden bei einer Gruppenübung aufeinander zugehen, um spüren zu lernen, wo ihre körperlichen Außengrenzen sind, die nicht unerlaubt überschritten werden dürfen. Eine Teilnehmerin geriet in Panik. Es war ihr nicht möglich, an dieser Übung teilzunehmen.

Oft besteht die Unfähigkeit sich zu bewegen, ein Gelähmt-Sein tritt ein. So der Fall bei Anwesenheit eines tödlichen Verkehrsunfalls. Es war nicht mehr möglich in die

Richtung zu gehen, wo der Tote auf der Straße lag. Es musste ein anderer Heimweg gewählt werden.

Eine erwachsene Frau berichtet über ein Erlebnis aus ihrer Kindheit, als sie von ihrer Mutter bei Ungehorsam in den dunklen Keller gesperrt wurde. Ihre Angst war dann so groß, dass sie wie zu einem Brett erstarrte. In der späteren Beziehungsentwicklung lieferte sie ihrer Mutter ein Powerplay und verweigerte das Essen. Da geriet die Mutter in Panik.

Bei den angeführten Beispielen schaltet der Organismus in einen Notfallmodus, um sich zu »retten«, um zu überleben, wobei auf die Blockade, die Starre zurückgegriffen wird. Durch Berührungen, spürbare Nähe, Zuwendung, auch durch sanfte Bewegungen kann eine Lockerung erfolgen und ein Zustand der Gelöstheit wieder erreicht werden. Es ist sehr hilfreich, der Klientel mitzuteilen, dass der Organismus um das Wohlergehen besorgt ist und sich hilfreiche Mechanismen angeeignet hat. Infragestellungen und Selbstzweifel, auch ein Selbst-Pathologisieren können so vermieden werden. »Mein Organismus, meine Natur hilft mir, schützt mich, sie hat einen evolutionären oder einen persönlichen Entwicklungsschritt geleistet.«

Beispiel

An einem selbsterlebten Beispiel konnte ich das erfahren. In einer Psychodramaarbeit wählte ich ein Beispiel aus der Kriegszeit und stellte die Situation vor der Gruppe nach. Unser Vater war 1942 von der Ostfront zu Hause auf Urlaub. Am Tag des Abschieds begleiteten wir den Vater zum Bahnhof. Vater hatte Tornister und Karabiner auf dem Rücken, an der Koppel hing das Seitengewehr. Mutter schob das Kinderwägelchen mit unserer zweieinhalbjährigen Schwester, mein um ein Jahr jüngerer, sechsjähriger Bruder und ich gingen an der Seite der Mutter. Wir waren schweigend auf dem Weg zum kleinen Dorfbahnhof. Unsere Schwester stellte immer wieder die gleiche Frage: »Wann kommt der Vater wieder?« Wir antworteten »morgen«. Sie war damit zufrieden und ruhig. Wir waren voller Zweifel, denn zum damaligen Zeitpunkt waren viele junge Männer aus unserer Bekanntschaft und unserem Dorf nicht mehr unter den Lebenden.

Hier wankten meine Knie und ich schwankte. Der Gruppenleiter stellte sich neben mich und hielt mich an der Hand. So konnte ich mit ihm zusammen in die gleiche Richtung blicken.

Bei einer hirnphysiologischen Erklärung des eben dargestellten Ereignisses müsste man sagen, die Wiederholung in der nachgestellten Szene hat so viel Hirnenergie verbraucht, dass ich weiche Knie bekam und einer sozialen Unterstützung bedurfte. Damit kann zu einem anderen evolutionären Phänomen übergegangen werden, zum sozialen Zusammenhalt. Das Unbewusste ist in der Lage, vom sozialen, vom kollektiven Unbewussten Kraft zu beziehen.

Das kollektive Unbewusste und der Körper

Im Tierreich finden wir Beispiele für eine Form des Überlebens, die sich auf den sozialen Zusammenhalt gründet. So schützen sich die Moschusochsen vor Wölfen, indem sie eine effektive Trutzburg bilden: die Starken an den »Wachtürmen«, die Kleinen und Kälber in der Mitte. Die Wildhunde in Afrika können nur im Rudel gegen Starke erfolgreich sein. Die Menschheitsgeschichte zeigt Vergleichbares. Auch heute ist Fortschritt und wirtschaftliches Überleben in Gruppen und in Machtblöcken gesichert. Ob sozial oder digital vernetzt, gezwungenermaßen werden Erkenntnisse geteilt: ein evolutionäres, fortschreitendes Lernen.

C.G. Jungs Verständnis vom kollektiven Unbewussten basiert ebenso auf einem evolutionsorientierten Denken ähnlich der Biologie und bezieht alle Engramme mit ein, die im Laufe der Menschheitsentwicklung erworben wurden. Nach heutigem Verständnis könnte man von einer sich ständig verbesserten und so erworbenen Hirnstruktur sprechen, andererseits von einem vernetzten Geschehen, das, falls an einer Stelle angestoßen, überall geschieht (Jacobi, 1959). An einfachen Übungen lässt sich das verifizieren.

Ein ebenfalls evolutionärer Reflex, der dem Überleben der Menschheit diente, ist der Notfallmodus: der Totstellreflex. Der Starre-Zustand, die Blockade schützt, wenn die Belastung zu groß wird. Viele Klienten lasten sich das als ein Defizit oder eine Schwäche an, dabei muss man ihnen wertschätzend die Ressourcen und die Klugheit ihres Organismus bestätigen. Allerdings sollte ihnen das Austreten aus der Starre gezeigt werden, das z.B. in Körperschütteln, gegenseitigem Abklopfen und in langsam sich steigernden Bewegungen erfolgen kann.

Dazu das Beispiel vom Mädchen, das bei Ungehorsam von seiner Mutter in den dunklen, gefürchteten Keller gesperrt wurde, wo es regelmäßig in eine Angststarre geriet. Sie sei wie ein Brett gewesen und habe lange gebraucht, bis sie sich wieder locker fühlte. Hier hilft auch die Mobilisation von aggressiven Mustern, ein dritter, ebenfalls evolutionärer Überlebensmodus.

Übung • Gefühl im Körper finden: Gruppenübung

Gruppenteilnehmerinnen und Gruppenteilnehmer sitzen sich gegenüber mit dem Auftrag, jede Person möchte sich in ihr aktuelles Gefühl versetzen und versuchen, den körperlichen Ort des Gefühls zu finden. Danach erhalten alle den Auftrag, das Gefühl des Gegenübers zu erraten und dazu beweiskräftige körperliche Anhaltspunkte zu nennen. Was die Teilnehmenden im Laufe von Rückmeldungen entdecken, ist die Tatsache, dass sie nur die Gefühle an anderen wahrnehmen können, die sie selbst auch bei sich erleben, auch erlebbar gemacht haben.

Weltweit erkennen die Menschen z.B. den emotionalen Ausdruck in der Mimik, in der Körperhaltung, in Bewegungsabläufen, in muskulärer Anspannung oder Lockerheit. Alle scheinen zu wissen und zu spüren, wenn jemand aggressiv, traurig, gefühlsmäßig zugewandt, liebevoll, witzig usw. entgegen kommt: Das sind allen verfügbare Archetypen. Alltagserfahrungen sind meist nicht über den Verstand oder durch Überlegen zugänglich. Auch die Physik musste in ihren Experimenten erkennen, dass anwesende menschliche Beobachter unbrauchbar sind, weil sie Wellen zum Kollabieren bringen und damit die Ergebnisse verfälschen. Der Schluss von Swanson (2016) ist der, dass die derzeitige Wissenschaft Bewusstsein nicht erklären kann, geschweige denn das kollektive Unbewusste, das unser Leben mitbestimmt.

Das kollektive Unbewusste und das Verhältnis zum Körper

Am deutlichsten wahrnehmbar wird das kollektive Unbewusste dann, wenn die Funktionen des präfrontalen Kortex keine bedeutsame Rolle spielen oder in ihrer intellektuellen Leistungsfähigkeit eingeschränkt sind. Der Bauch, die Affekte, das Unten schaltet den Kopf aus (Neumann, 1985). Dies kann z.B. bei im Abbau begriffenen Personen der Fall sein.

Die Neurowissenschaften scheinen nun den zentralen Bereich im Hirn gefunden zu haben, der dem bewussten Zugriff versagt ist und für das persönliche und kollektive Unbewusste die körperliche Substanz darstellt: das limbische System (Roth, 2015).

Beispiel • Existenz des kollektiven Unbewussten

Eine Frau und ihr Mann hatten sich mit einem befreundeten Paar zerstritten. Dieser Zustand dauerte über Jahre. Das aufgeheizte Beziehungsverhältnis flachte im Laufe der Jahre ab. Einer der Frauen war es ein Bedürfnis, die Beziehung wieder zu bereinigen. Sie forderte auch ihren Mann auf, bei einer sich bietenden Gelegenheit dem anderen Paar einen Besuch abzustatten. Dies kam nicht zustande. In der Folge spürte die Frau eine körperliche Unruhe, überwiegend im Brustraum. Daraufhin entschloss sie sich, sofort einen Besuch zu machen. Sie fand den Mann vor dem Hause sitzend. Er streckte ihr die Hand entgegen und begrüßte sie freundlich lächelnd. Die Besucherin fühlte sich erwartet. Der Mann starb unmittelbar, nachdem sie sich verabschiedet hatte.

5 Veränderungen des Systems durch Körperarbeit

Die Wahrnehmung über äußere und innere Sinne üben, sich seiner gewahr werden, führt zum Erleben des eigenen Körpers – als Voraussetzung dafür, andere sehen, hören, riechen und spüren zu können. Das vertiefte Körpererleben erlaubt es, andere so zu spüren, auch empathisch zu erleben, wie das dem Umgang mit dem eigenen Körper entspricht. »Spiegelneurone sorgen dafür, dass die Empfindungen, Handlungen und Absichten des anderen Menschen auf unserem eigenen Instrumentarium nachgespielt werden« (Bauer, 2011, S. 99). Diese Voraussetzung ermöglicht eine differenzierte Interaktion, die sich bei Wiederholung im Körper speichert, d.h. es werden bei häufigem Üben neue Zellen im Gehirn gebildet. Neben der mikrobiologischen Veränderung bleibt dies im äußeren Erscheinungsbild nicht verborgen. Therapieverfahren, die Behandlungsziele nicht über das Sprechen erreichten, bedienen sich dieses Weges, um zu den emotionalen Seiten des Menschen zu finden. Es ist der Weg über den Körper zur Beziehung: ein Resonanzphänomen.

5.1 Körperstatus: das körperliche Erscheinungsbild der Familie

Ein Körperstatus weckt Vorstellungen von einem sinnlich wahrnehmbaren Erscheinungsbild, das über Bewegung, Ernährung, berufliche Tätigkeit und Lebenseinstellung entstanden ist. Werden die emotionale Kommunikations- und Interaktionsprozesse einbezogen, kann eine Systemeinschätzung anhand des mimischen Ausdrucks, am Bewegungsbild und an der Art der Begegnung getroffen werden. Ratsuchende gelangen meist durch emotional belastete Interaktionsmuster in Bedrängnis und verorten da – auch zu Recht – die Probleme. Meist sind sie aber unwissend darüber, wie eng Körperhaltung und der Umgang mit dem Beziehungskörper mit dem Problem verbunden sind. Zudem werden Probleme, auch schmerzhafte Auseinandersetzungen, als negativ bewertet, anstatt dies auch als Hinweise und Aufmunterungen für Veränderungen zu erkennen auf dem Weg, die Bestimmung und den Sinn des Systems zu erfahren. Die Teilhabe am Lebensfluss mit all seinen unabänderlichen Vergänglichkeiten bietet Grundlage für Reife- und Entwicklungsprozesse. Ratsuchende kommen meist mit der Erwartung, dass sie möglichst rasch der Probleme entledigt werden. Deswegen ist es sehr unterstützend, Erfolge im Körpererleben festzustellen: eine vorteilhafte Ausgangslage.

Was führt rasch zu Veränderungen? Ist das System mit der Vorgehensweise einverstanden? Und was ist, wenn kein Problem mehr existiert?

- Was kann eine möglichst rasche Veränderung jetzigen Zustandsbildes der Familie bewirken? So führen Bewegung, Aktivitäten, körperliche Herausforderungen z.B. bei Familien mit depressiven Ratsuchenden, durch spezielle Bewegungsprogramme (Dold, 2010, 2015) mit Anfordern und Ausruhen schnell zu spürbaren Veränderungen.
- Die Frage nach der Bereitschaft zur Mitarbeit führt zu einer Form vertraglicher Abmachung und richtet sich an alle im System.
- Was wird fehlen, wenn das Problem beseitigt ist? Diese Frage wirkt wie eine Umkehrung bisheriger Sichtweisen.

Schließt sich dieser Fragestellung ein triadisch-zirkuläres Befragen an, öffnen sich Perspektiven hinsichtlich gemeinsamer Verantwortung. So wird auch eine gemeinsam getroffene Diagnose zu einem Interaktionsprozess (Levold & Wirsching, 2014). Die operationale Diagnose lautet hier: Verändert sich die Interaktion, verändern sich die Gefühle, verändern sich die Körper, dann verändert sich damit das System!

Was sind die ersten körperlichen Eindrücke von einem Familiensystem?
Zunächst geht es um ein detailliertes Wahrnehmen des Erscheinungsbildes ohne Wertung. Alles, was den äußeren und inneren Sinnen zugänglich ist, wird registriert, bei Verzicht auf jede Systematisierung. Das, was die Familie als Körperbild präsentiert, vielleicht sogar auch selbst definiert, wird kommentarlos entgegengenommen. Bei der Begrüßung eines Paares oder einer Familie finden sich visuelle, akustische und taktile Informationen, neben einem Empfinden von Atmosphäre, Stimmung und einer Resonanz bei Therapierenden.

- **Das Erscheinungsbild** sagt etwas aus über die Befindlichkeit des Systems. Körperbau, Aussehen, Kleidung, auch der Abstand der Partner oder der Familienangehörigen zueinander, geben weitere Informationen, die erkennen lassen, dass hier das diagnostische Denken weniger einer typologischen Einteilung dient, sondern eher dem Einschätzen der Befindlichkeit im Beziehungskontext.
- Der **Händedruck** bringt uns Informationen z.B. über Muskeltonus, Blutdruck, körperliche Spannungen, Energiefluss und mögliche Blockaden. Wie ist im Augenblick der beobachtbare Atem?
- Wie **treten** die Ratsuchenden in den **Raum** ein: zielstrebig, zögerlich, mit schwachem Auftreten, steif im Bewegungsablauf, mit schlaffem Gang, wenig initiativ? Hängende Arme und kurze Schritte zeigen, dass Körperausdruck und emotionale Verfassung untrennbar miteinander verbunden sind. Körperliche Anspannung beeinträchtigt das Gefühlsleben, lässt flach atmen. Wo besetzt die Familie den Raum: nahe bei der Tür, mehr zu einer Wand hin, mitten im Raum? Raum und Empfinden sind eng miteinander verknüpft und machen auch eine Aussage über die aktuelle Befindlichkeit.
- **Mimik und System**: Was zeichnet sich in den Gesichtern der Familie ab? Identischer oder unterschiedlicher Gefühlsausdruck? Trotz bei den Jugendlichen, verbindlicher Ausdruck bei Erwachsenen, ängstliches Umherblicken bei kleineren Kindern? Wandeln sich Mimik und Stimmung in der Phase der ersten Begegnung?

- **Blicke** sind Indikatoren der Interaktion! Wer blickt wen und wie an? Werden Blicke gemieden? Das Wechseln von Blicken lässt auch Interaktionsmuster bei Subsystemen erkennen. Perren-Kingler (2012) bezieht sich auf Porges, der durch die elektrische Stimulation von Gesichtsmuskeln die Grundgefühle wie Angst, Wut, Freude, Trauer und Ekel/Scham auslösen konnte. Diese Gefühle können sich so selbst überlassen werden. Perren-Kingler kommt zum Schluss, dass Psychotherapie damit zu einer physiologischen Instruktion wird, ganz nahe am Körper und seiner Biologie.
- Wie ist die **Stimmlage** der Ankommenden? Ist die Stimme gepresst, fehlt dem Atmen ein Fließen und es findet sich kaum Resonanz im Körperstamm? Eine ängstliche Stimme wirkt dünn und brüchig, ohne Boden. Eine konfrontierende Stimme wird häufig von direkten, zugreifenden Bewegungen begleitet.
- **Körperliche Übertragungen**: Wer sucht wessen Nähe? Wer hält sich zurück, steht abseits? Was kommt bei »Beobachtenden« an? Was ist bei Einzelnen, bei der ganzen Familie spürbar?
- Wie kann man zum **inneren Familienbild** gelangen? Jeder Mensch hat ein Familienbild in sich, dessen er sich nicht bewusst sein muss. In familiendiagnostischen Testverfahren (Sceno-Test, Fast-Test, Dorf-Test, Zeichnungen: Familienzeichnung, Familie in Tieren usw.) kann das auf projektivem Weg erkannt werden.
- **Bewegung und Gesten** führen zum Familienkörper. Lässt man Familienmitglieder sich mit Gesten vorstellen (kann auch zirkulär erfolgen), was zunächst unerwartet und ungewohnt ist, und lädt man Familien dazu ein, präsentierte Gesten zu wiederholen, gelangt man zu gelebten Bewegungsbildern, ebenso zu den Fähigkeiten, Bewegungsabläufe zu lernen und kreativ mit ihnen umzugehen.

Weitere Zugänge zu Informationen über ein System:

- Was ist zu sehen, was verbirgt sich?
- Was kann gehört und gerochen, und was ist durch Geräusche und Gerüche verdeckt?
- Worüber wird spontan, z.T. ausführlich gesprochen, was wird gestreift, und welche Bereiche bleiben unerwähnt und müssen erfragt werden? Wie ist der Sprachfluss, wie die Atmung beim Sprechen, ergeben sich bei bestimmten Mitteilungen Pausen, stockendes Sprechen usw.?
- Als Therapierende können Sie Paare und Familien sich gegenseitig vorstellen lassen, indem Sie imaginativ zum Formen von Körperkonturen auffordern und anleiten.
- Sollten in der sprachlichen Mitteilung Blockierungen festgestellt werden, dann wird z.B. auf die Körperebene gewechselt, auch eine Gestaltübung durchgeführt. Gehe von dem aus, was funktioniert oder noch geht.
- Welchen Sinn ergeben Mitteilungen für das Leben der Anwesenden?
- Bringen Sie Lob und Wertschätzung für Mut und Vertrauen zum Ausdruck! Verweisen Sie darauf, dass es keineswegs selbstverständlich ist, mit allen in der Familie über belastetes Erleben zu sprechen.
- Welche Diagnose gibt sich der Ratsuchende selbst? Wie schätzt ihn seine Familie ein? Welches ist die *gemeinsam* erarbeitete Diagnose?

Beispiele • Erstkontakte, die beim Therapeuten Resonanzphänomene auslösen

- **Mehrschichtiges Familienkörperbild:** Die Mutter kommt in die Beratung und hält an der Hand ihr 3 ½ jähriges, perfekt gekleidetes Söhnchen. Bürstenschnitt und gebügeltes Hemd unterstreichen das geschniegelte Bild. Vorsichtig orientierend ist der Blick des Jungen. Die modisch gekleidete, schlanke, mittelgroße Mutter blickt streng, ihre Gesichtszüge wirken hart. Etwas verspätet trifft der Partner ein: direkt vom Bau, wie die Kleidung zeigt. Der Zweitagebart, die leicht geröteten Augen und die raue Stimme, bei lebhafter Gestik: ein Kontrast zu Frau und Kind.
- *Körperreaktion beim Beobachtenden*: Vorsichtiges, waches Offensein bei bewusstem Wahrnehmen der Arme und Schultern.
- **Der dirigierte Familienkörper:** Korpulent, von stattlicher Körpergröße, in gediegener Kleidung, Haare gescheitelt, das volle Gesicht leicht schwitzend und glänzend, eng am breiten Nacken anliegend ein frisches Hemd mit Krawatte. Dieser Mann schiebt mit zwei Schaufeln von Händen seine grazile Frau und zwei halbwüchsige Kinder auf die bereitstehenden Sitzgelegenheiten.
- *Körperreaktion beim Beobachtenden:* Anspannung über den ganzen Körper verteilt, Atem eingeschränkt und flach.
- **Geschockter Familienkörper:** Mit verquollenem, verweintem Gesicht, ungekämmten Haaren, selbst die Kleidung wirkt wie am Körper aufgehängt, bringt die Frau ihren achtjährigen Jungen, der nur vor sich hinblickt und nicht mehr spricht, ins Zimmer. Vor zwei Tagen ist der Vater gegangen, ohne sich zu verabschieden.
- *Körperreaktion beim Beobachtenden*: Schmerz im Brustraum, es tut weh.
- **Die Teilfamilie:** In der Beratung erschien eine junge, sichtlich verhärmte, zerbrechlich-dünn wirkende Frau mit ihrem Kleinkind und dem Haustier der Familie; einem Glatthaardackel. Kleinkind und Dackel zeigten runde Körperformen, beide waren körperlich wohlgenährt.
- *Körperreaktion beim Beobachtenden:* Kältegefühl im oberen Rückenbereich und das Bedürfnis nach wärmender Nahrung.

Der Körper konstruiert die Welt und der körperliche Dialog ist der Anfang der Wirklichkeit. Die verbale Sprache tritt hinzu, und dort, wo Körperausdruck und verbale Äußerung nicht übereinstimmen, entsteht die systemische Sprachverwirrung. Blockierungen werden auch dort sichtbar, wo bei Haltungen und Handlungen gleiche Bedeutung vermutet wird.

Beispiel

Er: »Wenn sie schon so dasitzt, mit dem Finger auf mich zeigt, dann weiß ich, was kommt.«
Intervention: »Wenn Sie jetzt Ihre Frau ansehen, welchen Gesichtsausdruck hat sie jetzt?«
Er (fährt ungebremst fort): »Zuerst bittet meine Frau, dann kommen Drohungen, dann wird sie laut, dann weint sie: es läuft – wie gehabt – das ganze Programm ab.«
Intervention: »Geht es auch jetzt – wie immer – um das Gleiche? (Dem Körperbild immer den gleichen Informationsinhalt zu unterstellen, ist eine Verkürzung und Festschreibung.) Versuchen Sie sich einmal zum augenblicklichen Gesichtsausdruck zehn andere Bedeutungen vorzustellen. Was könnte auch noch gemeint sein? Ist es jetzt auch wieder das Gleiche?«

Selbstwahrnehmung der Beziehungssysteme

Der zweite Weg zum Familienkörperstatus ist weniger im äußeren Erscheinungsbild als in der Selbstwahrnehmung der Beziehungssysteme zu suchen. Dies lässt sich am besten mit einfachen Übungen erfahren.

Übung • Selbstwahrnehmung der Beziehungssysteme

- Die **Wildhund-Übung:** Wie stellt Ihr den Geruch des anderen fest? Wie riecht es bei Ihnen zu Hause? Wie riecht es im Flur, in der Küche, im Ess- und Wohnzimmer usw.?
- Die **Anfühl-Übung**: Wie fühlen sich die Familienangehörigen an? Wer wirkt muskulär und kompakt, wer weich? Wer hat raue Hände, wer zierliche, wer knochige? Wie fühlen sich Wangen, Haare, Rücken, Po und Beine an? Wie ist es, wenn wir uns selbst über den Bauch streichen? Wie ist die Gangart der einzelnen: schwer am Boden, schlurfend, rhythmisch bewegt, leichtfüßig, träge und schlapp?
- **Bienen und Wespen**, auch andere Insekten mit Kollektivsystemen haben an den Eingängen Kontrollposten. Sie prüfen mit den Fühlern alle, die in den Stock wollen. »Fühlt er, fühlt sie sich wie eine der unseren an?«
- **Brüllen oder singen**: Eine Familie mit kleinen Kindern: eine scheinbar wirre Welt von Lauten und Geräuschen. Es singt und schreit, heult und brüllt oder trällert? Dazu sind die Stimmen der Erwachsenen zu hören: einmal raue oder melodische als Kopf-, Brust-, und Bauchstimme. Feines Flüstern und befehlender Ton sind eine maßgebende Orientierung im System. Im Gehirn wird über das Innenohr dieses scheinbare Chaos entschlüsselt und taktil gespeichert. Dann die pädagogischen Konsequenzen: Wer nicht hinhören kann, schon gar nicht hören will, dem können die »Ohren langgezogen« werden. »Sollten wir uns nicht gegenseitig die Ohrmuscheln massieren?« Betastend entlasten ist ein Verteilen von Druck auf alle. »Wirf die Lasten ab, es soll dir gut gehen!«

Dem von außen betrachteten individuellen Körperbild ist das erfahrbare, sinnhafte Bild der Familie gegenüberzustellen.

Kein neuropsychologisches Verorten im Zentralnervensystem, stattdessen auf das Spüren eingehen

Unsere Klientel ist nicht interessiert über noch so differenzierte Ergebnisse in der Hirnforschung, wo auf Zentren verwiesen wird, die von unseren Emotionen beeinflusst werden, wo Zielvorstellungen für Werte zu orten sind, auch Ängste und Furcht, Wut, Hemmungen und Mitgefühl nachweislich vorhanden sind.

Es gibt weder Paare noch Familien, die sich der Wirkzusammenhänge von Verhalten und Interaktion im Zusammenleben mit Hirnzentren bewusst sind. Es geht um das, was in Beziehungen zu spüren ist:

- Spannungen, Distanz
- Misstrauen, dicke Luft
- Knistern von Anspannung
- lähmende Stimmungslage
- stimulierende Wirkung von Heiterkeit und Begeisterung

Es wird registriert, was unter die Haut geht, zu Leistungen antreibt und Zweifel auslöst. Die Gefühle von Verbundenheit bieten ein tiefes Gefühl von Zu-Hause-Sein. Das Bedürfnis nach dem Miteinander-Verbunden-Bleiben ist bei Kindern und Jugendlichen zu beobachten, die wegen chaotischer Familienverhältnisse in Heimen oder in Pflegefamilien untergebracht werden mussten. Obgleich ihre Lebensverhältnisse (Ernährung, Hygiene, Gesundheit) sich in Institutionen verbesserten, sie ein sogenanntes »geordnetes Leben« führten, zieht es sie in ihre früheren Verhältnisse zurück.

5.2 Übertragungen und Gegenübertragungen in der Körperarbeit

Moser (2005) bezieht in der Übertragungsarbeit mit seiner Klientel psychoanalytisch kommentierte körpertherapeutische Interventionen ein.

Jede Therapie beabsichtigt ein Berührt-, auch Angerührt-Werden – unabhängig davon, ob dies verbal, imaginativ oder körperlich geschieht. Wenn Menschen oder Systeme in ihrer Entwicklung Zurückweisung erfuhren, Kälte, Missbrauch, sind sie in Therapien auf der Suche nach Heilung ihrer Wunden. Die wichtigste Voraussetzung für eine Heilung ist das Gefühl, geliebt zu werden. Berühren und Halten, neben Blickkontakt, dem Schwingen der Stimme, dem energetischen Umfeld und Geruchsinformationen u.a. sind Auslöser für emotionale, körperliche, auch sexuelle Vorstellungen und Empfindungen (Ware, 2004). Bedürfnisse, Wünsche, Erwartungen, ebenso wie Gefühle von Wut oder Spannungszustände, versucht man auf andere zu übertragen. Das, was uns selbst auf angenehme oder unangenehme Art bewegt, versuchen wir an anderen festzumachen. Körperliche Übertragungen sind breit gefächert. Downing (1996) bezieht Gegenübertragung nicht nur auf Gedanken und Bilder beim Patienten, sondern immer auch in irgendeiner Form auf körperliche Reaktionen. Für ihn ist ein bestimmtes Maß an körperlicher Reaktion immer da. Ihm geht es nicht nur um das Zulassen verkörperter Gegenübertragung, sondern darum, der körperlichen Ebene einen hohen Wert beizumessen.

Übertragungen sind eine normale und notwendige Basis in einer Beratungs- oder Therapiearbeit. Was erwarten Klienten von Therapeuten, welche Vorstellungen verknüpfen sie mit ihnen? Sie wollen das, was sie als beschwerlich erleben, beseitigen lassen. Der Wunsch nach Erleichterung wird auf Partner, Angehörige, genauso wie auf die Helferperson projiziert. Das Helfersystem erwartet innere Bereitschaft zum Mitdenken, Offenheit in Bezug auf Problemstellungen, das Einverständnis, auf den eigenen Körper einzugehen, an sich und mit den Personen im eigenen System zu arbeiten. Die Intentionen der beiden Seiten können auch widersprüchlich sein und zunächst einer Klärung bedürfen.

Übertragung und Gegenübertragung in der Körperarbeit mit Paaren und Familien sind unter mehrschichtigem Aspekt ein zentrales Phänomen. Allerdings sind hier die Übertragungsreaktionen keineswegs wie in der Psychoanalyse definiert, auf das Patient-Therapeut-Verhältnis beschränkt (Goeppert, 1976), sondern auf Familienmitglieder untereinander und auf Partner, Familienangehörige und Therapeuten. Im System ähnlich wie im Alltagsgeschehen finden unter den einzelnen Angehörigen laufend Übertragungen statt. Im beratenden oder therapeutischen Setting sind ebenfalls eine Vielzahl von Übertragungsreaktionen anzutreffen, die zudem Veränderungen unterworfen sind. Es ist oft von einem mehrschichtigen Übertragungsgeflecht auszugehen, teils bewusst, meist jedoch nicht bewusst im Zusammenhang mit früheren, internalisierten Objektbeziehungen (Cierpka & Reich, 2002). Die Voraussetzung für Therapeuten, mit Gegenübertragung kreativ zu arbeiten, setzt unter körperbezogenem Aspekt voraus, die nichtbewussten körperlichen Regungen und Reaktionen im System zu sehen und zu spüren, um blockierte und starre Beziehungsformen (Simon & Stierlin, 1984) zu verändern.

Therapeutische Rolle

Das Zusammenspiel von Übertragung und Gegenübertragung bedeutet für Therapeuten, dass sie sich in ihren körperlichen bewussten und nichtbewussten Reaktionen und Aktionen als ein Teil des Systems begreifen können. Sie sind betroffen, beteiligt und zugleich steuernd und initiierend. So sind sie Mitverantwortliche für das, was im System an strukturellen Veränderungen geschieht oder unterbleibt.

Übertragung – Gegenübertragung: ein hochdifferenziertes Konzept auch in den körperlichen Beziehungen

Der Nutzen des Übertragungsgeschehens zeigt sich bereits bei der diagnostischen Einschätzung der körperlichen Interaktionen im System.

Ein Paar- oder Familienkörper gleicht einem Assoziationsfeld. Die freien Assoziationen finden sich hier als Bewegungen, im mimischen Ausdruck, in Gesten, Ausdünstungen, allgemein im Körpererleben, und sie sind nicht nur ein Beiwerk sprachlichen Ausdruckgehalts, sondern eine spezifische Ausdruckform eines Systems. Der Körperausdruck wird zur konkreten Mitteilung im System, auch zur Re-Inszenierung früherer Entwicklungsprozesse.

Beispiel • Veranschaulichung eines körperorientierten Übertragungsprozesses

Der Klient kommt mit seiner Frau in die Beratung. An der Tür nimmt er sich den Vortritt und begrüßt die Therapeutin. Das Setting ist so gestaltet, dass die Partner sich gegenübersitzen und die Therapeutin dennoch ohne Mühe anschauen können. Der Mann war vor der Sitzung beim Allgemeinmediziner, der ihm ein Medikament gegen Depressionen verschrieben hat, das er jetzt neben sich auf den Boden stellt. Die »Krankheitsverschreibung« schlug sich bereits über das vergangene Wochenende auf die Paarebene durch. Da der Partner zur Depression noch Rückenschmerzen bekam, wurde in jeder Hinsicht Rücksicht auf ihn genommen. Eine halbe Stunde könne er noch ohne Schmerzen gehen. Wenn sich aber die Frau um die Wege, Lifte und Gefährt kümmere, gehe er auch 1 ½ Stunden. Zu Hause könne er aber nicht einmal eine halbe Stunde ohne Schmerzen gehen. Der Schlaf-Wach-Rhythmus sei außer Kontrolle. Wenn er um 24 Uhr oder auch erst um 2 Uhr zu Bett gehe, bedeutet das dementsprechend spätes Aufstehen und mühsamen Tagesstart.
Der Klient ist als willensstarke Persönlichkeit bekannt und es wird ihm bestätigt, dass er diese Regulationsmechanismen in den Griff bekommen werde.

Bei der Beschreibung »seiner Depression« schildert er sich als apathisch, müde und schwer. Er hat sichtlich an Gewicht zugelegt. Die Ehefrau wirkt quicklebendig. Sie hat Fotos ihres Vater – damals im besten jugendlichen Alter – mitgebracht. Sie lacht über das Bild: »Ein richtiger Beau!« Auf die Frage: »Wie wirkt die Depression Ihres Mannes auf Sie?« Es sei wie Neid, meint sie, wobei ihre Augen plötzlich kleiner und die Lippen schmal werden. Gereizt richtet er sich in seinem Stuhl auf ob dieser Unterstellung. Er: »Neid, ein so negatives Gefühl habe ich nicht.« Auf seine augenblickliche Gefühlsverfassung angesprochen, meint er rationalisierend, dass man in seinem Zustand gereizter sei. Sein bisher maskenhafter Gesichtsausdruck wandelt sich, er ist wacher, agiler. Auf Nachfragen kann er eingestehen, dass er verärgert ist, und im Zustand von Wut ziehe es ihm den Boden unter den Füßen weg. Er bemerkt nicht, dass er gleichzeitig das linke Bein über die Sitzlehne legt und damit keine Bodenhaftung mehr haben kann. Auf die Frage: »Wie wirkt Ihr Mann jetzt auf Sie?«, antwortet die Partnerin: »In dem Zustand kann ich nie genügen, was immer ich auch tue.« Sie hat jetzt die Füße in der Höhe der Fersengelenke verschränkt, die Fußsohlen sind auf ihn gerichtet. Die körperliche Interaktion macht deutlich, dass das Übertragen unerfüllbarer Erwartungen endokrine Ausschüttungen auslöst, zum anderen zu Blockierungen im partnerschaftlichen Körperdialog führt.

Die Therapeutin spürt ihre Füße auf dem Boden und beginnt damit, die Fußflächen auf dem Boden hin und her zu bewegen, dabei sagt sie: »Wut und Ärger ohne Verbindung mit dem Boden, mit dem Grund und Verlust der Kontrolle bei Auseinandersetzungen sind eine Gefahr für alles Wertzuschätzende.« Damit ist der Ehemann aufgemuntert, seine Fußsohlen durch Reiben am Boden zu spüren, ebenso die Partnerin. Sie wird darauf hingewiesen, dass sie dann am Boden fest verankert sein sollte, wenn sie mit unerfüllbaren Erwartungen konfrontiert werde. Sie brauche dann einen festen Stand und müsse ihren Standpunkt vertreten können.

Analyse der Dynamik in der Therapiesitzung:

- **Begrüßung**: Er nimmt sich den Vortritt, sie kommt an zweiter Stelle.
- **Sitzungsbeginn**: Er signalisiert mit dem Medikament Behandlungsbedürftigkeit und hängt dabei müde im Sessel. Sie zeigt fröhlich lachend das Foto ihres Vaters im Jugendalter: partnerschaftlich-symbolische Präsentation der Partnerdynamik.
- **Sitzungsverlauf**: Er unterbreitet sein Krankheitsbild und seine Hilfsbedürftigkeit. Sie unterstützt ihn, schafft Erleichterung und beweist ihm, dass er mit ihr zusammen mehr kann als allein.
- **Körperliches Übertragungsgeschehen**: Sie erlebt ihn als neidisch, was sie im Augen- und Mundbereich eng macht. Er fühlt sich gereizt und bringt sich in aufrechte, kampfbereite Position: Augen offen, Haltung agil und hebt die Füße vom Boden ab. Sie verschränkt die Beine am Fersengelenk und richtet ihre Fußsohlen auf ihn. Seine Angriffshaltung blockiert sie und weist ihn zurück.
- **Körperbezogene therapeutische Intervention:** Die Therapeutin reibt ihre Fußsohlen auf dem Boden und lädt beide Partner dazu ein, sich unten zu verankern.

Das Spiegeln von Bewegungen und Haltungen, wiederholtes Verfolgen von Blickkontakten, helfen Übertragungsprozesse einzuleiten und wirken vertiefend. Wenn z.B. Paare die Handflächen aufeinanderlegen, Druck geben, sich gegeneinander stemmen, führt das zu einem vitalen Spüren von Kräfteverhältnissen: Kraft überträgt sich: eine körperliche Übertragungsform.

Übung • Zentrierung

Sitzen Familien im Kreis nahe beieinander, können sie sich die Hände gegenseitig auf den Rücken legen. Dies stärkt den Familienzusammenhalt und unterstützt das Selbstwertgefühl. Dem Hin- und Hergerissen-Sein wird entgegengewirkt, was eine Zentrierung ermöglicht, gleichzeitig verändert sich die Selbstwahrnehmung (Diederichs & Jungclaussen, 2009).

Stärken des Zusammenhalts. Zu obiger Übung kann gleichzeitig gesprochen werden: »Wir gehören zusammen. Wir halten uns gegenseitig. Wir tragen etwas zusammen. Wir messen unsere Kräfte, wir festigen unseren Stand. Unsere Familie ist eine Einheit. Wir sind ein Ofen, ein elektrisches Kabel, wir sitzen zusammen in der Badewanne.«

Körperarbeit in speziellen Systemen

6 Erschöpfung und Depression

> »Symptomneurotische Familien müssen gelegentlich oder fortwährend ein Mitglied zu einem Versager (im medizinischen oder sozialen Sinne) machen, weil sie anders mit gruppeninternen Spannungen nicht fertig werden.«
>
> Richter, 1979, S. 64

Die Familie als ein System konstituiert sich um das Problem und wird von diesem zusammengehalten. So ist es auch verständlich, dass eine Depression nicht nur die einer einzigen Person sein kann, sondern die »Krankheit« der Familie, um die sich die Familie gruppiert und die zu ihrem Inhalt geworden ist.

Depression wird somit nicht klinisch, sondern interpersonell, kommunikativ, die Familienbefindlichkeit betreffend, systemisch definiert, wobei – bei mehrschichtiger Betrachtung – auch der Familienkörper und die Sinnfindung in Raum und Zeit mit eingeschlossen sind. Dies fordert ein Verständnis von Therapie als einer Arbeit, die sich mit den Blockierungen, Störungen und Hindernissen in der Kommunikation eines systemischen Organismus beschäftigt (Johanson, 2007).

Es finden sich Blockierungen hinsichtlich psychogenetischer, sozialer, körperlicher und spiritueller Interaktion und zirkulärer Kommunikation. Die Achtsamkeit und das Gewahrsein des eigenen Körpers, die der Gefühle und Empfindungen, der Bewegungen geistiger Prozesse und Objekte (Bleckwedel, 2015) kann dabei ganz oder teilweise verloren gegangen sein.

Wichtig

Eine Person oder ein Teil der Familie wird zum Symptomträger delegiert oder bietet sich »bereitwillig« dazu an, das »Krankheitsbild« auf sich zu nehmen. Nicht selten sind es die tragfähigsten und stabilsten Personen im System, die sich »opfern«.

In der klassischen Kinderpsychotherapie ist der Erfolg bei der Behandlung des depressiven Kindes häufig vom Aufbrechen von Konflikten im System begleitet. Wenn Kinder Schuld auf sich nehmen, auch für finanzielle Aufwendungen Bereitschaft zur Rückerstattung bekunden, ist es angezeigt, die Psychodynamik und die Interaktionsmuster im System zu verfolgen. Wird die eigene Existenz als schuldhaft erlebt, verbunden mit dem Gefühl, unerwünscht zu sein, für die anderen nicht genug getan zu haben, für die Familie eine Zumutung zu sein, dann stellt sich die Frage nach der Stellvertretung dieses Kindes im System.

- Wessen Schuld trägt das Kind in sich?
- Was geschieht bei einer Rückdelegation?
- Sollte man mit dem Vater über die Ursachen seines Trinkens sprechen und zusammen mit der Mutter darüber, wie sie alles schönredet, den Vater entschuldigt und sich in gutmeinender Art erschöpft?

Typische Interaktionsmuster in depressiven Systemen

Partnerebene:

- Gegenseitiges Anklagen und Beschuldigen
- Rückzug in abgeschottetem Schweigen – provozierende Aktivierungsversuche
- Durchsetzen – Nachgeben (auch Hergeben)
- Übervorteilen, Ausnutzen – keine Ansprüche stellen und auf Gerechtigkeit hoffen
- Antreiben ohne Wertschätzung – sich ausnutzen, demütigen (erschöpfen) lassen

Eltern-Kind-Ebene:

- Ruhiges Benehmen wird belohnt (am Anfang mit Nahrung, Schaukeln usw.), Unruhe wird abgeblockt, verhindert (notfalls mit Ritalin)
- Bewegungsdrang und vitale Äußerungen werden gedämpft und eingeschränkt, Unauffälligkeit erhält den Vorzug
- Unterdrücken von Unmut, Auflehnung, Trotz und Wut – Belohnen von Anpassung (Beispiel: Der Junge wird nach der Schule, wenn er verärgert nach Hause kommt, aufs Zimmer geschickt, bis er sich beruhigt hat. Er zertrümmert Gegenstände im Zimmer, die Mutter spürt eine Wut im Bauch.)
- Kinder können sich schuldhaft verantwortlich den Müttern gegenüber erleben, Väter bieten möglicherweise keine Werkzeuge zur Selbstbehauptung, Angstbewältigung und Durchsetzung an.

Geschwisterebene:

- Quälen, Erdulden
- Gegenseitiges aggressives Benehmen: Schlagen, Beißen, Treten
- Verbale und körperliche Aggressionen, unterwerfen und ertragen
- Mangelndes Mitgefühl, einfühlendes Mitempfinden (Beispiel: Die ältere Schwester wird von ihrem jüngeren Bruder gequält. Sie wehrt sich nicht, weil sie die Verzweiflung ihres Bruders, der von der Mutter abgelehnt wird, empfindet.)
  (Dold, 2018)

Erziehungsstil als Mitursache für depressive Entwicklungen im System
Das Nichtbeachten, Negieren, Abweisen und Unterdrücken von Enttäuschungen, Ärger, Trotz und Wut hat Sach-, Personen- und Selbstbeschädigungen zur Folge. Depressionen können am Ende einer solchen erzieherischen Fehlentwicklung stehen.

Tipp

Kinder und Jugendliche in dem Stadium ihres Verhaltens auf körperlicher Ebene abzuholen, bietet die beste Möglichkeit der Bewältigung eines verfehlten Erziehungsstils.

6.1 Provozierende Übungen mit einer Familie

In der körperorientierten Therapie kann in schwierigen Situationen dazu aufgefordert werden, sich unter Körpereinsatz gegen Zumutungen, Vertuschungen, Missbrauch und Delegationsmuster zu wehren.

Übung

Therapeuten können den Familienmitgliedern empfehlen, auf den Boden zu stampfen und gemeinsam zu skandieren: »So geht es nicht weiter, wir wollen keinen Sündenbock. Wir wollen sagen, wie es ist und was ist.«

Es geht dabei um das Stärken und die Öffnung des Familienkörpers, das Spüren von Kraft in den Beinen, das Entleeren von aggressiven Gefühlen im Bauch, um das Erleben des eigenen Atemraumes und des persönlichen wie auch systemischen Raumgefühls: Es geht um das Spüren der Familienenergie. Wenn Kraft und Energie wieder fließen, Verspannungen gelockert und Blockaden gelöst werden, bedarf es keiner Delegierten im System. »Wir haben weiten Raum, wir spüren Kraft!«

Methodisch ist bei dem Stampfen auf den Boden anzumerken, dass der ganze Körper in dieses Stampfen einbezogen sein muss. Die Fäuste werden synchron mit nach unten geführt, die Muskulatur in Armen und Schultern muss spürbar sein, die Zähne werden aufeinandergebissen, sodass die Kaumuskulatur angespannt ist, und ein Nein-Ton braucht die Kraft aus dem Körperstamm. Ein Nein wird zu einem vollständigen Körper-Nein. Wiederholt gesprochen oder gebrüllt verankert es sich im Körpergedächtnis und steht für Lebenssituationen als Muster zur Verfügung.

Im Alltag können sich die Auswirkungen im Durchsetzen zeigen. So kann ein Vater jetzt gegenüber seinem Arbeitgeber darum ersuchen, den Urlaub zur Schulferienzeit zu bekommen. Er hat die Erhöhung seines Gehalts beantragt. Er wirkt daheim zupackend, stellt Ansprüche, kann im rechten Moment zugreifen. Um die Mutter herum ist es allen viel wohler, selbst wenn sie einmal energisch Nein sagt, wo sie früher leicht zu überreden war. Unsere bis dahin blassen und verdrängten Wünsche erhalten Körperprofil, ohne dass sie in einem vagen Rückzugsbereich von Tagträumen und der Fantasiewelt gelebt werden müssen.

Exkurs • Sport ist nicht gleich Sport

Have und Kollegen (2011) verweisen in einer niederländischen Studie auf die Wirkung asiatischer Kampfsportarten auf Depressionen. Dabei stellte sich deren Überlegenheit gegenüber z.B. Radfahren heraus. Die stimmungsaufhellende Wirkung der Kampfkunst war signifikant. Wall (2005) konnte bestätigen, dass Schüler bei regelmäßigem gemeinsamem Üben von Tai ji quan ihr persönliches Wohlbefinden und ihr soziales Bewusstsein verbesserten. Tai ji quan-Übungen haben ihren Ursprung in der Gesundheitspflege, im Kampfsport und in Meditationstechniken. In diesen Meditationsformen wird deutlich, dass der Kampf sich nicht nach außen, sondern nach innen richtet. Es geht um die Auseinandersetzung mit sich selbst.

Eine zugreifende, körperbezogene Form des Selbsterlebens überträgt sich positiv im System. Das konkrete Herangehen an die Alltagsfragen ohne Vermeiden und Delegieren, das Zupacken, Erledigen mit dem sich stetig verbessernden körperlichen Wohlgefühl zeigt die Stoßrichtung an.

6.2 Ideologien in depressiven Systemen und Körperarbeit

Wenn Familien strukturspezifische Ideologien zimmern, meist als Abwehrform, die auf einer Rationalisierung aufbaut, treffen wir auf das, was H.E. Richter (1979) als die »familiäre Charakterneurose« bezeichnet hat. »Wenn wir schon auf dieser Welt benachteiligt sind, werden wir im Jenseits entschädigt«, so eine religiös verbrämte Formulierung. Wünsche, Neigungen, die schönsten Triebe und Erwartungen fallen diesem »Ideal« zum Opfer. »Wir sind nicht so wie die Ellbogenmenschen, wir sind moralisch wertvoller.« So erfahren auch gesunde Formen von Durchsetzungsfähigkeit eine Abwertung. Dies ist eine Haltung, die alles Leiden anzieht, um passiv darin verharren zu können. Wir kennen die Hilfsbereitschaft, das soziale Engagement Depressiver, das bis zum Hintanstellen und Selbstverachten groteske Formen annehmen kann. Oft steckt hinter Helfen-Wollen der unbewusste Versuch, Macht über andere auszuüben. Im Folgenden wird ein Beispiel für eine strukturspezifische Ideologie in der Herkunftsfamilie und deren Auswirkung auf die Partnerschaft beschrieben.

Beispiel

Von missionarischem Eifer beseelt war er, der Vater, vielleicht hatte ihn gerade dieser Eifer auch in seinen geistlichen Beruf geführt. Mitreißend und begeisternd waren seine Predigten, sprach doch ein feuriger Geist aus ihm. Die Gemeinde holte sich sonntags bei ihm die geistige Nahrung für die Woche, schöpfte Mut und Vertrauen aus seinem Wort.

Zu Hause hat dieser überzeugte Berufschrist keineswegs seinen Predigerrock abgelegt, vielmehr fühlte er sich auch in seiner Familie seiner Berufung verpflichtet. Es verging keine Mahlzeit, ohne dass er darauf verwies, wie viele Menschen, besonders in Afrika, nicht genug zu essen haben, auch Hungers sterben. Kein Kleiderkauf, kein Kino-Gang, immer beigemischt der Gedanke an Ärmere und an Hilfsbedürftige. Kein Spaß, keine Ausgelassenheit: Eine modrig-drückende Stimmung herrschte in der Familie. Niemand vermochte gegen den anzugehen, der doch dem »lieben« Gott so nahestand.

Mit diesem Zwiespalt befrachtet, wählte der Sohn des Pfarrers einen kreativen Beruf. Das Studium musste er sich teilweise selbst verdienen, weil der Vater großzügig verschiedene Hilfsorganisationen unterstützte. Die letztgeborene Tochter, die ebenfalls den »gehobenen« Bildungsweg beschreiten wollte, war nach der Pensionierung des Vaters auf die Unterstützung von Freunden angewiesen.

Die Partnerwahl der Kinder, die auf dem Hintergrund solch ideologieorientierter Systeme getroffen wird, bedarf besonderer Aufmerksamkeit. So kam beim Sohn eine Verbindung zustande, behaftet mit all den Erwartungen und Hoffnungen auf Erfüllung, die zu Hause geleugnet und verdrängt werden mussten. Das war für eine junge, sensible Frau, die in kurzer Folge zwei Kinder gebar, zu viel. Sie musste sich wegen depressiver Zustände in psychotherapeutische Behandlung begeben. Eine überwiegend verbal-deutende Behandlung brachte wenig Erfolg, sodass die Therapeutin einen Methodenwechsel in Richtung Körperarbeit empfahl.

In der Praxis erschien nun diese junge, großgewachsene, schlanke, zerbrechlich erscheinende, blasse, allgemein wenig vital wirkende Frau. »Wenn ich von außen gefordert werde, dann fühle ich mich innen arm, belanglos und auf die Seite geschoben«, so einer ihrer ersten Sätze beim Erstkontakt. »Alles ist dann wie vertagt, und ich weiche dann vor Aufgaben zurück.« Sie hatte bemerkt, dass ihre aufopfernde Haltung, zudem mit der Vorstellung verbunden, die Familie tragen zu müssen, ihre Kräfte erschöpft hatte.

Es gehört zur Struktur dieser Systeme, ähnlich wie in Systemen Süchtiger, zu glauben, sich für andere opfern zu müssen. Zur Rettung anderer bestimmt hat die depressive Person nur dann einen Lebenszweck und eine Existenzberechtigung, wenn sie voll für andere da sein kann.

Beispiel

Die Patientin berichtet, wie sie sich anpasse, sich selbst Meinungen anderer anschlösse, die sie eigentlich nur vermute, und sich dabei selbst verliere. Auf ihren flachen Atem angesprochen meint sie, ihr Bauch sei so voll, der könne sich gar nicht mehr ausdehnen.

Atemarbeit
Es werden Atemübungen in Stressposition eingesetzt. Diese Übungen kommen bei Depressiven dann zum Einsatz, wenn die Kräfte im Körper wieder aktiviert werden müssen. Depressive unterschätzen häufig ihre auch körperlichen Kräfte. Sie erleben so, dass sie ungenutzte Ressourcen haben. Damit ist ein wichtiges Erlebnis verbunden: Erfolg. Körperlicher Erfolg ist nachhaltig erlebbar.

■ Übung

In schulterbreitem Grätschstand wird der Körper durch den Druck der Fäuste, die oberhalb der Gesäßbacken angesetzt werden, zu einem Bogen gespannt. In dieser Position wird ein möglichst langanhaltender tiefer Ton gebildet. Auf diese Weise wird die Zwerchfell- und Bauchatmung massiv angeregt. Kommt es nach mehrmaliger Wiederholung, auch durch die erhöhte Sauerstoffzufuhr mitbedingt, zu einem leichten Schwindelgefühl im Stirnbereich, setzt man sich hin und versucht sich der Vorgänge im Körper bewusst zu werden. Nachdrücklich wird darauf hingewiesen, dass das Spüren des Körpers Zeit braucht.

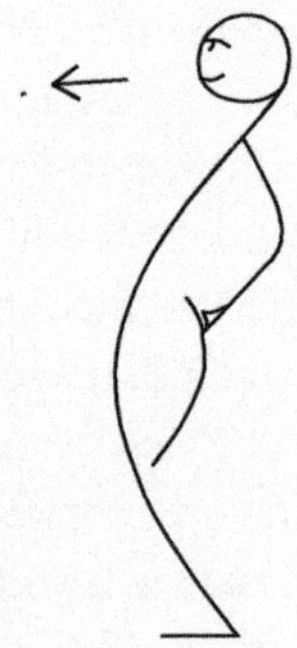

Es stellen sich Körpergefühle ein, die als neu und ungewohnt empfunden werden, zudem kommt eine besonders bedeutsame Erfahrung hinzu, dass sich auch Körperwahrnehmungen rasch ändern können.

Ergebnisse der Körperwahrnehmungen. Neben den einsetzenden Darmgeräuschen, die eine Lockerung in der glatten Darmmuskulatur signalisieren, sind es vor allem die Hände, die warm werden. Zudem scheinen die Atemwege in der Nase freier, und im Bauch spüren Patienten mehr Raum. Die Stirn fühlt sich leicht und leer an.

Über Empfindungen in Beinen und Füßen wird zumeist nichts berichtet. Ein Nichterwähnen von Körperpartien ist u.U. eine Aussage über diesen Körperbereich, der noch wenig bewusstem Erleben zugänglich ist.

Andererseits werden warme Hände im Gespräch mit Zupacken, mit einem Herangehen an Dinge und Situationen in Verbindung gebracht. Die gelockerte Darmmuskulatur wird häufig als Lust und Unternehmungslust gedeutet. Hier zielt die Interventionsstrategie darauf ab, ein Körpererleben mit einem Gefühl und einem Sinnbezug zu assoziieren und die Bedürfnisse nach Erwerb und Durchsetzung nicht mit »Aggression« in Verbindung zu bringen. Auf das Beispiel bezogen: In der Familie ihrer Schwiegereltern standen aggressive Verhaltensweisen unter Verdikt.

Beispiel

Als Hausaufgabe wurde vereinbart, die Atemarbeit in Stressposition mehrfach täglich zu üben und sich dabei vorzustellen, wie sie zupacken könne, wie sie Lust auf etwas habe usw. Dass diese Übungen regelmäßig gemacht wurden, bestätigte in den folgenden Sitzungen ihre hörbar veränderte Stimme: Deren Resonanz war nun tragend und kraftvoll schwingend.

Erden: Grounding-Übungen

Bei Depressiven gehören Grounding-Übungen grundsätzlich ins Programm: Gewicht verlagern, Spannungszustände in den Beinen herstellen, stampfen, auf dem Boden hüpfen für die Dauer von zwei Minuten, all das führt zu einem Beleben und Kräftigen des Körpers und zu einer spürbaren Verbesserung der Blutzirkulation in den Beinen und Füßen.

Zu den Grounding-Übungen werden kurze, selbstgewählte Sätze gebildet. Sie sind das Beiwerk zu den körperlichen Übungen.

- Meine Füße weisen mir den Weg!
- Ich kann aus mir heraustreten!
- Ich gehe unbekümmert weg!
- Ich lasse mich von meinen Füssen führen!
- Ich bin auf meinem Weg zu mir!
- Ich werde das finden, wovon ich glaube, es früher nicht bekommen zu haben!
- Ich lerne aufzutreten!

Alle Grounding-Übungen werden unterbrochen durch ruhiges Sitzen mit geschlossenen Augen, dabei kann der Atem beobachtet werden und der jeweilige Zustand der eigenen Kräfte lässt sich einschätzen. Vertiefende Arbeit durch Atmen wird mit der Vorstellung verknüpft, in die Beine und Füße atmen zu können. Hierzu empfiehlt sich eine bequeme Sitzhaltung, die es erlaubt, den Kopf anzulehnen, um die Hals- und Schultermuskulatur zu entlasten.

Beispiel

Die Einzelarbeit in den Sitzungen und das Erledigen der Aufgaben zeigten Wirkung im System. Der Ehemann wünschte, an den Sitzungen teilnehmen zu dürfen.

Als die Ehefrau mit der körperorientierten Therapie begann, bekam der Ehemann Rückenschmerzen, so eine systemdiagnostische Einschätzung. Es findet sich im System eine häufig zu beobachtende Gleichzeitigkeit von Abläufen.

Was zunächst als eine symptomorientierte Delegation an die Partnerin erschien, erhielt durch die Teilnahme des Ehemannes in der Therapie einen anderen Akzent. Sein Rücken spannte sich, weil ihm sein Körper zu signalisieren schien, dass eine Veränderung im Gange war, gegen die er sich unbewusst sträubte. Durch die Fortschritte der jungen Frau, die mehr Raum in der Wohnung beanspruchte, berechtigte Ansprüche stellte, wurde der Mann verunsichert. Seine »Ideologie« war die von Ordnung, festen unantastbaren Regeln, verbunden mit einer Angst vor Wandel und Veränderungen. So zeigten sich die Nachwirkungen prägender Erlebnisse in seiner Herkunftsfamilie unter leicht veränderten Vorzeichen in der Partnerschaft. Schmerzhaft musste er erfahren, dass er seine unterdrückten Bedürfnisse nach Sexualität, nach Zuwendung und Zärtlichkeit nicht einfach auf Kosten seiner Frau ausleben konnte. »Ich komme schon gar nicht dazu, sexuelle Gefühle zu entwickeln, die werden alle schon zuvor durch ihn abgedeckt«, so erklärte sich die junge Frau. Nähe, Halten, Verweilen sind zunächst gefragt, dann zeigen sich die zarten Gefühle, die zu übereinstimmendem Erleben führen.

Übung • Grounding-Partnerübung

Zur Vorbereitung auf diese Übung kann ein mehrfaches Ausstreichen der eigenen Arme – von der Achselhöhle innenseitig den Arm hinunter und außenseitig über den Handrücken bis zur Schulter hoch – der Sensibilisierung der Arme dienen. Zusätzlich wird der Lao Gong (Akupressurpunkt in der Mitte des Handtellers, nach Hempen (2000) durch eine kreisende Massage aktiviert.

Die Partner stehen einander in lockerer Körperhaltung gegenüber. Die Handflächen beider Hände sind in gleicher Höhe aufeinander gerichtet. Ohne dass sich die Hände berühren, wird deren Distanz soweit reduziert, bis »Wärme« zu spüren ist. Dann entfernen sich die Hände bis zu dem Punkt, wo kein Wärmeempfinden mehr festzustellen ist, um sich danach erneut anzunähern bis zum intensiven Spüren von Wärme usw. Die Konzentration der Partner richtet sich immer mehr auf die Dichte wachwerdender Energien zwischen den Händen.

Die Partner stellen üblicherweise nach einigem Üben fest, dass die Distanz zwischen den Händen vergrößert werden konnte, ohne dass sich die energetische Wirkung verringert.

Beispiel

Beim konkreten Beispiel führten körperliche Berührungen beim Ehemann rasch zu Wünschen nach sexuellem Kontakt. So war es für ihn ein Lernprozess, sich zuerst bewusst zu werden:

- Wie sind die Energieverhältnisse meiner Ehefrau?
- Wird Energie gespiegelt?
- Gibt es eine entsprechende Resonanz?
- Erhalte ich Hinweise auf Schwäche, Müdigkeit, Erschöpfung?
- Wie und wo spüre ich das an mir selbst?

Die Grounding-Partnerübung wurde dem Paar als Dauerhausaufgabe empfohlen.

»Wir brauchen vier Umarmungen pro Tag, um zu überleben, acht zur Erhaltung und zwölf zum Wachsen.«

Virginia Satir, aus Diemer, 2013, S. 142

Fazit

Familienideologien durch Körperarbeit anzugehen, ist dann erfolgreich, wenn bei dem Partner begonnen wird, der unter dem Einfluss der Belastungen Störungssymptome entwickelt.

6.3 Vom Wort zur Körperarbeit: Beispiel einer körpertherapeutischen Behandlung eines depressiven Paares

Nachfolgend wird am Beispiel einer Paararbeit in sechs Sitzungen dargelegt, wie mit einem depressiven Paar vom verbalen Austausch zu subtiler Körperarbeit übergegangen wird. Die akuten Probleme bei der Ablösung der Kinder entfalten eine extreme Dynamik im System.

1. Sitzung

Schon bei der Begrüßung an der Tür fällt auf, wie der Ehemann direkt auf die Therapeutin zusteuert. Er gibt die Hand, während die Ehefrau wie ein Anhängsel folgt. Im Therapiezimmer das entgegengesetzte Erscheinungsbild: Hier beginnt die Ehefrau. Die Partner sitzen in selbstgewählter Sitzordnung im rechten Winkel zueinander, sodass die Frau der Therapeutin zugewandt ist und der Mann sie vom Profil her ansieht. Er wirkt im Schultergürtel verkrampft. Seine Gestalt ist durchtrainiert, agil, aufrecht. Anzeichen von innerer Spannung lassen sich am leichten Zittern des Fußes erkennen. Er hat seine Beine übergeschlagen. Beim Sprechen hält er sich zurück. Sein Zittern ist unterschiedlich stark, abhängig von dem, was seine Frau äußert. Sie wisse nicht mehr, wo sie stehe, das Vertrauen habe gelitten. Sie hätte sich vor Jahren schon gewünscht, ihr Mann würde sie stützen. Vor sieben Jahren, als der damals 17-jährige Sohn ihr alle erdenklichen Grobheiten an den Kopf warf, habe der Mann ihr nicht zur Seite gestanden. Sie konnte sich gegen den Sohn nie durchsetzen. Nur einmal erinnert sie sich, ihrem Sohn per SMS geschrieben zu haben, dass er ein »Scheißkerl« sei. Sie habe viel Trauer und eine schwere Krise erlebt, nachdem sie schon Jahre zuvor für die Dauer von acht Monaten in einer psychiatrischen Klinik wegen einer Depression in Behandlung gewesen war. Während dieses Aufenthalts kam sie zur Überzeugung, dass ihr ältester Sohn ein »Borderliner« sei. Nach Auseinandersetzungen zu Hause lief der Sohn davon und landete in einer psychiatrischen Klinik. Dort tat er sich mit einer doppelt so alten Frau, Mutter von mehreren Kindern, zusammen und nach der Entlassung aus der Klinik zog er zu ihr. Der Ehemann bestätigte lediglich das ausfällige Benehmen des Sohnes und wehrte sich gegen den Vorwurf seiner Frau, den Sohn finanziell zu benachteiligen. Der Ehemann, beruflich in gehobener Position, verantwortlich für einen Stab von Mitarbeitern, finanzierte dem

Sohn eine Berufsausbildung und das Wohnen. Beiden nun über 20 Jahre alten Kindern werden auch heute noch die Krankenkassenbeiträge, die Kosten des Nahverkehrs und ein Teil der Miete bezahlt. Nachdem der Sohn eine Zusatzausbildung begonnen habe, im eigenen Beruf selbst gut verdiene, ihn, den Vater, unflätig beschimpfe, sehe er nicht ein, ihm noch nachzulaufen und Geld anzubieten. Sicher, es war versprochen worden, er bezahle den Kindern die Ausbildung. Wenn der Sohn auf Besuch komme und sich ungehörig benehme, schicke er ihn entweder weg oder verlasse selbst das Haus.

Die Ehefrau wirft ihrem Mann vor, er habe sich in den letzten zwei Jahren verändert, treibe exzessiv Sport und verbringe mehr Zeit im Sportclub als bei ihr zu Hause. Sie habe nicht mehr das Vertrauen zu ihm. Dann kommt die Frau nochmals auf ihren Sohn zu sprechen, der ihr vorwarf, ihn physisch und psychisch bedrängt zu haben. Als Kleinkind sei er lieb und süß gewesen – bis zur Ankunft seiner zwei Jahre später geborenen Schwester, damals begann er mit Eifersucht zu reagieren.

Auf den Hinweis der Therapeutin, dass das Thema *Sohn* die überwiegende Zeit in Anspruch nehme, meint der Ehemann, sie hätten eben mehrere »Baustellen« und der Sohn sei eine davon. Allerdings bestünden auch Schwierigkeiten mit der Tochter und dem jüngsten Sohn, die beide noch zu Hause wohnten. Beide Ehepartner berichten in diesem Zusammenhang, dass es keine familiären Gemeinsamkeiten mehr gebe, bestenfalls noch am Sonntag ein Mittagessen, bei dem sich kaum je alle einfänden. Die Einzelnen versorgen sich selbst, nähmen das Essen auf ihre Zimmer und verschwänden somit von der Bildfläche.

Die Frau berichtet daraufhin von ihrem ureigenen Thema, dass sie es nie gelernt habe, sich zu wehren, geschweige denn eine eigene Meinung zu haben. Schon zu Hause sei sie angepasst gewesen, hätte als »Sandwichkind« sowohl älteren wie jüngeren Geschwistern den Vortritt gelassen, sei dabei zu kurz gekommen, wie sie auch heute noch von ihren Geschwistern übervorteilt werde.

Am Schluss soll eine einzige, durchführbare Hausaufgabe formuliert werden. Die Ehefrau konzentriert sich auf den ältesten Sohn, der sich mit seiner Frau zu einem Besuch angemeldet hat. Ein korrekter, achtsamer Umgang mit dem Besucherpaar wird abgemacht. Die Erwartungen, die Besucher möchten sich anständig benehmen, bestehen weiter, doch sollten sie nicht dominieren und das Treffen sabotieren. Dem Vater wird empfohlen, darauf zu achten, welche Körperreaktionen der Sohn bei ihm auslöse.

Beobachtete Körpersignale bei den Partnern während der Sitzung und Umschreibung der Situation. Die Körpersignale beider Partner zeigen in Richtung von Verschlüssen im Halsbereich, nach Reich im zervikalen Segment (Rosenberg, 1991). Probleme in der Kommunikation, aggressives Verhalten, orale Bedürfnisse (die Frau isst Schokolade, der Mann trinkt Alkohol, beim jüngsten Sohn finden wir multiplen Substanzgebrauch) und Spannungen allgemein finden im Schulter- und Nackenbereich Ausdruck. Die Kommunikation ist überwiegend anklagend und ausweichend. Es besteht in der Familie praktisch kein Kontakt miteinander. Alle scheinen ihren individuellen Stil zu leben mit der Tendenz, sich auch räumlich zu entfernen. Die Sinnfrage, die sich in der Phase der Ablösung der Kinder auftut, richtet sich auf das weitere Zusammenleben der Partner und ist in dieser Familie Mitauslöser der Krise.

Eine diagnostische Einschätzung eines depressiven Systems bezieht die Herkunftsfamilien, den Familienkörper, eine mehrschichtige Interaktion sowie die Sinnbezüge mit ein – und nicht nur die verbale Kommunikation, wie dies bei Bodenmann (2009) angemerkt wird.

2. Sitzung (eine Woche später)

Die Ausgangslage der heutigen Sitzung fühlt sich gut an. Die Ehefrau konnte den Besuch ihres Sohnes mit dessen Frau in Ruhe bewältigen. Der Ehemann war allerdings nur wenige Augenblicke anwesend und fand so keine Zeit, auf die eigenen Körperreaktionen zu achten.

Die Ehefrau beginnt mit einer Anklage: Ihr Mann stehe nicht hinter ihr, gerade wenn es um die Tochter gehe. Der Ehemann seinerseits verspüre Anspannung und nehme seit einiger Zeit Medikamente, um seinen Blutdruck zu stabilisieren.

Die Ehefrau arbeitet zu viel, hat auch deswegen kaum Zeit, um mit dem Partner etwas zu unternehmen. Sie wirft ihm vor, mehrmals in der Woche ins Fitnessstudio zu gehen, und nicht mehr intim mit ihr zu sein. Er brauche den Sport, um sich zu lockern und zu entspannen. Die Frau erwähnt die Tochter, sie studiere, gehe ihr aber zu Hause in keiner Weise zur Hand. Sie habe hin und wieder eine derartige Wut, dass sie einen »dicken Hals« bekomme, dann kein Wort herausbringe. An den Mann richtet sie wieder den bereits erwähnten Vorwurf, er stehe nicht hinter ihr. Er sagt, in Sachen Tochter setze sie ihm das Messer an den Hals. Er macht dabei eine schneidende Handbewegung mit seiner Rechten am Kehlkopf.

Es zeigt sich in der Familie das Bild von funktionierenden Individualisten: Alle leben ihren Stil, deswegen bietet das Einteilen der Hausarbeit Gelegenheit, eine Teilkommunikation in Gang zu bringen. Zudem brauchen die Partner ein Programm, um ihre Kommunikation aufzubauen.

Die Hausaufgaben:

- Eltern und Tochter vereinbaren bei der nächsten sich bietenden Gelegenheit ein Gespräch, um die Mithilfe in der Familie zu regeln.
- Die Partner können auch beschließen, jede Woche irgendetwas gemeinsam zu unternehmen.

3. Sitzung

An der Türe wiederholt sich die gleiche Form der Begrüßung. Der Mann begrüßt zuerst mit Handschlag, die Frau kommt hinter ihm an zweiter Stelle. Im Therapieraum rückt der Mann seinen Sessel nahe zu seiner Frau hin. Er sitzt im rechten Winkel zu ihr, seine Frau en face der Therapeutin gegenüber: wie gehabt! Auf die Frage, wie die vergangene Woche verlaufen sei, meint die Frau: hinsichtlich ihres Mannes gut. Der kommt auf das gemeinsame Gespräch mit Tochter und jüngstem Sohn zu sprechen. Die Frage nach der Hilfe im Haushalt durch die Kinder wurde geklärt. Tochter und jüngster Sohn zeigten sich bereit, die Mutter zu unterstützen. Die Tochter hatte allerdings angemerkt, es wäre ihr lieber gewesen, wenn die Mutter sie direkt angesprochen hätte. Auch für die Partnerschaft habe es ein Programm gegeben: Beide gingen zu einer Musikveranstaltung.

Hauptthema der heutigen Sitzung ist der jüngste Sohn. Er habe gelogen und jetzt sei das Vertrauen zerstört, meint die Mutter. Sie habe gespürt, dass etwas in der Luft liege, sie habe kontrolliert und bemerkt, dass er zwei Freunde nachts in sein Zimmer schleusen wollte. Der Junge habe kein Vertrauen zu ihr. Sie weint, hat wieder Druck, diesmal im oberen Brustraum, atmet flach und hoch. Alles ist gepresst, auch ihre Tränen, die aus einem mimisch unbewegten Gesicht rinnen. Als der Sohn den Kummer seiner Mutter bemerkt hatte, habe er sich in ihren Armen ausgeweint. Dennoch kommt die Mutter nicht über das Anlügen weg. In der letzten Sitzung verspürte sie eine Enge im Hals, heute deutet sie auf den oberen Brustbereich, wo sie Druck verspüre. Sie wird zu einer kleinen Körperübung aufgefordert: »Legen Sie Ihre rechte Hand an diese Körperstelle und atmen Sie ruhig in diesen Bereich.« Sie kann sich Zeit nehmen und das bringt eine gewisse Entspannung.

Der jüngste Sohn, so stellt der Vater fest, mache eine gute Lehre, dies im Praktischen wie im Theoretischen. Er zeige lediglich leichte Schwächen in der Sprache, was mit seiner Entwicklung zusammenhänge. Eine lange Geschichte über eine spezielle Sprachstörung (autonome Sprache), die vor allem durch Therapie und die aufopfernde Unterstützung der Mutter behoben werden konnte, zeigt ein enges Verhältnis von Mutter und Sohn. Gemeinsam gingen sie Schulprobleme an, wurde die soziale Anpassung erfolgreich bewältigt, so kann der Junge heute mit Gleichaltrigen bestens konkurrieren. Etwas erschütterte die Mutter, der ältere Sohn hatte dem Vater berichtet, dass der Jüngste beim Haschen erwischt worden sei und die Eltern womöglich angesprochen würden. Wiederum beklagt die Mutter das mangelnde Vertrauen. Sie habe sich im Internet über Haschisch informiert. Beide Eltern wissen nicht, was und wieviel der Sohn konsumiert. So ist die dringende Hausaufgabe die diesbezügliche Abklärung.

Das Delegationsmuster bleibt sich gleich: Die Mutter spürt auf, zeigt ihre Belastungen und der Ehemann ist Ausführender und übernimmt die Hausaufgabe, mit dem Sohn direkt zu sprechen.

Zwei Tage nach der Sitzung ruft der Vater an und erzählt der Therapeutin, dass in der Familie ein großes Chaos herrsche. Der jüngste Sohn habe dem Vater gestanden, täglich Haschisch zu konsumieren. Er brauche den Stoff, sonst könne er nicht mehr arbeiten. Es besteht eine Abhängigkeit. Dies schreckte die Eltern auf. Sie folgten darauf dem Rat, den Jungen in eine Beratungsstelle für Suchtprobleme zu schicken.

4. Sitzung

Diesmal kommen die Partner mit dem gemeinsamen Fahrzeug, da sich die Ehefrau – völlig desolat – außer Stande sieht, das eigene Fahrzeug selbst zu lenken. Sie sieht schlecht aus, behält den Mantel während der Sitzung an. Sie friert.

Die Welt sei nicht mehr die wie zuvor, so beginnt sie das Gespräch. Die Dinge eskalierten. Der Besuch bei der Beratungsstelle war in den Augen des Vaters ein Flop, da man dem Jugendlichen riet, während der Woche nicht zu haschen und den Stoff an den Wochenenden zu konsumieren. Dem Vater war zudem ein Schreck in alle Knochen gefahren, als er im Zimmer des Sohnes Waffen fand, die als illegal gelten. Der Sohn gab darüber seinem Vater keine Auskunft. Die in der Notfallpsychiatrie anberaumte mehrstündige Sitzung, zuerst mit dem Sohn und dann mit den Eltern, hatte für die Eltern kein gutes Ergebnis, da man ihnen mitteilte, es bestünden Spannungen in der Familie. So fühlten sich die Eltern schuldig, sie sahen sich als Ursache und als Schuldige. Die Unterscheidung zu treffen zwischen Schuld und Schuldgefühlen bringt in der heutigen Sitzung bei den Eltern eine gewisse Entlastung. Der älteste Sohn, der eigentlich die Dinge ins Rollen gebracht hatte, werfe jetzt dem Vater vor, er habe ihm schon damals das Kreuz gebrochen und jetzt habe man den Jüngsten auch noch kaputt gemacht. Hier stellt die Partnerin allerdings fest, dass die Frau des ältesten Sohnes ihnen gegenüber einen Sinneswandel vollzogen habe.

Wie kann es nun weitergehen? Beide Eltern sind hilflos, erschöpft, der Mann fühlt sich am Ende seiner Kräfte. Auch seine gebückte Sitzhaltung drückt das aus. Kreidebleich sei er gewesen, als er die Waffen beim Sohn fand, so habe sie ihren Mann noch nie gesehen, kommentiert die Frau. Dazu kam noch das Wochenende, an dem der Sohn sich an keine Abmachungen hielt und erst in der Frühe, völlig verladen (verkifft) nach Hause gekommen sei. Er habe am ganzen Körper gezittert. Obwohl sie ihn am liebsten verprügelt hätte, strich sie ihm über den Rücken, das habe beruhigend auf ihn gewirkt. Sie gab ihrem Sohn bei dieser Gelegenheit auch zu verstehen, dass alles wieder gut werden würde. Trotz allem, bei der Mutter klingt Hoffnung an, und der Vater hat für die Zeit, zu der der Sohn krankgeschrieben ist, zu Hause gemeinsame Arbeiten arrangiert. Beide Eltern möchten mit dem Sohn sprechen, doch der Sohn spricht nicht. So geht es heute darum, ihnen den Wert vom Dabei- und Miteinander-Sein zu vermitteln. Gerade wenn Aussprachen Druck machten, sei das eine kluge Verhaltensweise. Der Vater ist jetzt derjenige, der für ein bedachtes Vorgehen spricht, es soll nichts übereilt werden. Der Hinweis, dass ein Gärungsprozess, der heftig vonstattengehe, auch Gewähr für die Qualität des »Produkts« beinhalte, bringt positive Wertschätzung in den momentan ablaufenden Prozess und die sich entwickelnde Dynamik.

Erneut wird auch in dieser Sitzung die Aufmerksamkeit auf die Beziehung der Partner gelenkt. Die Partnerschaft bedarf der Unterstützung. Dann wird auch der Sohn spüren, dass beide Eltern in ihren Forderungen an ihn einig sind und welche Bedingungen für ein Zusammenleben erforderlich sind. Die Beziehungspflege drängt sich auf. Wieder stellt sich auch im weiteren Gespräch heraus, dass es praktisch keine Gemeinsamkeiten mehr in der Familie gegeben habe. Alles sei auseinander geflattert: keine gemeinsamen Mahlzeiten mehr, keine Berührungspunkte.

So wird heute geplant, dass wenigstens an den Wochenenden gemeinsam gegessen werden soll. »Etwas Gutes hat das Ganze doch für mich«, meint die Ehefrau: »Ich habe in dieser Woche einige Kilos abgenommen.« Sie habe nicht mehr essen können, vor allen Dingen im Beisein des Sohnes brachte sie keinen Bissen hinunter.

5. Sitzung

In der fünften Sitzung wirken Gesichtsausdruck und Haltung der Ehefrau gelöst, sie hat eine gute Ausstrahlung. Zwar sind die Gesichtszüge beim Partner auch weicher, sein Verhalten dagegen kurz angebunden und anscheinend kompromisslos. Er nimmt Bezug zum Verhalten des jüngsten Sohnes, der sich verbal zu Abmachungen bereit erklärt hatte, denen er aber in keiner Weise nachgekommen sei. Sogar im Hause hatte er trotz Verbot gehascht und durch ein penetrantes Parfum den Geruch zu vertuschen versucht. Nachts sei er aufgestanden, habe wieder »geraucht«, um sich zu beruhigen. Auch beim abendlichen Ausgehen wurden die gemeinsam getroffenen Abmachungen nicht eingehalten. »Du musst mich gar nicht mehr fragen, du machst ja sowieso, was du willst«, so die Reaktion des Vaters dem Sohn gegenüber. Der Mann, im Beruf in führender Position, ein organisatorisches Talent, sieht sich an seinen Grenzen. Er kommt mit seiner verstandesorientierten Strategie nicht mehr weiter. Tränen wischt er sich wiederholt aus den Augen, die aus einem ausdruckslosen Gesicht rollen. Dabei war der Sohn bereit, die abgesprochenen Arbeiten zu erledigen. Schweigend wurde gearbeitet, das entsprach aber nicht der Erwartung des Vaters nach einem klärenden Gespräch. Er kann den Hinweis, dass Nähe schon Erfolg sei, auch Fortschritt bedeute, wo doch Anonymität im Familiensystem eingezogen war, noch nicht annehmen. »Er hat resigniert«, so die Ehefrau, »dabei«, so stellt sie das Positive in den Vordergrund, »sind wir uns wieder nähergekommen.« Die Krisengespräche über den Sohn, das Suchen nach Lösungen aus der scheinbar verfahrenen Lage, die Ehefrau erkennt den Fortschritt. Sie lobt ihren Mann, er sei jetzt seltener abwesend, habe weniger Training, sei sogar mit seinem Kollegen nach Hause gekommen, wo er doch sonst meist ihn besuchen gehe.

In einer deutenden Erklärung wird heute festgehalten, dass die Nähe in der Beziehung auch durch den Sohn verbessert worden sei, die vom Ehemann erwähnten verschiedenen »Baustellen« zeigen einen Zusammenhang.

6. Sitzung

In der sechsten Sitzung kündet die Ehefrau strahlend an, sie werde für vier Tage ans Mittelmeer fliegen und in ein Wellnesshotel gehen, um sich zu entspannen. Bei dieser Ankündigung hätten einige zu Hause große Augen gemacht. Sie hat es nötig, zumal sie mit ihrer Gesundheit Raubbau betrieben hat. Fünf Stunden Schlaf pro Nacht, sie sieht es ein, seien zu wenig. Bei der gemeinsamen Analyse stellt sich heraus, dass sie abends nicht dem ersten Müdigkeitsgefühl folgt und schlafen geht. Stattdessen spielt sie am Computer, vertilgt dabei Schokolade und lehnt es ab, auf ihren Mann zu hören, der sehr wohl registriert, dass seine Frau überdreht ist und nicht mehr zur Ruhe kommt. Das sei damals auch der eigentliche Grund für ihre Überweisung in eine psychiatrische Klinik gewesen. Sie findet nachts immer wieder etwas Anregendes und bemerkt nicht, dass sie das Zentralnervensystem dauernd aktiviert und damit in eine überreizte Stimmung kommt. Sie bringt heute eine Spitze an und fragt, wie man wohl zu Hause ohne sie auskommen werde, worauf der Mann mit dem Hinweis kontert, er habe während der Zeit ihres Klinikaufenthaltes auch alles im Griff gehabt.

Eine andere Thematik bekommt einen besonderen Stellenwert. Es ist der 13-seitige Brief, den der jüngste Sohn an die Eltern geschrieben hat, dies auf den Vorschlag eines Freundes hin. Der Sohn geht jetzt regelmäßig in eine Therapie, die Eltern sind aber hinsichtlich dieser allzu »verständnisvollen« Therapieform nicht glücklich. Der Sohn konsumiert verschiedene Drogen und hat bei Prüfungen Durchhänger, wenn er zu wenig Stoff genommen hat, als Folge davon dann auch schlechte Zensuren. Handeln, einschreiten und nicht durchgehen lassen entspräche der elterlichen Haltung. Nun hat der Sohn einen Brief geschrieben, beide Eltern erwarteten eine Abrechnung, Schuldzuweisungen, doch nichts davon. Schon als die Frau dies gesagt hatte, bricht sie in Tränen aus. Den Mann, der wie schon einige Male vorher, sich zu Beginn in die Nähe seiner Frau gesetzt hatte, wird gebeten, ganz nah bei seiner Frau zu sitzen und ihre Hand zu halten. »Wie gern hätte ich gehabt, dass du mich im Bett, bevor du dich schlafen gelegt hast, nochmals in die Arme genommen hättest«, sagt sie daraufhin weinend. »Beim nächsten Mal umarmen Sie ihn dann einfach«, wird ihr zu vermitteln versucht. Das löst auch beim Mann Tränen aus. Die ersehnte, aber nicht erfüllte Nähe spüren beide Partner. In diesem Kontext berichtet die Frau über den Inhalt des Briefes des jüngsten Sohnes. Er schreibt über seine Minderwertigkeitsgefühle Kollegen gegenüber, vor denen er immer etwas habe gelten wollen. Anfangs konnte er als Computer-Freak imponieren, dann punktete er mit seiner Drogenkarriere und besorgte in großem Stil den Stoff auch für einen ganzen Kollegenkreis. Aber auch dies gab ihm nicht das erwünschte Gefühl von Größe und Beachtung. Dann durchlebte er Phasen, in denen er sein Leben beenden wollte und dazu ernsthafte und konkrete Pläne hatte. Zuletzt wollte er sich im Waffenhandel Geltung verschaffen. Er kaufte illegal Waffen im Ausland, schmuggelte sie unter persönlicher Gefahr über die Grenze und begann damit zu handeln.

Die Erschöpfung im System schloss im dargestellten Therapiebeispiel alle Angehörigen mit ein. Die Grenzen des Erträglichen wurden erreicht. Die bisherigen Verhaltensmuster von Anklagen, Beschuldigen und Werten änderten sich. Erlebter Schmerz und spürbares Alleinsein bewirkten einen aufweichenden Prozess, der die Tiefe und den gefühlsmäßigen Reichtum der Familie wahrnehmbar werden ließ. Kleine, unscheinbare körperbezogene Interventionen wie: Hineinatmen in einen verspannten Körperbereich, Nähe bei gleichzeitigem Halten der Hand hatte öffnende Wirkung im energetisch blockierten Beziehungssystem. Gleichzeitig ereignete sich eine Gefühlsöffnung beim Sohn: neue Erfahrungen für die Partnerschaft!

Dieses Beispiel mag die Frage nach gezielter Körperarbeit bei der dargestellten Therapie aufwerfen und das zu Recht. Eine differenzierte, vielseitig belastete Situation fordert in besonderer Weise heraus, wenn es um intendierte Körperinterventionen geht. Körperarbeit ist hier aber im erweiterten Sinne funktional zu verstehen. Bei der Begrüßung mit Handschlag etwa schneidet der Mann seiner Frau den Weg ab, sie kommt an zweiter Stelle. Dies löst auf der therapeutischen Seite ein Gefühl aus, was unter dem Aspekt der Spiegelneuronen beim Paar ähnliche Areale im Gehirn aktiviert, somit auch auf der Gefühlsebene ankommt. Gleiches geschieht beim Wahrnehmen von Verspannungen, leichtem Zittern, doch auch im Umgang mit dem Raum, wo die Sitzdistanz verkürzt, die Körperhaltung abgewandt sein kann, findet Körperarbeit statt. Es ist ein Handeln-Lassen und ein Sprechen-Lassen. Um das auszusprechen, was man aus der Situation heraus empfunden hat, bedarf es des Einverständnisses der Partner oder der Familie: eben einer vertraglichen Abmachung. »Darf ich Ihnen das sagen, was ich gesehen, empfunden und gespürt habe?«

6.4 Wut und Depression

Im therapeutischen Umgang mit Depressionen wird nicht selten die Meinung vertreten, unterdrückte Wut müsse ausagiert werden, dabei wird häufig nicht unterschieden zwischen *erleben* und *ausleben*. Wie kommt es zur Auffassung, zwischen Depression und Wut bestünde ein Zusammenhang außerhalb eines Beziehungsgeschehens? Die Forschung von Judd (2013) und Umkreis trifft eine Unterscheidung zwischen aggressiven und nichtaggressiven Klienten mit einer Major Depression. Bei ihrer Langzeitstudie, die über einen Zeitraum von 31 Jahren durchgeführt wurde, war die Zahl der reizbar aggressiven Klientel schon zu Beginn mit 55 Prozent höher als die der nichtaggressiven. Die Behandlungsdauer erwies sich als länger und die Klienten hatten eine schlechtere Impulskontrolle bis zu antisozialen Handlungen. Der Frauenanteil bei aggressiver Klientel war höher, zudem ergaben sich Hinweise für schwierigere Behandlungsverläufe.

Beispiel

Die Partnerin – heute geschmackvoll-farbenfreudig gekleidet mit dunklem Rock und tiefroter Bluse, das leichtgelockte, langfallende, blonde Haar ergänzte das schöne Bild. Das Gesicht hatte eine gesunde Farbe, auch deswegen, weil sie sich täglich Zeit auf Spaziergänge in der Natur nimmt. Die aufmerksame Wertschätzung ihrer Kleidung tat ihr gut und sie begann damit, dass sie sich ernsthaft vorgenommen habe, mehr Zeit für ihr Wohlbefinden zu verwenden. Allerdings stelle sie fest, wie recht unangenehme Dinge hochkämen, z.B. auch Wut. Seit einem halben Jahr lebe sie jetzt wieder zu Hause bei ihrem Partner, nachdem sie mehrere Wochen wegen einer Erschöpfungsdepression klinikintern in Behandlung war. Mit dem Verbessern ihres Zustandsbildes träten vermehrt »negative« Gefühle auf – wie die bereits erwähnte Wut. Früher habe sie diese Wut nach außen ausagiert im vermeintlich guten Glauben, es sei die angemessene Bewältigungsform. Heute, wo sie gelernt habe, nach buddhistischer Methode zu meditieren, wurde ihr bedeutet, dieser Wut anders zu begegnen, diese Wut zu umarmen, in ein freundschaftliches Verhältnis zu ihr zu treten. Wut erlebe sie wie eine körperliche Hitze, die bis in Zehen- und Fingerspitzen zu spüren sei. Hatte sie irgendwer oder irgendetwas geärgert, dann konnte sie früher unkontrolliert lospoltern. Vor allem provozierte sie das Schweigen ihres Partners, wenn er ihr so abgeschottet und abweisend erschien und sich in sein Zimmer verkroch, Wein trank und schwieg. Nach Auseinandersetzungen, wobei beide sich nichts schenkten, plagten den Partner Schuldgefühle, gerade ihn, der doch alles für eine gute Beziehung tun wollte. Für Tage konnte er depressiv gestimmt mit seinem Schicksal hadern.

Auf die Frage, wie er körperlich Wut spüre, hielt er seine Handteller in Brusthöhe vor sich nach oben gerichtet und krallte die Finger langsam einwärts. Spannung spüre er, und das am ganzen Körper, dabei bewegte er auch seine Zehen nach oben, und Hitze steige ihm in den Kopf. Er setzte dazu an, von den Belastungen sprechen, die sich für ihn aus der Distanz zu seiner Partnerin ergaben. Der ihm unterbreitete Vorschlag zu einer Entspannungsübung nimmt er an.

In bequemer Sitzhaltung, den Kopf angelehnt, die Hände übereinander auf den Bauch gelegt, wird fünf bis sechsmal langsam ein- und ausgeatmet, danach freies Atmen. In gelockerter Haltung möge er auf die entstandenen Körperempfindungen achten, so die Anweisung. Das Ganze wird dreimal wiederholt. Beim folgenden Überprüfen der körperlichen Wahrnehmung, die Partnerin schloss sich übrigens unaufgefordert der Atemarbeit an, fühlte er Wärme in den Fußsohlen, in den Unter- und Oberschenkeln, ebenso an der Sitzfläche. Hände und Bauchdecke waren warm, aber der Druck auf der Schädeldecke war unverändert, gleiches traf für den Nacken zu.

Die erst jetzt beobachtete Körperhaltung, die Beine sind an den Knöcheln gekreuzt: ein Energieverschluss. Das nach oben gerichtete Kinn öffnet in einer Weise den Hals im Kehlkopfbereich, dass der Nacken angespannt sein muss. Eine sehr verletzbare Körperpartie bietet sich so in unbewusster Weise allzu offen an. Ein leichtes Neigen des Kopfes und ein Zurücknehmen des Kinns veränderte seine Haltung. Ohne Aufforderung stellt er seine Füße daraufhin mit ganzer Sohle auf den Boden.

Nochmals wird die ganze Übung durchgeführt und diesmal ergeben sich weitere Veränderungen in der Wahrnehmung, insbesondere hat der Druck auf der Schädeldecke nachgelassen. Versonnen fährt er mit der rechten Hand über seinen Kopf. Er spürt eine wohltuende Müdigkeit und könnte jetzt einschlafen. Bei beiden Partnern waren während der Übung Darmgeräusche hörbar, was als vermehrte Lockerung im Vegetativen (in der glatten Darmmuskulatur) kommentiert wird.

Die Partnerin, die ihrem Mann gegenübersitzt, sieht jetzt dessen Gesicht. Es erscheint ihr länglicher, die Wangen weich nach unten hängend, die Stirne ohne die sonst dauerpräsente Konzentrationsfalte, und die Lippen seien weiter und voller geworden, ganz im Gegensatz zum ansonsten schmalen, energisch geschlossenen Mund mit aufeinandergepressten Lippen. So wünsche sie sich ihren Mann. Gerade wenn er abends nach Hause komme, erlebe sie ihn wie gepanzert und glaube, sich vor ihm schützen zu müssen. Aber gerade diese Schutzhaltung empfindet der Partner als Vorwurf. Er interpretiere das als Unzufriedenheit, mit unausgesprochenen Vorwürfen und reagiere gereizt. Die heutige Herfahrt zur Therapie bot ein anschauliches Beispiel. Sie wartete pünktlich zur abgemachten Zeit am Arbeitsplatz, wohlwissend, wie unangenehm er bei Unpünktlichkeit reagieren konnte, und gab sich betont ruhig, um seinen Unmut nicht zu provozieren. Dennoch nahm er ihren Spannungszustand wahr und schwieg während der halbstündigen Herfahrt.

Das Paar wird in dem Zusammenhang mit zwei Nachbarn verglichen, die dauernd im Garten des anderen zu jäten versuchten. Dabei gehe es doch zuerst darum, wie wohl ich mich bei mir selbst fühle und wie ich zu diesem Wohlgefühl komme. Da die Partnerin diesen Weg bereits beschritten hat, braucht es Strategien, um konzentrierte Daueranspannung bei ihm zu verhindern und die Beziehung zu entlasten.

Es wird übereingekommen:

- Bevor er seinen Arbeitsplatz verlässt, solle er sich abstreifen, sich abwischen, wie wenn er Staub oder Schmutz beseitigen müsste: all das an Ort und Stelle lassen.
- Die zwanzigminütige Heimfahrt, er kann im Bus meist sitzen, möchte er dazu verwenden, in den Bauch zu atmen, um sich seiner aktuellen Verfassung bewusst zu werden. Wiederholtes Gähnen – nicht unter zehn Mal – ist dabei von ausgleichender Wirkung auf den Hirnkreislauf, entspannt den ganzen Körper und fördert das Einfühlungsvermögen, stimuliert Wachsamkeit und Konzentration (Newberg & Waldman, 2010).
- Zu Hause angekommen, informiere er seine Partnerin über sein augenblickliches Befinden.

Die Partnerin verweist zum Schluss auf zwei wichtige Faktoren. Ihr Partner sei der Auffassung, nur hohe Konzentration sei ein Garant für gute Leistungen; er könne deswegen alles um ihn herum abschalten und sei partnerschaftlichen Mitteilungen gegenüber wie vernagelt.

Hier muss erwähnt werden, dass die Aufnahmefähigkeit unseres Gehirns im Stresszustand reduziert ist, entspannende und lockernde Verfahren hingegen die Leistungsfähigkeit steigern. Nach seiner Auffassung ist eine Verhaltensänderung eher auf dem Weg der »Dressur« möglich, doch es besteht ebenso die Möglichkeit, seine Einstellung zu ändern und sich auf neue Erfahrungen einzulassen. Besonders interessant ist, wie entspannende Methoden – kombiniert mit Bewegungen – eine weitere Zunahme der Leistungsfähigkeit des Gehirns bewirken, Symptome von Stress, Ängstlichkeit, Depression und Zorn hingegen diese deutlich reduzieren (Newberg & Waldman, 2010).

Die Wut umarmen, sich bei der Arbeit nicht derart anstrengen (hohe Konzentration bedeutet Stillstand im Hirn; Multitasking – falls dies überhaupt möglich - kann dumm machen!) und darauf achten, was die Gefühle im Gehirn bewirken, führen zu sehr bewegenden Momenten in einer Beziehung. Dabei geht echte Veränderung immer vom Körper, vom Beziehungskörper aus.

6.5 Enttäuschte Erwartungen und sporadische Wutausbrüche

Beispiel

»Seit drei Jahren kämpfe ich jetzt um die Unterstützung der (bereits erwachsenen) Kinder im Haushalt«, so begann die Mutter einer vierköpfigen Familie. Sie war in ihrer Kindheit ein sogenanntes unauffälliges, angepasstes, liebes Kind, das alles dafür tat, um die Gunst seiner Mutter zu erlangen. Vor dem Hintergrund selbsterfahrener Liebesdefizite hatte sie alles für ihre Kinder getan. Wiederholte Erschöpfungsdepressionen begleiteten ihren Lebensweg. Immer wieder kämpfte sie sich nach oben, doch jetzt erwartete sie von den Kindern Mithilfe im Haushalt, sie wünschte, die erwachsenen Jungen würden auch einmal von sich aus anpacken, sich mit der Hausarbeit identifizieren. Doch nichts davon! Das Haus war nur mehr ein Zwischenlandeplatz: Auftanken, Müll entsorgen und Weiterflug! Der Ehemann spürte die unterdrückte Wut seiner Frau. Er entwickelte sich zum »Ausputzer« in der Familie und erledigte das, was den Kindern aufgetragen worden war. Ab und zu explodierte die enttäuschte Mutter, was der ohnehin fragmentierten Familie weiter abträglich war.

Die Eltern hatten die »Kleinen« versorgt wie Vögel ihre Jungen. Die Kinder brauchten nur die »Schnäbel« zu öffnen, und das Futter wurde hineingesteckt. Zudem engagierten sich beide Eltern in Freiwilligenarbeit, waren ihrer Kompetenz und Zuverlässigkeit wegen geschätzt, gefragt, gelobt. Sie wurden aber auch ausgenutzt. Das gebräuchliche Bild von einer Kerze, die an beiden Enden brennt, ist hier zutreffend.

Bei der Analyse der ablaufenden Muster in der Familie zeigt sich eine Wiederholung. Die Mutter hatte in der Herkunftsfamilie, um die Liebe und Zuneigung ihrer Mutter zu erlangen, alles getan, was in ihren Kräften stand. Ihre Erwartungen waren enttäuscht worden wie jetzt zum zweiten Mal von den Kindern.

Es bestand ein Defizit an Durchsetzungsvermögen, an Techniken des Erwerbens und Aneignens, was einem sich entwickelnden Ichs zur Verfügung stehen muss. Kinder verfügen über solche Muster, wenn sie einnässen, trotzen, Nahrung verweigern, nicht mehr sprechen, sich selbst beschädigen usw. Sie können den Eltern Angst einjagen, um zu ihren Zielen zu kommen.

Im Beispiel hatten sich die Eltern in einer Versorger- und Helferideologie verrannt bei permanenter Gefahr von depressiver Erschöpfung und Burnout. Die Anforderungen an die Kinder, wenn überhaupt welche gestellt wurden, erwiesen sich schon in der Formulierung als aussichtslos:

- das eigene Zimmer in Ordnung halten
- in der Küche helfen
- auch einmal nach der Wäsche schauen usw.

Es gab keine Gemeinsamkeit, somit wurden die Wünsche individuell übermittelt, und da sich die Eltern auch untereinander über die Forderungen an die Kinder nicht informierten, war die Frage nach der Verbindlichkeit für die Kinder gering. Sie litten allerdings auch unter den heftigen Ausbrüchen der Mutter und wären nur zu gern von zu Hause ausgezogen, wenn sie wegen der noch nicht abgeschlossenen Ausbildung nicht weiterhin am Finanztropf der Eltern gehangen hätten.

Aus der scheinbar verfahrenen Situation ergab sich für die Mutter die einmalige Chance, in der Auseinandersetzung mit den Adoleszenten sich das anzueignen, was als Defizit ihr bisheriges Leben begleitete.

Aufgabe. Die Aufgabe war nun, Geben und Nehmen in ein ausgeglichenes Verhältnis zu bringen, nachdem in der Herkunftsfamilie nur Geben ohne Aussicht auf Zuwendung bestand. Die Interaktionsmuster aus der Herkunftsfamilie werden in der Jetztfamilie wiederholt, sie sind aber dann korrigierbar, wenn erlebt wird, dass diese Muster keinen Erfolg bringen, sondern auch Zupacken und aktives Erwerben im erzieherischen Alltag eingebunden sein muss. Ein nur auf Geben ausgerichtetes »Herz« bedarf eines klaren »Hirns«, das ein System vor der Erschöpfung warnt.

Bei bereitwilligen, angepassten Kindern, die in Furcht und Schuldgefühlen gefangen arbeiten und leisten gelernt haben und nun erwachsen geworden sind, hat die Trotzphase, die so wichtige Phase für den Ich-Aufbau, für das Sich-Behaupten-Lernen und Durchsetzen nicht stattgefunden. Unter intergenerationalem Aspekt zeigen sich die Auswirkungen dann auch in der Erziehung der eigenen Kinder. Den Kindern steht aber das Recht zu, zu lernen, sich durchzusetzen. Dazu sind sie auf Vorbilder angewiesen. Sie suchen das kraftvolle Gegenüber als Übungspartner, nur so können sie lernen und wachsen. Ist das nicht so und werden sie zudem fortwährend mit den »Wohltaten« ihrer Eltern konfrontiert, finden sich meist zwei Reaktionsformen:

- Verharren in abhängig machenden Schuldgefühlen oder
- Flucht aus diesen Verhältnissen, wobei die Flucht – häufig unzureichend geplant – zu keinem Erfolg führt.

Trotzübung

Bei aufkommenden Übertragungsgefühlen, meist einem Zurückversetzen ins Trotzalter vergleichbar, können unter Stampfen und Schreien Wünsche zum Ausdruck gebracht werden. Das Übertragungsgeschehen wird in folgender Trotzübung konkret umgesetzt.

Beispiel

Ein Paar ist mit einer solchen »Durchsetzungsübung« einverstanden. Stehend, die Fäuste geballt, wird abwechselnd mit dem rechten, dann dem linken Fuß auf den Boden gestampft, von den nach unten ruckartig bewegten Fäusten wird das Stampfen begleitet. Gleichzeit werden Forderungen pointiert ausgesprochen, die zunächst allgemein, dann präzise formuliert werden sollen.

- »Ich will jetzt!«

Es geht um das körperliche Entwickeln und Verankern von Durchsetzung. Rhythmisch beginnen rechte Faust und rechter Fuß mit der Stampfbewegung: »Ich«, dann linke Seite, »will«, dann wieder rechts »jetzt«. In unterschiedlichem Tempo wird gemeinsam skandiert. »Ich will jetzt! Ich will jetzt!« Die Kaumuskulatur ist ebenfalls in die Stampf-Faustbewegung einbezogen, so kommt eine Ganzkörperbewegung zustande.

Die Frau erscheint ein bewegliches Energiebündel zu werden und der Ehemann sekundiert bei Bewegungen und Sprechweise. Es kommt Spaß auf. Doch dann kommen die realen Forderungen. »Du machst die Küche sauber. Du kaufst ein: hier die Liste. Du entsorgst den Abfall mit diesen Säcken usw.« Bei jeder Silbe wird die »stampf-faust-zusammen-beißende« Seite gewechselt.

Depression ist körperlich und kann durch Bewegungen wirksam bewältigt werden (Servan-Schreiber, 2007), falls auch phasenspezifisch entsprechend Körperarbeit eingesetzt wird. Seinen Wünschen und Erwartungen körperlichen Ausdruck zu verleihen, bleibt dann in einem System nur eine halbe Arbeit, falls nicht auch dem Widerspruch mit einem ebenfalls in Bewegung und Gestik körperlich verankerten »Nein« oder einem »Doch« Raum geboten wird (Dold, 1989). In obigem Beispiel unterstreichen die Protagonisten bewusst ihren gesprochenen Text mit dem dazugehörigen Körperausdruck. Wie wird das von einem Gegenüber, einem Adressaten, von Jugendlichen aufgenommen? Wer Widerspruch, Widersprüchliches in sich entdecken, These und Antithese als eine Einheit erkennen kann, die in uns allen grundgelegt ist, geht mit dem Widerspruch, der von außen kommt, selbstverständlicher um. Insbesondere Jugendliche müssen wissen: Ich begegne Widerspruch, meiner Meinung stehen andere Auffassungen gegenüber. Auf eine Forderung können Verneinung oder Absage folgen. Das ist zu erwarten und damit ganz normal. Auch die Antithese, auch sie spiegelt sich im körperlichen Ausdruck und kann dann in einem System Energieblockaden lösen, wenn Bewegung zwischen den beiden Polen entsteht. Der dialogische Widerspruch, oft ein gefürchtetes Agens, wirkt – falls auf körperlicher Ebene dramatisch inszeniert – belebend, bereichert und harmonisiert.

Zusammenfassung

Die Interaktionsmuster in erschöpften und depressiven Systemen verändern auch die Gestalt des Familienkörpers.

Das nächste Beispiel stellt eine solche körpergestaltende Interaktion bei einem depressiven Familiensystem gerafft dar; aus psychoanalytischer Sicht ist das Muster am oralen Trakt festzumachen. Die körperbildenden Interaktionsmuster beginnen mit Einschränken von Bewegung, Interaktion und einem Bevorzugen und Belohnen von.

Beispiel

Dieses Beispiel, in offenem Raum beobachtet, verdeutlicht ein aus der frühen Kinderpsychotherapie bekanntes Mutter-Kind-Verhalten, wo die Probleme der Eltern Anlass dazu sind, die Kinder in Therapie zu schicken (Winnicott, 1978; Fordham (o.J.):

Eine Mutter fährt mit ihren zwölf Jahre alten Zwillingen ins Freibad. Dem Auto entnehmen sie einen Plastikkorb mit einem Gummiball, Badezeug und Tauchgegenständen. Die sehr füllige Mutter trägt ein langes schwarzes Kleid, das durch eine graue, bis zu den Hüften reichende, vorne offene Bluse Struktur erhält. Die Kinder spielen Fußball ganz in der Nähe ihrer Mutter, die sich auf eine Decke gesetzt hat. Sie hat kein Badekleid an und beginnt sofort, sich mit ihrem Tablet zu beschäftigen. Da das Freibad an diesem Nachmittag fast leer ist, können die Kinder recht ausgelassen spielen. Beide haben sehr üppige Körperformen. Die Mutter wettert dauernd über das Spiel der Kinder. Sie sollten ruhig spielen, sie sollten aufhören und schon bald droht sie damit, es sei das letzte Mal, dass sie mit ihnen ins Bad ginge. Diese Apelle, die Aktivität, Unternehmungslust, Bewegungsdrang einzuschränken, sogar zu unterbinden versuchen, treffen wir bereits in frühen Interaktionsmustern, wie sie in der psychoanalytischen Kinderpsychotherapie beschrieben sind: Anpassung, Unauffälligkeit werden belohnt, zupackende Aktivität, sich aktiv wehren, Lust an Auseinandersetzungen werden verteufelt. Ruhig halten, keine Bewegung, bei regelmäßigem Essen muss Gewicht ansetzen lassen. Auf die Kinder im Freibad machen die fortwährenden Einschränkungsversuche und Drohungen keinen Eindruck mehr. Die Mutter beschäftigt sich darauf wieder mit ihrem Tablet, offenbar verfängt ihr Erziehungsmuster hier nicht mehr. Nach einer Weile entscheiden sich die Kinder fürs Schwimmen. Die Mutter nimmt jetzt ein Buch und setzt sich auf die Bank neben dem Schwimmbecken. So ist ihre kontrollierende Präsenz räumlich unterstrichen. Wieder haben die Kinder ihren Spaß, tauchen, werfen ihre Sticks ins tiefe Wasser. Das erhellt das bis dahin ernste Gesicht der Mutter, die um jedes Ausufern ihrer Kinder überaus besorgt zu sein scheint. Der Spaß der Kinder nimmt erst dann ein Ende, als der Wind einen bestimmten Geruch aus dem Badrestaurant zu ihnen weht. Jetzt gehen sie zur Mutter, bitten um Geld und kommen dann mit drei Tüten Pommes und Ketchup zurück. In seltener Eintracht speisen die drei zusammen.

Die Analyse des Verhaltens in diesem System zeigt:

- Die Mutter versucht den Bewegungsdrang bei den Kindern zu unterbinden: ein vermutlich altes Muster in der Beziehungsgeschichte der Familie.
- Bei den übergewichtigen Kindern kommen die Appelle der Mutter nicht mehr an. Sie scheinen sich in ihrem Bewegungsdrang nicht mehr einschränken zu lassen. Sie haben zu ihrer Form der Abwehr gefunden. In diesem Bereich ist das Subsystem der Kinder der Mutter gegenüber erfolgreich.
- Im Konsum, hierzu gehören auch die auf elektronischem Wege konsumierten Informationen, ist die Familie eine Einheit. Es wird eingenommen, was die Sinne reizt.

Wird hier nach dem familienprägenden Anteil des nicht anwesenden Vaters gefragt, könnte angenommen werden, er weise eine ähnlich füllige Körperform wie Kinder und Ehefrau auf. Andererseits ist es aber auch möglich, dass der Vater sich für die Familie abrackert, erschöpft und überfordert und die Familie sich zurücklehnt, versorgen lässt und nicht anteilig an Erhalt und Erwerb im System Verantwortung trägt (Dold, 2015).

Bei anklagenden, beschuldigenden Kommunikationsmustern und Familiensystemen, bei denen Selbst-Infragestellung oder Opferhaltungen anzutreffen sind, begegnen wir Energieblockaden oder auch einer apathisch wirkenden, resignativen Ergebenheit. Das Unterdrücken von Wut und aggressiven Impulsen führt zu periodisch auftretenden Ausbrüchen.

Übung

In der Familientherapie empfehlen sich zunächst einmal Situationen, wo in Anwesenheit der Eltern oder eines Elternteils z.B. Auseinandersetzungen am Sandkasten spielerisch gezeigt werden können. Eltern können vor allem mit Kleinkindern zusammen wie Löwen knurren und brüllen, wobei im Rollenspiel der kleine Löwe den alten Löwen anknurren lernt. Anleitungen zum Kräftemessen, später sogar zum Balgen sind weiterführende Übungen. Die Eltern lernen über die Kinder zu ihren innewohnenden aggressiven Gefühlen zu finden.

Atemübungen, im Umgang mit depressiven Menschen und Familiensystemen, können grob in

- Stimulierungen und Anheben des Energieniveaus,
- vertiefte Körpererfahrung, verbunden mit dem Erleben von Gefühlen und
- Methoden zur Verinnerlichung

eingeteilt werden.

Die massiven Einschränkungen in den Bewegungen (Entrhythmisierung, Bewegungserstarrung), die Hemmungen aller Aktivitäten, verbunden mit Niedergeschlagenheit und einer Einbuße an Lebendigkeit, lassen uns diese Menschen als von geringem Antrieb erscheinen. Alle Organsysteme scheinen betroffen. Die Reduktion in den Aktivitäten bei Depressiven ist unterschiedlich, und es findet sich auch das ängstlich-unruhige Erscheinungsbild. Das subjektive Erleben, das Denken dieser Menschen ist begleitet von Gefühlen, die sich im mimischen Ausdruck, in der Gestik und im Bewegungsablauf an die soziale Umwelt richtet. Schon kleine Veränderungen nach körpertherapeutischen Interventionen werden dem Außenstehenden so augenfällig. Bei Angst kann der Atem stocken, Wut lässt einen Menschen schnauben. Gefühle, Atem und Körper lassen sich nicht trennen, sie beeinflussen sich wechselseitig. Im tiefen Atem ist der Mensch nahe am Vegetativen, bei dem, was dem Bewussten schwer zugänglich ist.

Stimulierungen und Anheben des Energieniveaus

Rhythmisches, sich beschleunigendes Stampfen auf dem Boden wirkt in kurzer Zeit stimulierend auf den ganzen Organismus, regt den Atem an, beschleunigt den Herzschlag, belebt. An den Fußsohlen finden sich die Reflexpunkte für alle Organe, für Muskulatur, Knochen usw. (Ringier, 1991). Praktisch gilt es, Einzelne, Paare und Familien anzuleiten, mit kurzem, etwa 20 Sekunden dauernden Stampfen zu beginnen. Wenn eine relative körperliche Belastbarkeit vorhanden ist, können die Knie beim Stampfen hochgezogen werden, was Atem und Herzschlag vermehrt anregt. Danach erfolgt in sitzender Ruhestellung das Wahrnehmen der entstandenen Körperempfindungen: gesteigerte Atemtätigkeit und erhöhter Puls, Kribbeln in den Waden, Schwere in den Beinen usw. Der Körper hat dann verstanden, spürt es auch, dass es ihm jetzt wohler ist als zuvor. Das körperliche Erfolgserlebnis steht am Anfang der motorischen Depressionsbewältigung. Die Sauerstoffzufuhr ist erhöht. »Einmal gespürt ist besser als hundertmal gewusst.« Anregen, ausruhen und mehrfaches Wiederholen führt bei Depressiven zurück zur verloren gegangenen Lebensstruktur.

Äußerst stimulierend ist Seilspringen an Ort. Aber auch draußen eine Strecke von 20, 30 oder mehr Metern den Berg hinauflaufen, beginnend mit der Nasenatmung, bis bei einem erhöhten Sauerstoffbedarf von der Nasenatmung zur Mundatmung gewechselt werden muss (Dold, 1998), fordert heraus. Danach innezuhalten, bis Atmung und Herzschlag den Normalzustand erreicht haben, gleicht aus. Werden solche Übungen zu Hause täglich wiederholt, stellt sich bereits nach fünf Tagen eine Leistungssteigerung ein. Es können mehr Seilsprünge absolviert, mehr Laufmeter gemacht werden, bis ein Wechsel von der Nasen- zur Mundatmung übergegangen werden muss. Und das baut die neue Schaltzellen im Gehirn auf: eine vorteilhafte Ausgangslage für Depressive im Alltag. Sie erleben die Verbindung von Atem, Bewegung und Erfolg. Dieses Erlebnis lässt sich auf andere Bereiche übertragen. Mit solchen Übungen entsteht neue Hirnsubstanz, weil Depressive durch derart simple, vernetzte Atemübungen spüren lernen, dass es ihnen besser geht. Der Erfolgt verankert sich im Spüren und nicht im Wissen.

Beispiel • Vertiefte Körpererfahrung verbunden mit dem Erleben von Gefühlen

»Es ist ganz furchtbar mit dem Vater, aber ich kann wegen dir nicht weg.« Mit diesem Satz fühlt sich die heute erwachsene Frau noch immer zurückgewiesen und in Verantwortung für das Wohlbefinden ihrer Eltern, ohne in der Lage zu sein, ihnen über ihre schon im Alter von sieben Jahren erlebten Empfindungen Mitteilung machen zu können. Sie wuchs bis zum vierten Lebensjahr bei den Großeltern mütterlicherseits auf, wo es ihr wohl erging und dank telefonischer Verbindung die Trennung besser verarbeiten konnte. Heute klagt die Frau darüber, dass sie in »Löcher« falle, handlungsunfähig werde und sich in Selbstzweifeln ergehe. Als psychosomatische Begleitsymptome nennt sie Druck auf der Brust und Angst vor dem Erbrechen. Letzteres wurde mit Beruhigungsmitteln behandelt. Sie wertet das wiederkehrend Hervorbrechen ihrer Gefühle als negativ. Dabei ist ein Stillstand im Austausch von innen nach außen und von außen nach innen das zu lösende Problem.

Übung • Einfache Atemübung

Der Klientin wird empfohlen, die rechte Hand auf den Bauch zu legen, mit einem noch hörbaren Ha-Laut die Luft durch den offenen Mund ausstreichen zu lassen und darauf zu warten, bis der Organismus von selbst wieder einatmet.

Wird das Atemgeräusch immer länger dauernd, bewirkt dies ein rascheres Einatmen. Zwei Ergebnisse werden konstatiert. Der Atem vertieft sich, durch ein länger werdendes Ein- und Ausatmen. Schon nach einer Übungszeit von ein bis zwei Minuten stellt sich ein leichtes Gefühl von Benommenheit ein. Hierauf wird Zeit eingeräumt für das Wahrnehmen der damit entstandenen Körpergefühle.

In der Fortsetzung der Atemübung wird die Luft nicht mehr frei aus dem Mund aus- und einfließen lassen, sondern stehend, gezielt auf einen Gegenstand, z.B. auf einen Punkt an der Wand gerichtet. Der gebündelte Luftstrom trifft auf das Ziel, dies zunächst langgezogen, dann immer sich verkürzend, bis der Laut zu einem knappen Bellen wird. Dieses Bellen, etwa 15-mal wiederholt, aktiviert Bauch- und Zwerchfellatmung, zudem das vegetative Nervensystem. Kraftvoll sich äußeren, die eigene Befindlichkeit anderen mitteilen, so lernen Atmende energisch Einfluss nehmen und sich durchsetzen.

In einer weiteren Übung werden Atemräume erlebbar gemacht, dies ist sowohl Einzelnen als auch ganzen Familien zu empfehlen.

Übung • Atemräume

In schulterbreitem Stand, die Fußsohlen flach am Boden, bei gleichmäßig verteiltem Gewicht, wird von einem Gefühl, unten verankert zu sein, ausgegangen. Die Knie können leicht angewinkelt sein, sollten jedenfalls nicht durchgedrückt werden. In dieser Grundhaltung werden die Hände in Höhe des Unterleibs verschränkt, sodass die Handrücken nach unten weisen. Beim Einatmen werden die Hände und Arme bis in Schulterhöhe hochgehoben, danach die Handteller nach oben gewendet und ausatmend nach oben gestreckt. Jetzt ist der ganze Körper gespannt. Wird der Oberkörper z.B. jetzt nach rechts geneigt, die Haltung der Arme bis zum Schultergürtel bleibt unverändert, dann kann in den geöffneten Atemraum auf der linken Brustseite geatmet werden. Zurück in die Ausgangsposition in der Mitte, dann Neigung nach links und in den rechten Atemraum mehrmals hineinatmen. Gleiches erfolgt mit Neigung nach vorne mit Einatmen in den Rücken und umgekehrt.

Flacher und kontrollierter Atem, mit ebenso kontrollierten Emotionen kann zu Zwerchfellverspannungen führen und wirkt sich auf das autonome Nervensystem aus (Rosenberg, 1985). Blockierungen der Zwerchfellatmung sind sehr verbreitet. Atmen in die unterschiedlichen Atemräume wirkt sich lockernd aus, bringt Bewegung in die Emotionen und führt zur vegetativen Harmonisierung. In Gruppen- und Familientherapien sind die Ergebnisse bei Atemübungen individuell verschieden, je nach assoziativ erfolgten Verknüpfungen in den Lebensgeschichten. Mit der Atemarbeit steht auch der depressive Mensch an der Nahtstelle, wo Gefühle sich auf den Körper und Körperarbeit sich auf Gefühle auswirkt.

Methoden zur Verinnerlichung

Bei Unruhe, innerer Orientierungslosigkeit, aber auch in Phasen der notwendig gewordenen Lebensumstellung sind Atemübungen hilfreich, sie führen zu innerer Ruhe. So lässt sich das leidvolle einer Depressionserfahrung auch als einen schmerzhaften Ausweg erkennen. Depressionen lassen sich ebenso als Botschaften an Partner und Familien besser erkennen (Hell, 1992). Dabei reichen die Fragen nach dem Warum und dem Sinn der Depression über die der Naturwissenschaften hinaus. »Es fragt auch nach dem Wozu, nach dem sinnstiftenden Einordnen des depressiven Erlebens in das größere Ganze des persönlichen und zwischenmenschlichen Lebens. Die Frage nach Bedeutung und Sinn ist auch manchen Therapieformen der Moderne eigen« (Hell, 2008, S. 121).

Übung

Einzelne oder Familien stehen aufrecht, die Füße flächig und schulterbreit am Boden, die Knie sind locker angewinkelt. Alle heben die ausgestreckten Arme, bei herabhängenden Händen bis in Schulterhöhe und atmen dabei ein. Beim Einatmen werden die Beine gestreckt, ohne die Knie durchzudrücken. Sind die Arme in Schulterhöhe angelangt, werden die Handteller einander zugewandt und Arme und Hände ganz ausgebreitet. Der ganze Brustraum ist jetzt erfüllt von Energie und vermittelt in der Wiederholung der Bewegung das Gefühl von Harmonie und Zufriedenheit. Das Schließen der Arme und deren Herabsenken beim Ausatmen führt zu innerer Ruhe, Gelassenheit und einem Gegründet-Sein im Familiensystem: Wir sind beieinander!

Übung • Aktivierung der Zwerchfell- und Bauchatmung und die Frage nach dem Sinn

In aufrechter, bewusster Sitzhaltung, ohne ein Anlehnen werden die Hände zu lockeren Fäusten geballt und unter den Achselhöhlen leicht an die Rippenbögen angedrückt. Es wird dorthin zu atmen versucht, wo die Fäuste aufliegen. Der bewusste Atem wird auf die seitlichen Bereiche gerichtet: zehn- bis fünfzehnmal ein- und ausatmen. Dann wird eine Faustbreite tiefer geatmet, ebenfalls in gleicher Häufigkeit. Der langsame Übergang von der Hochatmung zur Zwerchfell- und Bauchatmung, wobei die Übung beendet wird, wenn die Fäuste an den Lenden ankommen, bewirkt eine Beruhigung des ganzen Organismus und eine Verlangsamung des Atmens. Damit kann das vegetative Nervensystem Einfluss auf die noch zu aktive Stoffwechseltätigkeit in vielen Hirnregionen nehmen (Newberg & Waldman, 2010).

Wir haben es in der Hand, unseren Organismus in eine Verfassung zu bringen, die es uns erlaubt, uns in Ruhe mit unangenehmen Gefühlen zu beschäftigen. Wozu sind sie da, was wollen sie mir, uns, unserer Familie sagen? In Ruhe lernen wir komplexe Sinnzusammenhänge erfahren. Das Erleben der Veränderbarkeit von Gefühlen nimmt die Angst vor den Gefühlen von Trauer, Niedergeschlagenheit und Verzweiflung. Ohne die Sinnfrage lässt sich keine Depression aufarbeiten, bestenfalls schafft man es, die Symptome zu beseitigen. Viele lassen es damit bewenden und müssen, falls sie den Mut aufbringen, noch einige weitere Runden im Spiel machen, bis das Ziel erreicht wird.

Fazit

Körperarbeit ist in depressiven Systemen eine große Hilfe, wobei Erden, Atemübungen und der Umgang mit Wut und Trotz einen großen Raum einnehmen. Doch ohne die Verknüpfung mit der Sinnfrage bleibt die Aufarbeitung an der Oberfläche und beschränkt sich auf das Beseitigen von Symptomen.

6.6 Anklagende Paare und Familien in depressiven Systemen: Zusammenfassung und Interventionen

Anklagende Interaktionsmuster mit gegenseitiger Schuldzuweisung finden sich häufig in depressiven Systemen. Dieses System wird, was Erscheinungsbilder und Interventionen anbelangt, nachfolgend erläutert.

- **Phänomene**
- **Gründe für die Anmeldung zur Beratung oder Therapie:** Es sind dauernde Streitereien, Spannungen, Unmut, destruktives Verhalten usw., die als Anmeldungsgründe genannt werden.
- **Körperhaltung:** Nach vorne geneigte Oberkörper mit »Pistolenfinger-Haltung« zeigen an, dass die Energie im oberen Körperbereich angestaut ist. Dementsprechend kann sich der Blutdruck rasch erhöhen. Die Ausschüttungen der innersekretorischen Drüsen sind auf Anpeitschen und Beschleunigen (Adrenalinausschüttung) ausgerichtet. Die kontrollierenden und strukturierungsfähigen Instanzen des Gehirns (Frontallappen) werden durch Hirnstammaktivitäten überwuchert und auch außer Kraft gesetzt. Dabei spielt der Mandelkern (Amygdala) eine Rolle. Das Ganze ist mit einem Gefährt zu vergleichen, das mit überhöhter und ungebremster Geschwindigkeit dahinrast.
- **Kommunikative Abläufe:** Sie sind vergleichbar mit sich aufschaukelnden Ping-Pong-Dialogen, wobei Schlag auf Schlag (Vorwürfe, Kritik, verletzende Unterstellungen usw.) folgt, alles wird mit sich steigender Geschwindigkeit vorgebracht. Die Selbst- und Fremdwahrnehmung sind eingeschränkt.
- **Dysfunktionalität:** Eigentlich wird Nähe zutiefst ersehnt, doch werden zerstörerische Mittel eingesetzt, um sie zu erreichen. Es fehlt in diesen Systemen der regelmäßige, entlastende Austausch. So werden Reizthemen gemieden, hintangestellt und auch

vergessen. Latent unterschwellige Unzufriedenheit wegen mangelnder emotionaler Zuwendung schwelt.

- **Abwehrformen:** Man wendet sich gegen das Selbst, dies auch in Form von Selbstbeschuldigungen und Schuldgefühlen. Man identifiziert sich mit dem Aggressor.
- **Ressourcen:** Diese Systeme verfügen über Kraft, Vitalität, weiter zeichnen sie eine Tiefe des Erlebens in ihren Interaktionsmustern aus. Sie verfügen über die Fähigkeit, Dinge von Grund auf anzugehen, echte Fortschritte zu machen und sich zu entwickeln.
- **Resultat bei Auseinandersetzungen:** Auf dem »Schlachtfeld« finden sich nur noch »Verletzte und Tote«. Gutes emotionales Kapital, Wertschätzung, auch Achtung erleiden Schaden. Vor einem Scherbenhaufen ist es unendlich schwer, wieder den Faden zu finden, neu zu starten, Wunden zu heilen, Vertrauen herzustellen und Zuneigung wachsen zu lassen.

Interventionen

- Paaren und Familien zu einem frühen Zeitpunkt bestätigen, dass sie über große Potenziale verfügen, tiefgründig und differenziert sind, was zum Aufbau und für Entwicklungen im System entscheidend ist.
- Je nach Dramatik und gegenseitigen Beschädigungen: »Stecker« ausziehen, neu starten, Sicherungen und Signalstationen einbauen!
- Die Streitenden »entzweien«, beginnend mit körperorientierten Interventionen. So wird z.B. zuerst einer Seite nahegelegt, innezuhalten und zu hören, was die andere Seite sagt. Danach wird die sprechende Person gefragt, wie ihr der mimische Ausdruck der anderen Seite vorkommt. In den meisten Fällen wird die Wirkung des Gesagten beim Gegenüber nicht wahrgenommen. »Haben Sie den traurigen Ausdruck im Gesicht Ihrer Partnerin gesehen?« Danach kann die Frage folgen: »Wollten Sie Ihrer Partnerin wirklich wehtun?« Das wird meist verneint. So kann das Gespräch dahin geführt werden, die gegenseitigen Wahrnehmungen in den Dialog einzubeziehen.
- Verändern der Körperhaltung: Man bittet die Streitenden, sich zurückzulehnen, dadurch wird Raum für den eigenen vegetativen Bereich geschaffen. Die Pistolen-Finger kommen ins Halfter.
- Überraschende Interventionen konfrontieren Streitende abrupt mit den momentanen sensorischen Gefühlen den Füßen und Beinen. Wie fühlen sich jetzt Ihre Füße an? Das lenkt vom Kampf ab und richtet die Aufmerksamkeit auf den unteren Körperbereich, was ein Verlangsamen der Reaktionen mit sich bringt, zudem den Blutdruck reduziert und den Körperschwerpunkt nach unten senkt.
- Sich selbst zuerst zu spüren und erst dann sich zu äußern, führt zu einer authentischen Mitteilung.
- Gute Gedanken schicken, Gutes unterstellen bezieht die Wirksamkeit unserer Gedanken beim Lösen von Konflikten mit ein.
- In späteren Therapiephasen können Kraft- und Aggressionsübungen durchgeführt werden. So ist es möglich, Wut als vitalisierend zu erleben.

- Wiederkehrenden Auseinandersetzungen, Wut und Trauer, auch Streit als einen zu lebenden Sinn erkennen, lässt Familien reifen und immer wieder erkennen, wir sind oft beschwerlich unterwegs. Familien erleben, wie sie im Umgang mit tiefen Gefühlen das Üben brauchen, um auf ein oft schwer auszumachendes Ziel hin leben zu können. Ja: Wohin gehen wir? (Imhof, 2017).

7 Abhängigkeit

7.1 (Alkohol-)Abhängigkeit in Systemen

> »Abhängigkeit und Missbrauch haben ein biopsychosoziales Erscheinungsbild und werden (…) vorwiegend als süchtige Verhaltensweisen betrachtet. Das Biotop süchtiger Verhaltensweisen ist der interpersonale Raum.«
>
> Oppl, 2002, S. 425

Dem Zitat von Oppl sind aus vielschichtiger Sicht der Faktor Zeit, auch die Langeweile, der fehlende Bezug zur Tageszeit (in den Tag hineinleben) und Lebensgeschichte, neben einem Mangel an Gedanken um Anfang und Ende und Sinn der Existenz anzufügen. Der Spaßfaktor als Lebenselixier wird mit Suchtmitteln »glattgebügelt«, d.h. die Ausschüttungsstoffe, die unser Organismus bereitstellt, werden meist derart ausgereizt, dass äußere Mittel eingesetzt werden müssen, um den gleichen stimulierenden Effekt zu erzielen. Unter dem Aspekt der Körperarbeit in Beziehungssystemen Abhängiger ist die Typik der Wirkung der jeweiligen abhängig machenden Substanz von Bedeutung. Hinzu kommt das, was Beziehungspartner oder Familienangehörige mit diesem Verhaltensbild machen: hineininterpretieren, leugnen, schönreden, interagieren oder eine Ideologie entwickeln.

Welter-Enderlin und Jellouschek (2002) unterbreiten zwei Erklärungsmodelle der Alkoholabhängigkeit. Sie stellen Alkoholabhängigkeit als Krankheit einerseits und Abhängigkeit als eine Auffassungssache einander gegenüber. Für die Praxis kommen die Autoren zum Schluss, dass es darum geht, wie alle im System zusammen mit diesem Problem umgehen. Übersehen wird bei dieser Darstellung eine vielschichtige Komplexität.

Eine logische Kette verdeutlicht dies.

- Der Alkohol gelangt über das Blut zunächst in das Stammhirn, also in den Bereich der emotionalen Kernregionen: ein physiologischer Vorgang.

- Wir kennen Reaktionen von Heiterkeit, Aggressivität, gedrückter Stimmungslage und das u.U. schon bei geringem Konsum. Die Stammhirnstrukturen geraten in Bewegung.
- Es bedarf nicht einmal des Wissens über Spiegelneuronen: Die Stimmung überträgt sich auf andere. Kommt man verspätet in eine von Heiterkeit aufgeladene Gesellschaft, kann sich das Gefühl einschleichen, nicht dazuzugehören. Die Hirnstammstrukturen werden mobil und scheinen aufgeweicht. Die Gefühlsübertragungen verlieren an Kontrolle, was sich auf Interaktion und Kommunikation auswirkt. Suchtmittel, Biologie und Kommunikation sind als eine Einheit zu sehen.
- Im weiteren Verlauf eines feuchtfröhlichen Festes ergeben sich Störungen nicht nur in der Kommunikation, sondern auch in der Wahrnehmung. Die Menschen beginnen z.B. von sich zu sprechen, ohne zu bemerken, dass man ihnen nicht zuhört. Optische, akustische, auch sensorische Beeinträchtigungen signalisieren, dass der Zerfall der Ordnungsstruktur im Frontallappen angekommen ist. Die höheren, ordnenden Hirninstanzen erleiden Beeinträchtigungen.

Für eine an der Komplexität des Phänomens orientierte Suchtbehandlung liegen die Behandlungsziele nach Oppl (2002):
- im Erkennen von interaktionellen Konfliktbereichen
- in der verbesserten und offenen Kommunikation über diese Konflikte
- in der verbesserten Interaktion im Familienverband
- in der Neueinschätzung der Position eines möglichen Indexpatienten im System
- im besseren Gleichgewicht in den Familienbeziehungen
- im größeren emotionalen Rückhalt für den Indexpatienten wie für die Familie als Ganzes

Oppl meint zwar, dass das Erreichen der störungsspezifischen Ziele, z.B. Abstinenz, kontrolliertes Trinken u.a., nur 20 Prozent des Erfolgs ausmachen. Doch ohne die körperliche Verfügbarkeit bei einem vergifteten, oft strukturell veränderten Organismus ist der Einsatz von systemischen und psychotherapeutischen Verfahren sehr schwierig. Somit drängt sich die Notwendigkeit einer mehrschichtigen Hypothesenbildung auf.

7.2 Phänomene von Abhängigkeiten in Systemen

Wenn Abhängigkeit als normal kommuniziert wird

Beispiel

Jedes Mal, wenn die fünfköpfige Familie in die Ferien fuhr und in einer Gaststätte übernachtete, konnte der Vater erst dann aufstehen und am Frühstückstisch erscheinen, wenn ihm die Mutter einen Korn ans Bett gebracht hatte. Dieser Starter wurde Kindern, Personal und auch anderen Gästen damit erklärt, dass es der Vater am Magen habe; nach dem Schnäpschen gehe es dann schon.

Die Tatsache, dass der Organismus nur mit Suchtmitteln funktioniert, bedeutet: Er ist auf diese »Hilfe« angewiesen, also abhängig. Leugnen und Abstreiten, häufige Formen von Abwehr in einem Beziehungsverhältnis, sind nicht selten in Zusammenhang mit Bedürfnissen nach echter Kommunikation zu bringen. Es wird vermieden, von Bedürfnissen und Abhängigkeit zu sprechen, geschweige denn auf die Abhängigkeiten unterstützenden Verhaltensweisen zu verzichten.

Wenn körperliche Veränderungen einer Fehleinschätzung unterliegen

Beispiel

Eine Frau, Mutter von zwei kleinen Kindern, hatte sich ihrem Mann gegenüber so weit durchgesetzt, dass sie ihn zu einem Termin in einer Beratungsstelle für Suchtprobleme bewegen konnte. Die Frau, genervt durch den Umstand, dass ihr Mann kein Gehör für ihre Bedenken zeigte, suchte objektive Hilfe, da sie unsicherer wurde bei den Argumenten ihres Mannes. Dieser hielt einfach fest, dass er in normalem Rahmen trinke, was er sich nicht nehmen lasse und dass er, wie auch die Frau bestätigte, nie betrunken sei. Die Frau spürte Veränderungen in seinem Verhalten, er sei nicht mehr so wie früher. Er schien ihr vermehrt abgestumpft, reizbar, auch der Umgang mit den Kindern zeigte eine zunehmende Teilnahmslosigkeit. Auf diesen Vorwurf reagierte der Mann lakonisch damit, dass er das nicht so sehe. Seine körperliche Erscheinung würde im Volksmund als »gut im Futter stehend« genannt. Die Gesichtshaut war leicht gerötet und schwitzend und der Hauttonus weich: alles Anzeichen dafür, dass bereits körperliche Veränderungen stattgefunden hatten. Der weit verbreitete Irrtum, Abhängigkeit bestehe lediglich, wenn der Konsum zu Kontrollverlusten führe, bedurfte hier einer Korrektur. Der Körper hatte sich mit der Zufuhr einer regelmäßigen Menge Alkohol (bei Männern meist 60 bis 80 Gramm reinem Alkohol täglich) arrangiert und interzellulär durch Fettanreicherungen Ausgleich geschaffen, um den Zelldruck zu stabilisieren. Ein säuerlicher Schweißgeruch ist ein Hinweis auf das Endprodukt im körperinternen Abbauvorgang bei Alkohol: die Essigsäure.

Eine sachliche Erklärung führte bei diesem Mann zur Einsicht in die Zusammenhänge. Seine bisherigen Argumente konnten fachlich entkräftet werden.

Informationen zur Abhängigkeit in Systemen

Die mittelbezogene Abhängigkeit betrifft in einer Partnerschaft oder in einem System meist eine Person.

- Jedes Suchtmittel, regelmäßig konsumiert, zeigt eine spezifische Wirkung im Körper. Über diesen Umstand muss klar informiert werden. Diese Information, die in keiner Diskussion zur Disposition steht, genügt aber in den wenigsten Fällen, um eine Veränderung zu bewirken, da die Problematik meist psychosozialen Ursprungs ist und rationale Informationen die Defizite der Betreffenden wenig berühren.

- Wie im vorausgehenden Beispiel durch die Partnerin bemerkt, verändern sich Empfinden und Erleben, was auf Beziehungen u.a. abstumpfend wirkt. Auch besteht meist eine erhöhte Reizbarkeit. Mit der emotionalen Distanzierung schwindet die gegenseitige körperliche Berührung. Die gelebte körperliche Nähe, ein Heilmittel besonderer Art, bedarf der Aktivierung. Wir treffen hier auf Forderungen unseres Stammhirns, auf alte archaische Muster, die mit Sicherheit, Liebe und Vertrauen verbunden sind. Auch beim Gruppenbildungsprozess sind Nähe, Berührung, das Einander-riechen-Können, fundamentale Grundvoraussetzungen.
- In welcher Verfassung ist der Süchtige, wenn er zur Beratung kommt? Setzt er den Konsum fort, hat er vielleicht selbst einen kalten Entzug zu meistern versucht? Wurden klinikinterner Entzug und Behandlung durchgeführt? Fand nach dem Verlassen der Klinik Familientherapie oder eine körperorientierte Behandlung statt? Erfahrungen haben gezeigt, dass ein therapeutisches Einwirken bei noch Konsumierenden kaum Erfolg hat. Bereits kleine körperliche Übungen können allerdings für den Süchtigen insofern beeindruckend sein, als ihm aufgezeigt werden kann, wie katastrophal u.U. die körperliche Verfassung ist. So erging es einem noch jungen Abhängigen, der zweimal eine Treppe von je zehn Stufen hinaufsteigen musste. Herzrasen und Atemnot in der Folge wurden für ihn zum heilsamen Schock.
- Es ist zu klären, ob die Familienangehörigen Einsicht in ihre Beteiligung am Problem und ihr mögliches Mitwirken (Co-Abhängigkeit) haben.
- Sind Familien oder Partner mit Sucht belastet, kann dies zu Änderungen hinsichtlich des Zusammenhalts und z.B. bei mehrköpfigen Familien auch zum Bilden von Subsystemen (Müller, 2008), Allianzen und triangulierenden Verhältnissen wie auch zu Veränderungen in der Rangordnung führen. Höherer Zeitaufwand und kraftintensiver Einsatz verlagern Gewichtungen, sodass für sogenannte normale Abläufe ein geringeres Maß an Energie verfügbar ist. Veränderungen im Rollenverhalten, auch struktureller Wandel, können beobachtet werden. Das kranke Familienmitglied bewirkt Veränderungen in den Verhaltensmustern.

Um dem biopsychosozialen Phänomen *Abhängigkeit* mit interaktioneller Körperarbeit zu begegnen, ist auch den örtlichen und zeitlichen Umständen, die zur Sucht führten, Rechnung zu tragen. War das Bedürfnis, sich nach physischer Belastung, nach Stress am Arbeitsplatz, nach psychischer Verarbeitung von Demütigung und Geringschätzung Entlastung zu verschaffen, Grund für den Suchtmittelkonsum? Spielten Ängste, nicht über Empfindungen und Gefühle sprechen zu können, eine Rolle? Die Körperarbeit bedarf der Einbettung ins System, in das interaktionelle Beziehungsverhältnis.

7.3 Körperorientierte Paar- und Familienarbeit mit Abhängigen

Es ist zwar so, dass heute die Paar- und Familientherapie zum Standardinventar der Methoden in der Therapie mit Abhängigen gehört, dennoch ist sie in der Anwendung nicht ohne Tücken. Meist kommen in Paar- und Familientherapie, auch körperorientierte Techniken, bereits in der Fachklinik oder aber erst nach dem Entzug oder später ambulant zur Anwendung. Bei der Körperarbeit mit Süchtigen und ihren Partnern sollte von einem relativ guten Gesundheitszustand ausgegangen werden, körperliches Wahrnehmen und körperliches Empfinden sind Voraussetzungen. Es ist allgemein der wiederaufzubauenden gegenseitigen Wahrnehmung große Aufmerksamkeit zu schenken. In der Anwendung von Körperarbeit zeigen sich bereits zu Anfang die Defizite. Wenn z.B. nach einer Ausstreichübung bei einem Partner über Reaktionen berichtet wird, ist es nichts Ungewöhnliches, von der anderen Seite zu hören: »Ich spüre nichts!« Dies ist zu Behandlungsbeginn nach einem suchtbedingten körperlichen »Umbau« normal und sollte Therapeuten nicht entmutigen. Ob Ausstreichübungen gegenseitig oder individuell durchgeführt werden: Wiederholungen sind dringend erforderlich. Der Körper ist in einem Lernprozess, 16-, 32-, 49-mal (Häufigkeiten bei der Anwendung von Massagetechniken der TCM bei gesundheitlichen Problemen) muss wiederholt werden. Bei Partnerübungen wächst das Vertrauen stetig über langsame Ausstreichübungen und verweilende Körperberührungen. Pressen, kneifen, zwicken, klopfen, fassen, ziehen und halten sind äußerst wirksame Methoden, um Muskel-, Binde-, Knorpel- und sogar Knochengewebe zu beleben: Kenntnisse und Anleitungen, wie nachfolgend im Einzelnen erläutert, sind hier für die Anwendung Voraussetzung (Hui & Xiang, 1990).

Rücken. Mit lockerer Faust den gebeugten Rücken des Partners, der Partnerin abklopfen, das erreicht unterschiedliche Gewebetiefen, unterstützt die Zellfunktionen und belebt das Gefühl für den eigenen Rücken. Wird die Körperarbeit nicht nur als eine interaktionelle Körperarbeit gesehen, sondern ein bewusstmachender Dialog angestoßen, dann kann sich das so anhören:

- Was haben wir uns gegenseitig aufgeladen?
- Wir versuchen jetzt Ballast zu entfernen!
- Wir wollen wieder Lockerheit im Schultergürtel spüren.

Wenn man sich selbst mit beiden Handflächen von den Nieren abwärts über das Gesäß mehrfach ausstreicht, kann das von den Worten begleitet werden: »Wir müssen unsere Körper wieder reinigen, sie wieder auswaschen und Giftstoffe entfernen.« Körperarbeit korrespondiert so mit partnerschaftlicher Selbstreflexion.

Füße. Das Spüren des Bodens durch Verlagern des Gewichts von den Zehen über die Fußsohlen zu den Fersen, der Stand auf den Außenkanten der Füße, gegenseitiges Massieren von Füßen und Beinen, lässt Wahrnehmungen unten mit Realitätsbezügen in Verbindung bringen.

- Wir haben wieder festen Boden unter den Füßen.
- Wir können wieder voreinander stehen.
- Wir können unseren Standpunkt vertreten.

Ein mehrfaches Verankern von Körperempfindungen macht wieder Spaß. Kinder sind sehr gern bei Stampfbewegungen dabei, haben auch Freude daran, Füße zu massieren. Mit den Kindern zusammen werden Übungen lustig.

Übung • Mögliche Körperübungen mit abhängigen Systemen

Knetübung

Knetübungen bei der Körperarbeit mit Abhängigen sind besonders wirkungsvoll. Die Partner, auch Familienmitglieder, werden dazu angeleitet, sich gegenseitig Muskulatur und weitere Gewebe an Armen, Händen, Beinen, Füßen, am Rücken und Bauch kräftig zu kneten. Das gleichzeitig geführte Gespräch kann sich darauf beziehen, den Körperzellen behilflich zu sein, ihre Funktionen zu verbessern, wieder Kraft aufzubauen, um die ursprüngliche Gewebespannung wieder zu erlangen. Schon der Händedruck von Süchtigen lässt uns den Hauttonus oft als schwitzend, weich, auch schwammig wahrnehmen. Erhält der Süchtige die Aufgabe, das Kneten bei der Partnerin auszuführen, kann er zwei Erfahrungen machen: einmal, welche Kraft dafür aufgebracht werden muss, und zudem, wie sich beim Kneten das Gefühl in den Händen verändert. Die Hände werden lebendiger, kräftiger, fühlender und werden auch als sensibler wahrgenommen.

Partner-Atemarbeit

Auf zwei Stühlen sitzen sich Partner so nah gegenüber, dass die eine Person der anderen eine Faust oder die flache Hand in Magen- und Leberhöhe auf die Bauchdecke setzen kann. Eine zweite Variante besteht darin, dass eine Person mit angezogenen Knien auf dem Rücken am Boden liegt. Die Fußsohlen bleiben auf dem Boden. Damit liegt die Lendenwirbelsäule flach am Boden. Zunächst folgen beide Hände/Fäuste dem Atemrhythmus, bis das Regelmaß individueller Atmung spürbar ist. Erst dann beginnt ein sanftes Einwirken, d.h. beim Ausatmen schiebt die Hand/Faust die Bauchdecke nach innen, um danach jeden weiteren Druck wegzunehmen, was Raum für das Einatmen bietet. Bei diesem Atemvorgang entsteht das Bedürfnis, den Bauchraum auszuweiten. Nach mehrfachem Wiederholen wird dem Einatmen ein leichter Widerstand entgegengesetzt, was Zwerchfell- und Bauchatmung aktiviert und das Gefühl von zunehmender Kraft am Widerstand aufkommen lässt.

Dem Nachspüren der Übung wird Raum gelassen, somit wird deren Wirkung erlebt. Danach übernimmt die behandelte Seite die Position der Behandelnden.

Die Rolle von Beratenden und Therapierenden ist anleitend, begleitend, beobachtend, um dem Wechselspiel der Kommunikation zu folgen und um daraus zu lernen. So wird die Atemarbeit vertieft. Bei solchen Partnerübungen werden nicht nur physikalische, sondern auch biochemische Prozesse angeregt. Mimisches Zucken, Schlucken, Darmgeräusche, Wärmeströme und Lockern der Muskulatur sind einige Hinweise für innersekretorische Abläufe.

In erster Linie ist nicht ein exaktes Durchführen dieser Technik entscheidend für die wirksame Weiterentwicklung des Beziehungsverhältnisses der Partner, sondern die Berührung selbst: die wiederholte, körperliche Berührung.

Äußerungen von Partnern bestätigen, dass Ruhe, Vitalität und Kraft, auch Zuversicht und Mut bei solchen Übungen entstehen. Eine Erkenntnis, die sich im Laufe der Jahre bestätigt hat, ist die, dass die Partner und Familien zwar mit dem Wissen um das, was ihnen guttut, in Beratung und Therapie kommen, es jedoch eines Lernvorgangs bedarf, um sich wieder an und in die Hände zu nehmen. Wissen muss zur systemisch-körperlichen Erfahrung werden.

Klopfübung mit Familien

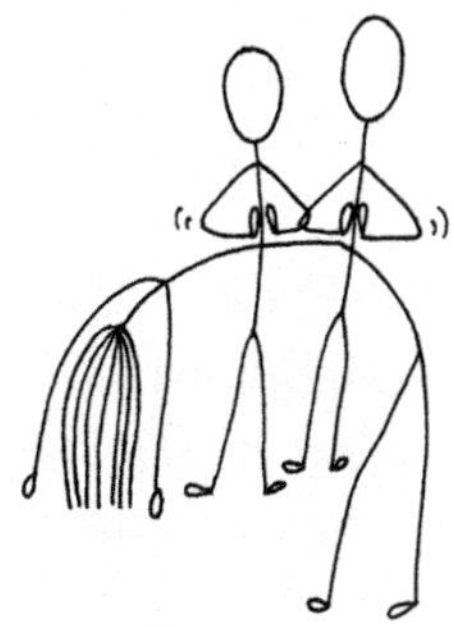

Besonders wirkungsvoll sind Klopfübungen, wenn sie im Familienverband durchgeführt werden. Ein Familienmitglied beugt sich nach vorne. Kopf, Arme und Hände hängen nach unten, damit können sich Nacken- und Schultermuskulatur entspannen. Die gebeugte Person bildet zunächst einen tiefen Ton, der im weiteren Verlauf moduliert werden kann. Die Familie trommelt mit lockeren Fäusten auf der ganzen Rückenfläche der sich anbietenden Person. Da das Klopfen rhythmisiert verändert werden kann, entsteht eine selbstkomponierte »Familienmelodie«. Kinder genießen es, wenn sie einmal bei einem Elternteil kräftiger zur Sache gehen können: »Der/Die kommt jetzt dran.«

Körperarbeit im Dialog

- *Es sprechen die trommelnden Personen:* »Wir klopfen dir den Rücken. Wir geben dir ein besonderes Gefühl von deinem Rücken. Wir helfen dir dabei, dass du dich besser spürst, dich auch besser fühlst. Wie geht es dir jetzt? Wie spürst du deinen Rücken? Ist es in Ordnung, wenn wir so weitermachen? Wie sollen wir weitermachen?«
- *Es spricht die behandelte Person:* »Es tut mir gut! Es ist gut so. Im Schulterbereich darf es mehr sein, da empfinde ich mich wenig locker.«
- *Die trommelnden Personen:* »Das ist es, was wir uns wieder von dir wünschen: deine lockeren Seiten. Die haben uns lange gefehlt. Wir alle wurden verspannt und haben uns nicht mehr so wohl gefühlt.«
- *Die behandelte Person:* »Wenn ihr mir dabei helft wie jetzt, dann werden wir es schaffen, dann spüre ich euch wieder besser.«

Die Funktion von Therapeutinnen besteht im Begleiten. Die ausführende Person oder die Personen (handelt es sich um eine Familie) erhält/erhalten Anleitungen. Für Kinder ist das Einüben von familiären Berührungserfahrungen nicht nur ein stärkender Prozess in der eigenen Entwicklung, es ist ein anregender Spaß. Die Beraterin bzw. Therapeutin leitet den Dialog zwischen den Akteuren an, spiegelt Aussagen, gibt Hinweise für vertiefende Fragestellungen. Es gilt einen dialogischen Prozess unter den Handelnden zu erreichen.

»Geworfene« Fingerspitzen: Pfeile

Im Gegensatz zum Trommeln mit der weichen Faust, die ein Lockern in der quergestreiften Muskulatur zur Folge hat, erreichen die Fingerspitzen, die gleich geworfenen Pfeilen auf Gewebe treffen, deren tiefere Strukturen. Binde-, Knorpel- und Knochengewebe erfahren Anregung. Der Körper wird damit in den tieferen Strukturen erreicht, wo er letzten Endes seine Energie aufbaut (Plattenknochen, Knochenmark).

Es geht nicht nur um die unterschiedlichen Massagetechniken, sondern auch um ein variantenreiches, körperliches Dabeisein. Dialogische Berührung wirkt beziehungspflegend.

Arbeit mit dem »Luftkissen«

Werden die Hände so geformt, dass sie mit den Daumen und den an den Mittelhandknochen angewinkelten Zeigefingern einen kleinen Hohlraum bilden, dann kann damit unter leichter Kraftanwendung auf den Rücken der zu behandelnden Person geschlagen werden. Die so komprimierte Luft wirkt sich über den Handhohlraum hinaus auf das weitere Gewebeumfeld aus. Bei dieser Übung breitet sich die Wirkung, nicht wie beim Auftreffen eines Steines auf einer Wasserfläche zweidimensional, sondern dreidimensional aus. Das Lösen von Verspannungen und Energieblockaden ist das Ziel.

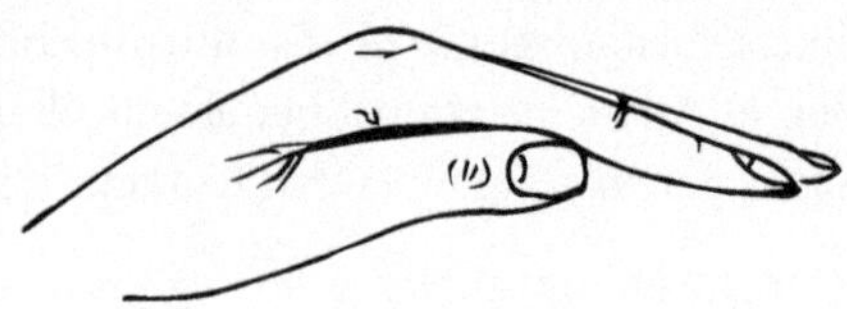

Begleitender Dialog

- *Es sprechen die arbeitenden Personen:* »Spürst du es an deinem Körper, wenn sich Verspannungen einstellen? Wie ist dann deine allgemeine Verfassung? Wie versuchst du dir Entlastung zu schaffen? Wie hast du das früher gemacht?«
- *Es spricht die behandelte Person:* »Meist habe ich Verspannungen erst dann empfunden, wenn ich sie als Schmerz erlebt habe. Dann stand ich meist unter Druck und versuchte diesen so rasch wie möglich zu beseitigen.«
- *Die arbeitenden Personen:* »Versuche dich einmal an die Spannung auslösenden Umstände zu erinnern. Wie willst du mit ihnen umgehen?«

Schlängelnde Bewegungen, Regentropfen und Ausstreichen

Schlängelnde Bewegungen, mit den locker aufliegenden Handkanten über der ganzen Rückenfläche ausgeführt, werden von der Haut, ähnlich wie bei einer weiteren Berührungsvariante, wenn die Fingerkuppen weich auf das Gewebe auftreffen – Regentropfen vergleichbar – als sinnlich angenehm empfunden. Wenn man am Schluss mit beiden Händen kräftig die ganze Rückenfläche ausstreicht, wird ein Gefühl vertrauter, persönlicher Nähe, von Geborgenheit und spürbarer Wertschätzung vermittelt.

Bei der Körperarbeit mit Paaren und Familien ist der dialogische Austausch notwendig. Jeder Mensch hat seine individuellen Empfindungen: Die einen lieben es kräftig, die anderen weich und innig. Die einen schätzen den Oberflächenkontakt bei Berührungen, andere mögen ein Angefasst-Werden, das alle Gewebestufen einschließt: eben bis auf die »Knochen«.

7.4 Die Funktion von Partnern und Familienangehörigen bei der Körperarbeit mit Süchtigen

Die Anwesenheit von Partnern und Angehörigen hat einen unterstützenden Sinn, auch als Motivationshilfe ist sie dann willkommen, wenn die Ursachen der Sucht nicht in partnerschaftlichen oder familiären Interaktionsformen begründet sind. Bis zur vollen biologischen Regeneration braucht es bei Suchtpatienten nach Verlassen der Klinik oft ein halbes Jahr oder auch mehr. Dann Verständnis finden bei den nie auszuschließenden, sogar oft notwendigen Rückfällen, und dann immer wieder einen gemeinsamen Neuanfang machen: Hier ist die soziale Unterstützung von größtem Wert. Bei der Tiefenarbeit mit Süchtigen und im Umgang mit ihren Stimmungsschwankungen werden Erinnerungen an Beziehungsabbrüche und den Verlust von Bindungen, ambivalente Wünsche nach Wiederanknüpfung oder Erneuerung wach. Verstehen und Liebe über Hände zu erfahren, prägt sich im Körpergedächtnis ein. Doch hier können Übertragungserwartungen aufkommen, bei denen Beraterinnen oder Therapeutinnen als Erfüllungsgehilfen missbraucht werden, falls keine klar strukturierten Arbeitsformen gefunden werden können. Das Definieren von Beginn, Dauer und Ende von Übungen, bei gleichzeitigem Herstellen des Selbstbezugs bei aufkommenden Defiziten, verhindert Missbrauch.

Hinweise zum Wiederaufbau der Energie

Alkohol ist eine hochprozentige, rasch verfügbare Energiequelle, so dass in vielen Fällen auf die normale Kost verzichtet oder das Essen allgemein reduziert wird. Nach dem Entzug gelangt der Körper erneut in einen Stresszustand, wenn er umstellen muss. Magen und Darm werden wieder mit normaler Nahrung versorgt, die Drüsensekretion muss angefahren werden und auch die Organisation des Zelldrucks verändert sich. Der Körper litt unter mangelhafter Vitaminzufuhr und es bestand ein Defizit an Spurenelementen. Die fehlende körperliche Widerstandskraft, ein heruntergefahrenes Immunsystem unterstreichen die Notwendigkeit einer körpertherapeutischen Unterstützung in Form von Beratung über die Ernährung. An Beratung und Therapie werden Erwartungen gerichtet. Es geht um Erfahrung, Wissen und um notwendige Informationen. Jeder Süchtige versucht mit dem Suchtmittel, mit dem Suchtverhalten, einen Spannungsausgleich zu schaffen und Bedürfnisse zu befriedigen. Demnach ist nur dann eine echte Bereitschaft zur Veränderung vorhanden, wenn die Aussicht besteht, Bedürfnisspannungen als verursachende Faktoren zu erkennen und Ausgleich herzustellen. Erwartungen gehen dabei im Allgemeinen in die Richtung, rasche und überzeugende Ergebnisse zu spüren.

Zuerst geben und dann fordern

Es ergibt durchaus Sinn, wenn die behandelte Person, für das was sie als wohltuend von Partnern und Angehörigen erfahren hat, etwas zurückgibt: also z.B. auch massiert, sich bedankt und auch Mut und Zuversicht vermittelt. In abhängigen Systemen findet sich meist eine Bedürftigkeit nach Zuwendung, wir treffen auf Defizite. Es besteht die größere Wahrscheinlichkeit, die stoffgebundene Abhängigkeit aufzugeben, wenn emotionale, auch soziale Nähe und das Gefühl von Zugehörigkeit entstehen.

Wichtig

Es gehört zu den wichtigen Erfahrungen aus der Praxis, dass bei den Angehörigen des Süchtigen das Geben vor dem Fordern stehen muss.

Im Zustand von Schwäche oder von Krankheit noch Anforderungen gerecht werden zu müssen, ist sehr schwierig.

Beispiel

Ein junger Familienvater, er hatte den klinikinternen Entzug hinter sich, musste nach Rückkehr in seine Familie erfahren, dass sein Vater nach alldem, was vorgefallen war, ihn nicht mehr sehen wollte. Noch nie hatte dieser junge Mann von seinem Vater Wertschätzung, Unterstützung und Aufmunterung erfahren. Hätte nicht der Arbeitgeber durch Anerkennung, durch Übertragen von Verantwortung das noch schwache Selbstwertgefühl gestärkt, wäre es zu keiner dauerhaften Verbesserung des Zustandsbildes gekommen.

Abwertende Einstellungen und Zurückweisungen erweisen sich als Gift im Prozess, angenommen und als Mensch wieder geschätzt zu sein. Nicht nur der Organismus, auch das Selbstwertgefühl hat gelitten und ist auf Unterstützung angewiesen.

Es mag anfänglich schwierig erscheinen, einem von Drogen, Alkohol, Süchten allgemein schon äußerlich geschwächten Menschen zuerst Lob und Anerkennung zu zollen, bevor Ratschläge gegeben, Informationen vermittelt, therapeutisch zu intervenieren versucht wird.

- Sie haben sich selbst aufgemacht, um Hilfe zu suchen.
- Es ist Ihnen sicherlich nicht leichtgefallen.
- Es hat Überwindung gekostet: alle Achtung. Das verdient Lob.

Fragen nach dem augenblicklichen Befinden lässt Süchtige ahnen, was zutiefst Anlass für den Konsum von Mitteln gewesen sein kann: der Wunsch nach Verständnis, nach Anteilnahme und Beheimatet-Sein.

Wirksamkeitsnachweis von Paartherapie mit Alkoholabhängigen

Oppl (2002) verweist auf zahlreiche Studien, die belegen, dass Partnerschaft, Familie, tragfähige Beziehungen und verlässliche Bindungen für die Verarbeitung von Suchtproblemen von zentraler Bedeutung sind. Die Anwesenheit einer Familie ist bereits eine erfahrbare Ressource, die Bindungssicherheit einschließt. Es besteht eine positive Korrelation zwischen Bindungssicherheit und Symptombelastung. Paar- und Familientherapie führt bei Alkoholabhängigkeit bzw. -missbrauch zur Einschränkung des Trinkens und zu höherer Zufriedenheit in der Paarbeziehung (Scheib & Balck, 2002). Wird Körperarbeit unter dem Aspekt von Wirksamkeit betrachtet, geht es darum, dem Indexpatienten zu größerer Unabhängigkeit zu verhelfen. Der erste Schritt dazu besteht allerdings darin, ihn in die Familie einzubeziehen. Wenn über den Körper das untrügliche Gefühl vermittelt wird, man sei angenommen, man gehöre dazu, man wird gerngehabt, kann auf diesem sicheren Grund Autonomie wachsen.

- Die körperliche Interaktion, wenn sie klar definiert ist, bringt die bleibende Erfahrung, dass emotionale Defizite korrigierbar sind.
- Den Arm über die Schultern legen mit der Zusicherung: »Du gehörst zu uns, du kannst auch immer zu uns zurück«, lässt abhängige Jugendliche erste, selbstständige Schritte wagen.
- Um Co-Verhalten gerade bei Körperarbeit vorzubeugen, werden Anfassen, Halten, Umarmen usw. klar definiert. Empfangender und Berührende treffen eindeutige Abmachungen über den Beginn und das Ende von Berührungen.

Übung

»Sind Sie damit einverstanden, dass Ihr Partner, Ihre Partnerin Ihnen die Hände auf die Schulterblätter legt, Ihnen den Fuß massiert, Ihren Körper umfährt?« Nach erfolgtem Einverständnis: »Wir beginnen jetzt!« und am Schluss: »Ich entferne mich jetzt langsam von den Schultern. Mit dieser Ausstreichbewegung beende ich die Fußmassage.«

7.5 Abhängigkeiten: Zusammenfassung und Interventionen

Gründe für Anmeldung und Beratung oder Therapie

Familienangehörige sind es am häufigsten, die um Hilfe ersuchen. Sie sind am Ende ihrer Versuche, das Suchtproblem eines Familienmitglieds in den Griff zu bekommen. Auch auf rechtliche Überweisungen erfolgen Beratungen und Therapien, z.B. bei Fahren in angetrunkenen Zustand, Führerscheinentzug, auch bei häuslicher Gewalt. In wenigen Situationen gelangen Einzelpersonen in Beratung und Therapie, wenn ihre gesundheitliche Lage desolat geworden ist, wenn ihnen die Mittel keine Hilfe mehr bieten, sie sozialer Hilfe bedürfen, durch alle tragenden sozialen Netze gefallen sind. Sie sind meist alleinstehend, haben einen langen sozialen Abstieg hinter sich.

Dysfunktionalität Kommunikation in diesen Systemen

Scham vor der Öffentlichkeit fördert eine Form der Verleugnung, der Bagatellisierung, der Verharmlosung der Folgen: Die Betroffenen werden nach außen gedeckt und entschuldigt. Sie werden auch als Opfer der Gesellschaft jeder Eigenverantwortung entbunden. Es wird dem Stress am Arbeitsplatz, der leichten Verfügbarkeit des Suchtstoffes, dem Umgang mit beeinflussenden Kolleginnen und Kollegen Schuld angelastet. Systemintern versuchen Angehörige, durch Kontrollen das Beschaffen des Suchtmittels zu verhindern. Das System erschöpft sich, indem es die Suchtmittel ins Zentrum der kommunikativen Abläufe stellt, eine Problembearbeitung somit verunmöglicht.

Die Biologie der Sucht

Kandel (2018) stellt Belohnungs- und Glücksgefühle an den Anfang der Sucht. Alle Belohnungssysteme lassen den Dopaminspiegel im Gehirn ansteigen, und er ist damit für den Anstieg des Hochgefühls verantwortlich. Zugleich entsteht eine assoziative Verknüpfung mit dem Suchtstoff. Dementsprechend entsteht das Verlangen nach dem Suchtmittel. Diese Konditionierung fördert ein Kreisen um den Stoff oder die Glücksgefühle auslösenden Umstände.

Abwehr

Was Unlust verursacht oder verursachen könnte wird gemieden und abgewehrt. Die Vorstellung von bestimmten Orten, Tageszeiten, gesellschaftlichen Treffs tragen dazu bei, dass Süchtige Realitätsbezüge verändern. Sie haben die Orientierung verloren.

Ressourcen und menschliche Tiefen

Kann darauf verzichtet werden, die Mittel ins Zentrum einer Begegnung stellen, dann finden sich feinfühlige, suchende Menschen, die nach Glück und Zufriedenheit streben. Sie können im Umgang mit ihrer Krankheit an Reife gewinnen und im System zu einer Herausforderung werden.

Wichtig

Wenn Süchtige und deren Familien auf der Suche nach Glück und angenehmen Gefühlen sind, bedarf es vor dem Einsatz von körperbezogenen Interventionen angenehmer Unterstützung. Lob dafür, dass man einen unbequemen Weg zu beschreiten beabsichtig, das verdient Wertschätzung. »Sie haben es sich nicht leicht gemacht. Sie verdienen meine Hochachtung. Was sie vorhaben, ist nicht jedermanns Sache. Zusammen werden sie es schaffen.«

Körperliche Interventionen

- Da der Körper von Suchtmitteln geschwächt ist, sind die Wahrnehmungen verändert, d.h. körperbezogene Interventionen müssen öfters wiederholt werden, bis sie sich wieder im Körpergedächtnis verankern.

- Alle Formen von Grounding, das Verankern im Grund ist wichtig. Das Gewicht auf den Fußsohlen z.B. von den Fußballen auf die Fersen verlagern, damit den Körperschwerpunkt unten verankern, lässt in der Realität ankommen.
- 49 x die Beine außenseitig von den Hüften bis zu den Knöcheln hinuntermassieren und innenseitig bis zu den Hüften, dies mehrfach täglich, lässt den Gang verändert erleben, ebenso den Stand.
- Gegenseitiges Körpermassieren im Familienverband darf – von kräftig bis subtil – eine ganze Bandbreite ausmachen. Damit fördert die Familie das empathische Empfinden, das häufig auf der Strecke geblieben ist.
- Körperbezogene Tiefenarbeit kann darin bestehen, sich früher Entbehrungen, Vernachlässigungen, Demütigungen und Zurückweisungen zu erinnern, sie im Körper zu verorten oder ihnen einen Bereich zuweisen. Die Hände dorthin legen oder dahin durch Angehörige auflegen lassen, verändert die Empfindungen und schafft bei Wiederholungen neue Verknüpfungen im Zentralnervensystem.

8 Zwanghaftigkeit und Intellektualisierung

Paradoxe Philosophie

Zwanghafte und intellektualisierende Menschen erwecken bei Beratern und Therapeutinnen oft den Eindruck, dass sie gesund sein *müssten* und nicht krank sein *dürften*. Ihr Slogan wäre: »Wir dürfen nicht krank sein und das lässt uns nicht gesund werden.«

Die Leibferne erkennen wir in der Kommunikation. Es geht um Wissen, Besserwissen, Rechtfertigen, Beweisen, Rechthaben und Nicht-Rechthaben und um Kenntnisse. Alles mit dem entsprechenden Ernst. Bei Witzen, falls überhaupt welche gerissen werden, wird nicht gelacht. So stürzt sich das System bei Leiden mit voller verbaler Wucht auf die Symptome. In erster Linie müssen die Symptome beseitigt werden, dann sind wir gesund. Heilung um jeden Preis, die Frage nach dem Sinn von Heilung stellt sich nicht.

Die verstandesorientierte und normativ ausgerichtete Lebensweise wird bevorzugt, während einem körperbezogenen und sozialen Beziehungsstil mit Vorsicht begegnet wird. Deswegen geht der Weg zur Körperarbeit über Einsicht und nachvollziehbare Beweisführung. Gegenüber blindem Glauben, auch unüberprüfbarem Vertrauen, spontaner Selbst- und Fremdwahrnehmung, treffen wir auf Skepsis. Die Wirkung einer Übung sollte vorausschaubar und im Nachhinein messbar sein. Intellektualisierende und zwanghafte Menschen lieben sachliche, abstrakte und objektive Tatbestände. Sie strahlen eher wenig emotionale Nähe aus und finden ihren Kontakt über Wissenschaft und heute auch über virtuelle Wege.

8.1 Grundlagen der systemischen Arbeit mit intellektualisierenden und zwanghaften Systemen

Gründe, die zur Therapie führen

Bei Säuglingen und Kleinkindern können es Schreien, Probleme beim Schlafen und Trinken sein, während größere Kinder mit Tag- und Nachtnässen, Einkoten und Kotschmieren, Stuhlverhalten, Stottern oder Sprechverweigern (mutistische Reaktionen) reagieren, nachdem die Sauberkeits- und Sprachentwicklung bereits schon einmal erfolgt war.

In den meisten Fällen ist es eine Art »Leistungsverweigerung«, was sich später dann konkret im Schulischen zeigt. Die Pubertierenden und Adoleszenten blasen zum Aufstand gegen das System und versuchen mit gleichen oder besseren Waffen die brüchige Logik auszuhebeln. Kinder und Jugendliche wurden in ihren Bedürfnissen nach Nähe und emotionalem Kontakt die ganze Entwicklung hindurch auf vornehme Distanz gehalten. Jetzt wird das ganze System in Frage gestellt und die Gesellschaft dazu. Weltverbessernde Ideologien werden gezimmert diametral zu dem, was zu Hause gelehrt und gelebt wurde. Das löst bei den »Chefideologen« Angst aus. Da man dieser messerscharfen Logik nichts entgegenzusetzen hat, braucht man die Therapie als Erfüllungsgehilfin. Auch über den Umweg der psychosomatischen Symptome gelangen solche Systeme in Beratung und Therapie. Falls die behandelnden Spezialisten den Botschaftscharakter der Symptome erkennen, sind Psychotherapie oder systemische Therapieformen zu empfehlen. In Einzelfällen werden unterschiedliche Formen von Derealisation (Selbstentfremdung) festgestellt. In fortgeschrittenen Störungsverhältnissen treffen wir auf Familien mit Magersucht und weiteren Formen von verweigernder Provokation.

Körperliches Erscheinungsbild und Symptomatik

Eher selten finden sich Übergewichtige in diesen Systemen. Hagere, sogar asketische Gestalten sind anzutreffen. Das argumentative Niveau ist hoch, anspruchsvoll und für den Gesprächspartner herausfordernd. Die Körperenergie tritt schwerpunktmäßig im oberen Körperbereich geballt auf. Bei Schmerzen gibt es Tropfen, Pillen und Medikamente, aber keine körperlichen Berührungen. Wir treffen auf ein breites Spektrum an psychosomatischen Symptomen.

Muskelverspannungen im Rückenbereich, Hautkrankheiten, Ekzeme, Migräne, Asthma, Anorexie – letztere ist die wohl schwerste Form eines psychosomatischen Erscheinungsbildes (unter Einsatz des Lebens gegen Verstandesdominanz) – drücken Ängste aus, die in diesen Systemen vorhanden sind. Aufstand und Verweigerung weisen auf unterschwellig harte Auseinandersetzungen und Hilflosigkeit hin. Kontrollzwänge und perseverierende Gedanken binden und blockieren den Energiefluss. Distanz zum Körper, Abwehr, Fremdheitsgefühl und Körperabspaltungen sind anzutreffen. Auffallend ist die Abwehr von körperlicher Nähe in Beziehungen. In diesem Zusammenhang sind soziale Isolierung, Affektverdrängung und Rationalisierungen zu nennen.

Interaktion und Kommunikation: dialogischer Austausch

Die Interaktion und Kommunikation zentriert sich auf die Präsentiersymptome (als quasi identifizierten Patienten), die zu einer Art Systeminhalt werden, um den sich

Denken und Handeln ranken. Die Symptome wie auch der identifizierte Patient treffen die Empfindungsebene des Systems. Das System »versammelt« sich und organisiert sich nun um die Vorzeigesymptome oder bei Pubertierenden um deren »Aufstand«, den sie im System wagen. Auch mit Süchten kann versucht werden, sich dem allzu strengen, förmlichen Lebensstil, auch dessen Normen und kaschierten Ängsten zu entwinden. Im System werden Mittel angewandt und Methoden »gepflegt«, um der Probleme Herr zu werden, die ebenso penetrant sein können wie das nicht zu stoppende Kreisdenken. Es ließen sich Parallelen zu Systemen ziehen, die alles gegen die Symptome, sprich auch gegen den Sündenbock tun, um sich nicht mit sich und den Ursachen befassen zu müssen. Ernst sind die Aussagen aber allemal zu nehmen, wie auch der Umgang mit einem logisch aufgebauten, komplexen Abwehrsystem. So erweist sich die kommunikative Körperarbeit von Anfang an als kompliziert und tückenreich. In der Kommunikation haben sich die Systemangehörigen darauf »geeinigt«, Hinweise auf Methoden und Mittel auszutauschen, die dann auch noch Kontrollen unterstellt werden. So treffen wir auf einen bestimmten sprachlichen Interaktionsstil wie: »Nimm doch ...! Hast du das schon probiert? Bist du schon beim Spezialisten gewesen? Du weißt, du hast heute einen Termin.« Die Kontrollsätze können auch als Vorwurf formuliert sein. »Du kannst keinen Erfolg erwarten, wenn du dich nicht an die Vorschriften hältst. Du hast deine Medikamente wieder nicht eingenommen. Du bist unzuverlässig, labil! Wir bemühen uns und dir ist das egal.« Es wird alles vernünftig und folgerichtig begründet. Prinzipien und Familienideologien werden aufgestellt und vermittelt. Sie werden gleich heiligen Kühen verehrt und stehen nicht zur Disposition. Abweichungen werden geahndet und gegeißelt. Emotionsarme Diskussionen und Dispute treten an die Stelle von herzlicher Unterhaltung. »Heul nicht, reiß dich zusammen. Du musst dich anstrengen. Hör auf mit deinem Gesuse.« Wir treffen auf eher eingeschränkten intimen Austausch. Intellektualisierende wirken kühl, pietätlos und distanziert. Sie pflegen einen labilen Kontakt, man kann sie schwer erreichen. Beziehungen können abrupt unterbrochen werden, ein fließender Nahkontakt fehlt in der Regel.

Verallgemeinernd kann zum Erscheinungsbild bei intellektualisierenden und zwanghaften Systemen festgehalten werden:

- Wir treffen auf mangelndes Körperbewusstsein, auf fehlendes Vertrauen in den Körper, auch Angst vor dem Körper.
- Das bunt schillernde Bild von Psychosomatisierungen reizt dazu, dagegen anzugehen, sie um jeden Preis beseitigen zu wollen.
- Die appellierende Botschaft des Körpers wird nicht erkannt, da die Orientierung nicht am Körper, sondern am Verstand erfolgt.
- Auf der Partnerebene, allgemein auf der Beziehungsebene, werden die doppelbödigen Botschaften nicht ausgeräumt.
- Die emotionale Ebene wird gemieden, die tieferen Bedürfnisse werden mit Mitteln und Substituten zu befriedigen versucht oder durch Agieren überspielt.
- In der Kommunikation gibt es Tendenzen zu Triangulierungen.

Fußfallen im Umgang mit intellektualisierenden Systemen

- Zunächst einmal darf man nicht mit der Tür ins Haus fallen und mit einer Körperübung beginnen wollen, wie etwa: »Legen Sie doch einmal Ihre Hand auf Ihr Herz. Das tut gut. Sie werden etwas spüren.«
- Bei Intellektualisierenden treffen wir auf tausend Ausreden, gerade das Nächstliegende nicht zu machen und dem Empfinden auszuweichen. Methoden werden ins Zentrum oder deren Wirksamkeit in Frage gestellt. Man versucht Therapeuten Unfähigkeit zu beweisen. »Ich spüre nichts. Das bringt doch nichts! Das sind Pfadfinderübungen.«
- Offen sind diese Systeme, wenn auf Forschungsergebnisse verwiesen werden kann. Einwände lassen sich durch rational-logische Hinweise entkräften. So konnten Forscher z.B. nachweisen, wie der Körper, auch der Beziehungskörper reagiert, wenn ein verächtlicher Umgang mit ihm stattfindet und dass Hirnstrukturen sich bei liebevoller Zuwendung verbessern (Newberg & Waldman, 2010). Kann man durch Hirn-Scanning beweisen, dass Emotionen unser Hirn beeinflussen, wird das akzeptiert.
- »Wir können unser Gehirn, auch das Beziehungsgehirn, über den Körper steuern. Sind Sie einverstanden, wenn wir einen Versuch machen?«
- Triangulierungen lassen sich dadurch auflösen, dass eine Person im Dreieck dazu gewonnen wird, nicht mehr mitzuspielen. Für die anderen wird es dann langweilig. Meist unterstützen hier Pubertierende Therapeuten. Pubertierende leben ohnehin in Auflehnung gegenüber regelhaften Mustern intellektualisierender Systeme. Sie sind geneigt, die Fronten zu wechseln.

8.2 Körperorientierte Vorgehensweisen mit intellektualisierenden und zwanghaften Systemen

Klienten versuchen, Beraterinnen oder Therapeuten von Anfang an unter Erfolgszwang zu setzen. Man erkundigt sich nach der Fachkompetenz. »Sie kennen doch diese Störung? Haben Sie Erfahrung auf diesem Gebiet? Sie wurden uns als kompetent empfohlen. Welche Methoden wenden Sie an? Uns wurde gesagt, Verhaltenstherapie sei auch wirkungsvoll. Beherrschen Sie diese Therapieform? Die Ego-State-Therapie ist jetzt in. Ich möchte nach dieser Methode behandelt werden.« Fallen Fachleute nicht auf das Szenario herein, sich beweisen zu müssen, und spüren sie die Ängste hinter diesen Fragen, fällt es ihnen leichter, empathisch zu sein und mit Anerkennung und Lob zu lockern. Es ist oft schwierig, dem Versuch, den Therapeutinnen ihre Unfähigkeit zu beweisen, mit Verständnis zu begegnen.

Hier leidet und quält sich ein System schon über längere Zeit. Unterschiedliche Versuche zur Problemlösung wurden vielleicht mit kurzfristigen Erfolgen unternommen, und dann steht man immer wieder am Anfang, erlebt immer wieder dasselbe. »Ich kann

Ihnen nachfühlen, wie zermürbend das sein kann. Sie haben sich sehr bemüht. So etwas frisst Energie, macht müde. Ich staune über Ihr Durchhaltevermögen.« Diese Systeme sind überanstrengt, erschöpft, nicht selten am Rande der Verzweiflung. Oft fordern sie Therapeuten heraus und werden irrtümlicherweise hart angefasst.

Schritte in Richtung körperorientierter Behandlung oder Beratung
Es geht um den Aufbau von Vertrauen in einen systematisch durchgeführten Behandlungs- und Übungsplan.

Wertschätzung und Lob. Ein wertschätzender Einstieg und Lob sind wie wärmende Sonnenstrahlen, die sich wohltuend auf Leid und Schmerzen auswirken. Denn Kritik und analysierendes Auseinandernehmen von Argumenten würgen die Lebenslust ab und fördern den Disput. Hören diese Menschen, dass man ihnen Intelligenz, Intuition und oft phänomenalen Rationalitätssinn bescheinigt, dass sie als souverän, selbstständig und unabhängig eingeschätzt werden, dann springen auch die »Systemverräter« ins Boot. Öffentlich Mut zeigen, zu sich selbst stehen, affektlos, kühl, sachlich und unbestechlich Fragen und Probleme angehen, zeigt auch Pubertierenden, dass man Distanz zum Zeitgeist halten kann. Wenn man sich Traditionen wenig verpflichtet fühlt, öffnet das den Raum für innovative Wege. Wer wenig traditionsgebunden ist, erlaubt es sich oft, avantgardistisch zu sein. Sich hochkonzentriert der Arbeit oder auch Hobbys zu widmen, sind ebenfalls schätzenswerte Qualitäten. So werden diese Familien auf ihre schlummernden Potenziale aufmerksam gemacht. Nach solch einer Einführung kann es durchaus möglich sein, einen Paukenschlag zu setzen. Es ist erstaunlich, wie die Wertschätzung rationaler Sachlichkeit Wirkung zeigen kann.

Beispiel

»Sie haben Anstrengungen unternommen, es mit Law und Order versucht, sind auf Widerstand gestoßen, haben Knatsch ausgelöst. Wollen Sie unwirksame oder sogar schädliche Methoden weiter anwenden? Das kann doch nicht in Ihrem Sinne sein. Was wäre für Sie ein Paradigmenwechsel? Machen Sie Vorschläge, oder wollen Sie zuerst meine hören?«

Einem Gefühl sollte im Umgang mit rationalen Systemen Rechnung getragen werden: der Angst. Wird die Furcht, ausgelöste Gefühle könnten nicht mehr kontrollierbar sein, berücksichtigt, dann sind Erklärungen hilfreich. »Ihre Tochter nässt ein, Ihr Sohn zeigt Kotschmieren, nachdem sie altersentsprechend die Sauberkeitsstufe schon erreicht hatten. Ihr Sohn, Ihre Tochter veranlassen Sie dazu, Rat zu holen oder Hilfe in Anspruch zu nehmen. Wie wäre es, wenn dadurch ein Prozess, eine Entwicklung in Ihrer Familie angestoßen würde? Könnte das eine Botschaft an die ganze Familie sein?« Körperliche Symptome, gerade wenn keine organischen Beeinträchtigungen vorliegen, können Appelle an ein System, können Herausforderungen und Hinweise auf Chancen sein.

Auch Hinweise auf das persönliche oder familiäre Unbewusste dienen einer Klärung. Wir kennen uns teilweise, aber unser Wissen erfasst nicht alle unsere Fähigkeiten, vieles ist uns bewusst, anderes nicht. Meist geht es um Gefühle, wenn wir uns unsicher fühlen. Gefühle sind aber an den Körper gebunden und so wird über den Körper das artikuliert, was uns nicht bewusst ist und Chancen für die persönliche und familiäre Entwicklung bietet. Der Körper ist wie ein Fremdsprachenwörterbuch, das uns Botschaften der inneren Familie (Schwartz, 2007) zu übersetzen versucht. Neben Wörtern und Begriffen sind Wahrnehmen, Fühlen, »Hände und Füße« notwendig.

Zum Abschluss dieses Kapitels finden sich Vorschläge, wie man intellektualisierende Systeme dazu bewegen kann, ihre inneren Anteile und die unbewussten Teile in der Familie zu entdecken und deren Bedeutung als Ressourcen zu erfahren. Der Körper, auch als Familienkörper, bietet uns die Spuren an, die uns zum inneren System führen.

Die Botschaft an alle
Rational begründete Körperinterventionen, die den Touch des Hypothetischen zeigen, können hier als Einstieg dienen.

Beispiel

»Nehmen wir an, dass Ihre ›Migräne‹ Ausdruck für ein energetisches Ungleichgewicht im Körper ist. Dann wäre es wohl das Beste, wir würden versuchen, mit diesem Ungleichgewicht umzugehen. Dieses Ungleichgewicht wirkt sich auf alle in der Familie aus, insofern können sich alle an den Übungen beteiligen. Wollen wir das versuchen?«

Dann ist es bezüglich der Entwicklung des Leidens aber so, dass etwas, was eine lange Entstehungszeit hatte, sich nicht einfach wegwischen lässt. Dessen müssen wir uns bewusst sein. Dann erleben wir, dass Emotionen nicht unseren rationalen Gesetzen folgen. Emotionen haben eine eigene Logik, die uns oft schwer verständlich erscheint, dennoch folgerichtig ist.

Fragen nach Wohlbefinden und positiven Charaktereigenschaften
Die Frage nach dem Wohlbefinden ist zu Beginn fast immer geeignet. »Sie schleppen das Problem schon lange herum. Das hat Sie eine enorme Kraft gekostet. Sie haben sich große Mühe gegeben, mit der Sache fertig zu werden. Sie haben sich gründlich informiert und keine Anstrengung gescheut. Wie geht es Ihnen jetzt? Was würde Ihnen jetzt guttun? Was fehlt Ihnen? Ist es für Sie in Ordnung, wenn wir zuerst etwas für das Wohlbefinden tun? Sind Sie damit einverstanden?«

Übung

Abstauben: Druck wegnehmen
»Wir könnten uns einmal ›abstauben‹, einfach so. Sich selbst abklopfen, von allem entledigen, was wir so mittragen: den Druck von uns selbst wegnehmen. Wo drückt es denn? Ist der Druck auch körperlich spürbar? Und wenn, dann wo?«

Beine massieren: Na sowas!

»Wollen wir etwas für unsere Beine tun? Wenn wir unsere Beine ausstreichen, reduziert sich die Spannung in unserem Gehirn, der Energiefluss kommt zustande und angespanntes Denken und wiederkehrende Gedanken dürfen in den Hintergrund treten. Wir streichen die Beine außenseitig von den Hüften bis zu den Fersengelenken hinunter mit den Handflächen aus und dann von unten bis zu den Leisten innenseitig nach oben. Wir machen das 16-mal, 32-mal und bei den Armen genauso.«

Hier können bereits die ersten Widerstände aufkommen. »Was bringt das? Wieso so oft? Wer hat diese Methode ausgedacht? Ist das Autogenes Training? Das kennen wir auch schon.« Als Antwort empfiehlt sich hier: »Machen Sie einfach weiter und versuchen Sie Ihre Handinnenflächen zu spüren, dann weiter kräftig runter und rauf.« Hin und wieder sind zielführende Erklärungen nötig: »Wenn Sie nach Gründen, nach Kausalzusammenhängen fragen, führt Sie das in Richtung Wissen. Die Frage nach dem Wissen verhindert oft das hier angestrebte Ziel selbstwahrnehmenden Erlebens. Fragen Sie einfach: »Wie empfinde ich diese Übung?« Bei Übungskontrollen treffen wir in diesen Systemen auf ernüchternd-kritische Ergebnisse. Therapeuten wird oft kein Erfolg gegönnt, stattdessen wird Unfähigkeit bestätigt. Es können auch kränkende Bemerkungen fallen. Man sucht den selbsterlebten Misserfolg weiterzugeben: »Ich spüre nichts. Mir hat das gar nichts gebracht! Ich kenne das schon, bei mir wirkt das nicht!«

Wichtig

Beteiligen sich Partner und Familienangehörige an Ausstreich- und Massageübungen, werden im System unterschiedliche Empfindungen geweckt. So steht u.U. der Symptomträger mit seiner Feststellung, dass er so gar nichts spürt, allein auf weiter Flur. Emotionales Erleben und Körperempfindungen im System können polar erscheinen, was im Grunde die Vielgestaltigkeit im Erleben innerhalb eines Systems bestätigt.

Auf der Haut und unter der Haut: außen und innen

Hautkrankheiten sind auch Botschaften an das System. Durch Handanlegen werden die Außenhaut betreffende Körpererfahrungen gemacht. Die Haut mit Salben und Ölen pflegen, sich gegenseitig einreiben, mag zunächst einmal als eine funktionelle Therapie gesehen werden. Dennoch ist es auf dem Weg zur Körpererfahrung ein wichtiger Schritt. Auch für die Pflege der Innenhaut sind Empfehlungen wichtig. Rationalisierende Systeme erhalten hierzu einleuchtende Begründungen. Mit Blick auf asiatische Kulturen, die morgens nach dem Aufstehen abgekochtes warmes bis heißes Wasser trinken, lässt sich hinweisen, dies sei für den Mundraum, Rachen, Speiseröhre und teilweise auch den Magen wie eine morgendliche Dusche: ein Reinigen von innen. Dann mit der Zunge mehrfach die Zahnreihen des Ober- und Unterkiefers innen- und außenseitig umfahren, was das Mundgefühl entwickelt und den Speichelfluss anregt: Voraussetzungen dafür, das Essen mit allen Geschmacksqualitäten wahrzunehmen. Die Haut als unser sinnlichstes Organ für partnerschaftliche und systembezogene Interventionen ermöglicht subtile Tiefenarbeit bei eher rational funktionierenden Systemen. Tiefenarbeit sollte erst dann eingesetzt werden, wenn Vertrauen gewachsen ist.

»Systemverräter« als Helfer
Setzen Sie auf die »Systemverräter« bei Körperübungen! Hier bietet sich in solchen Systemen den Nichtangepassten Gelegenheit, auszuscheren, eine andere Meinung oder Wahrnehmung zu haben. Die Hardliner dürfen nichts spüren, denn das würde bedeuten, sich mit Unbekanntem, Beängstigendem zu befassen. Hier wird alles getan, um tiefes Körpererleben zu verhindern. Hier schlicht konstatieren, dass es nichts Besonderes ist, beim ersten Üben noch nichts zu empfinden, das ist sogar eher der Normalfall. Der Systemverräter hat vielleicht auch nichts gespürt, doch fühlt er sich lockerer. Bei ihm ist der Druck im Kopf gewichen, die Beine sind wärmer geworden, die Handinnenflächen fühlen sich weicher an, die Stirne ist kühl usw. Der Haloeffekt in diesem System ist hier nun der: Alle fühlen das eigentlich auch so (Newberg & Waldman, 2010). Die Spiegelneuronen bestätigen ein Mitschwingen mit anderen, was man in intellektualisierenden und zwanghaften Systemen aber nach außen noch nicht eingestehen kann.

Überraschung und Verwirrung: paradoxe Intervention
Überraschungsfragen als Verwirrungstaktik sind dann sehr geeignet, wenn die Therapie ausschließlich verbal zu werden beginnt. Dann kann von der verbalen auf die körperliche Ebene gewechselt werden. »Was haben Sie jetzt gerade für ein Gefühl in den Füßen? Spüren Sie die augenblickliche Stimmung? Und wenn ja – wo?« Aussagen, gerade wenn es um Wärmeempfindungen in den Füßen geht, können Partner gegenseitig überprüfen. In Familiensitzungen reißen sich Kinder darum. Objektive Temperatur und gefühlte Temperatur klaffen häufig auseinander. So können sich z.B. kalte Füße warm anfühlen.

Das Wechseln der Ebenen kann deswegen als bedrohlich empfunden werden, weil im Versuch zu lockern der Eindruck erweckt wird, bestehende Strukturen würden erschüttert oder abgebaut. Wird der Umbau als Ziel angestrebt, bedarf dies der Kommunikation und muss auch im Sinne des Systems sein. Auch dieses Thema ist wegen bestehender Ängste hochsensibel. Für paradoxe Interventionen gilt dasselbe. Von der rationalen auf die emotionale und dann noch auf die körperliche Ebene wechseln, wird das gut gehen? Vor allem für Eltern kommt dieser Wechsel einem Verlust an Autorität gleich (Selvini et al., 1978). Sie verlieren an Macht und Kontrolle. Kommt in Gegenwart von Therapeuten Freude und Spaß auf, wird es lustig, wo sonst Regelwerke und Starre dominierten, wird das kaum gutgeheißen. Lust und Spaß finden schwer Bestätigung oder gar Lob. Stattdessen gibt es auch hier Kritik an der »Methode«.

Wichtig

Bei Anwendung paradoxer Techniken in rationalen Systemen empfiehlt sich behutsames Vorgehen in kleinsten Schritten.

Imitieren: Unmöglich!

Dem Imitieren und Bewegungsübungen wird auch mit Skepsis begegnet, weil doch Spontanes und Bewegungen oft schon von früh an unterdrückt wurden und zu Störungsbildern im Körperempfinden geführt haben. Provokativ können die fünf Tierübungen (Wong, 1995) zur Imitation eingesetzt werden. Tiger, Bär, Hirsch, Huhn und Affe sollen imitiert werden. Zwanghafte und intellektualisierende Systeme werden hier durch die Kinder aufgerollt. Ihnen machen Tierimitationen Spaß: wie ein Huhn, wie ein Tiger, wie ein Bär sein, einen Affen spielen, das ist reiner Spaß. Bei den Erwachsenen empfiehlt es sich, mit etwas Leichtem zu beginnen. »Welches Tier könnten Sie am ehesten imitieren? Was liegt Ihnen: der Bär in aufrechtem Gang, das Huhn?« Aber das Ende hat es in sich. Es sind die Hausaufgaben, wo eben der Vater unter Aufsicht der Kinder zu Hause den Affen spielen muss und die Mutter das Huhn.

Diese Art des Lockerns ist deswegen bedeutsam, weil bei zwanghaften Systemen Rückenbeschwerden zum Spektrum des somatischen Bildes gehören. Väter haben häufig das Gefühl, sich in bewusster und kontrollierter Anstrengung der Verantwortung für die Familie stellen zu müssen und verspannen dann die Rückenmuskulatur. Der Volksmund spricht hier bildhaft von »das Kreuz anziehen«. Mit einer Menge von Rationalisierungen, auch Theorien, Ideologien und Begriffen, wird der Zugang zu den Beschwerdebildern zugemauert, um der Nähe zu sich selbst auszuweichen.

Erden: unten fühlen

Grounding-Übungen (Erden) sind in intellektualisierenden und zwanghaften Systemen angezeigt. Rational einsichtige Begründungen erweisen sich meist als hilfreich: »Sie wissen ja, wir alle sind im Denken, Analysieren, Memorieren und raschem Reagieren geschult. Wir haben gelernt, unseren Kopf zu gebrauchen. Das Körperbewusstsein, damit auch der Körperschwerpunkt, liegt deswegen im oberen Körperbereich. Um den Druck dort zu reduzieren, bedient man sich der Grounding-Übungen.« Wenn die Gefühle in den Bauch und in die Beine kommen, spüren wir uns mit dem Boden, mit unseren Wurzeln, mit der Realität in Berührung. Ein geerdeter Mensch ist weniger an Ideen, an Wissen, Gedanken, auch an Illusionen gebunden, sondern mehr im Empfinden, mit beiden Beinen auf dem Boden zu stehen gegründet. In Zwangssystemen wird gezählt, geteilt, gewogen und gewichtet: Sichtbare Werte müssen als Beweismaterial her, auch die Wirksamkeit von Methoden unterstellt man auf diese Weise einem Test. Beginnt man mit Grounding-Übungen, dann empfiehlt sich ein zirkuläres Befragen, das dem Erfassen der körperlichen Befindlichkeit dient. Dabei können Therapierende darauf drängen, genaue Aussagen über Füße, Beine, Bauch, Brustbereich, Arme, Hals, Mund- und Augenbereich, Stirne und Schläfen machen zu lassen. Nach Wärmeempfindungen, Puls, Verspannungen zu fragen, ist zwar meist nicht sehr ergiebig, hat aber dennoch den Effekt, die Aufmerksamkeit auf körperliche Abläufe zu lenken.

Übung

Gewicht verlagern auf den Füßen

In schulterbreitem Stand sind die Füße flächig am Boden, die Knie locker, die Hände hängen frei herab. Die Gedanken, die Aufmerksamkeit richtet sich nach unten. Schon eine Gewichtsverlagerung auf die Fußballen und Zehen hilft dabei. Der Wechsel zur Verlagerung auf die Fersen wird in der Wiederholung zu einer ersten Massage der Fußsohlen. Das Anheben der Fersen zwingt dazu, Balance zu halten, Kräfte zu binden und zu spüren, wie lange man dazu fähig ist, diesen Kraftakt aufrecht zu halten. Spürbar wird dabei auch die Beinmuskulatur. Beim Anheben der Zehen und Fußballen wird der Gleichgewichtssinn an Grenzen erfahren. Es kommt das Gefühl auf, es könnte kippen. Fester Stand, verankert sein, Verändern des Gewichts, aber auch Unsicherheit sind jetzt vom Körpergefühl her unten, am Boden erlebbar. Ein Ausschütteln der Beine bringt abschließend Lockerung in die angespannte Muskulatur.

Spannung aufbauen und ausgleichen

In den Beinen und Füßen Spannungen aufbauen und Spannungen entladen, ist allgemein ein Grundinhalt von Erden. Dazu wird mit schulterbreitem Stand begonnen, wobei die Knie etwa zu 130° angewinkelt sind. Dies entspricht einem leichten Spannungszustand, der dadurch massiv erhöht wird, als der Körper langsam auf die rechte Seite hin bewegt wird. Wenn Kinn, rechtes Knie und rechter Fuß in gleicher Linie sind, entsteht rasch eine schmerzhafte Spannung. Spannungsausgleich erfolgt durch eine sehr langsames Körperverschieben auf das linke Knie hin. Die zwischenzeitliche Entspannung weicht daraufhin wiederum einer schmerzhaften Anspannung. Einige Male wird das Hin- und Herschieben wiederholt, um danach den zu belastenden Fuß kräftig auf dem Boden aufzusetzen, während der andere Fuß angehoben wird, um dann auch kraftvoll auf den Boden zu treten. Dieses wechselseitige Stampfen wird laufend schneller, bis die persönliche Höchstgeschwindigkeit erreicht ist. Danach hinsetzen und den Körper spüren.

Die nach den Übungen eingeplante Zeit für das Spüren des eigenen Körpers ist genauso wichtig wie die Übung selbst. Eine Befindlichkeitsrunde kann bei mehreren Teilnehmenden folgen. Man kann Paare und Familien dazu auffordern, sie möchten einander ansehen und danach schriftlich festhalten, was sie beobachteten. Die »Hardliner« werden so von außen, von anderen in ihren Veränderungen bestätigt. Eine zweite Strategie kann darin bestehen, zirkulär mit der Rückmeldung bei der Person zu beginnen, die eine relative Gefühlsoffenheit zeigt. Frauen wirken hier auf Männer ein und die Frage nach der Person, die dem Symptomträger am nächsten steht, bietet sich ebenfalls an.

Atemarbeit: eine schier unmögliche Sache!

- »Ich weiß, dass ich flach atme, das war schon immer so!«
- Provokation: »Dann haben Sie von Geburt an flach geatmet? War das mit Ihren kalten Füßen dann auch immer schon so?«

Atemarbeit kann dort zum Einsatz kommen, wo in Systemen darüber geklagt wird, Gedanken könnten nicht mehr abgestellt werden oder auch bei Hinweisen auf Einschlafstörungen. Die Atemarbeit wird dann allerdings verpackt angeboten. Der Trick besteht darin, eine komplizierte Methode anzuwenden, die Kreisdenken nahezu verunmöglicht.

Übung

Komplexe Atemübung verhindert Denken

Die Teilnehmer werden gebeten, beide Daumen und beide Zeigefinger gegeneinander zu drücken (entspricht dem Bild der Raute), sich dabei auf den Bereich der oberen Lungenspitzen zu konzentrieren. Dann folgt ein- und ausatmen, wobei jedes Ein- und Ausatmen als eine Einheit gezählt wird. Ein und aus = Eins! Und dann kommt immer noch eins dazu. Es wird dann zehnmal ein- und ausgeatmet, wobei man sich jedes Mal daran erinnert, wie oft gerade geatmet wurde. Wird beim Zählen ein Fehler gemacht, muss neu begonnen werden. Nach der ersten Runde werden Daumen und Mittelfinger gegeneinandergedrückt, die Konzentration richtet sich jetzt auf den um etwa fünf Zentimeter tiefer liegenden Brustbereich. Das Atmen erfolgt nach dem gleichen System. Wenn schließlich Daumen und die kleinen Finger sich aufeinander stützen, sind die Teilnehmer bei der Zwerchfell- und Bauchatmung angelangt. Sie spüren Ruhe, auch Müdigkeit. Viele sagen dann: »Jetzt könnte ich sofort einschlafen.« Hinweise von Waldman und Newberg (2010) bestätigen in Versuchen, dass Atemarbeit ein Verringern der Aktivitäten im Frontallappen und eine Aktivierung des limbischen Systems bewirkt, was Gedanken verblassen lässt und die emotionale Intensität steigert.

Aber auch bei einer subtil vorbereiteten Atemarbeit wird man »Koryphäen-Killern« begegnen, an denen alle Methoden abzuprallen scheinen. »Ich kann vier Programme gleichzeitig laufen lassen«, so ein Klient, der sich auch seiner Frau gegenüber ins Unerreichbare entfernen konnte und für den die Übung kein Problem war. Allerdings kam er bei einer anderen Übung, die von ihm alle Körperkraft und ein bewusstes Atmen erforderte, ins Schwitzen. Bei dieser Übung liegt der Klient auf einer harten Matte, mit Händen und Armen drückt er den Körper vom Boden weg, so dass ein Spannbogen zwischen aufliegenden Fersen und Schultern entsteht. Jetzt wird versucht, jeweils beim Ausatmen die Wölbung um einen Millimeter zu senken. Erst wenn die Beckenknochen am Boden auftreffen, setzt ein reflexartiges, tiefes Einatmen ein.

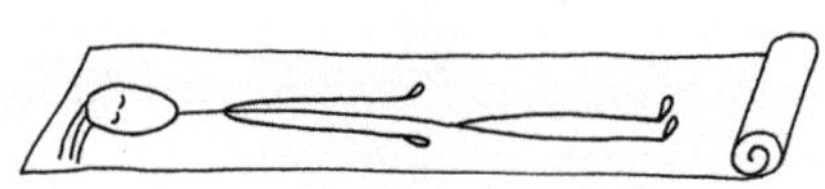

Atemarbeit als Partnerübung ist dann zu empfehlen, wenn eine gewisse Körpernähe zustande gekommen ist. Partner können dann dazu ermuntert werden, sich gegenseitig die rechte Hand auf den Bauch zu legen, um den Atem zu fühlen. Die Sitzgelegenheiten sind dabei so anzuordnen, dass die Sitzflächen auf etwa gleicher Höhe sind, doch in entgegengesetzter Richtung weisen. »Versuchen Sie jetzt dorthin zu atmen, wo die Hand aufliegt. Lassen Sie sich Zeit, es dauert etwas, bis man das spürt.« Rechnen sie als Berater oder Therapeutin auch hier mit Widerständen.

Körperübertragungen: ein Geheimtipp

Wie ist es mit körperlichen Übertragungen in intellektualisierenden und zwanghaften Systemen? Konzentriert man sich als Therapeut – meist bei lebhaftem verbalem Austausch – auf den eigenen Körper, wird man unterschiedliche Wahrnehmungen machen. Wie ein Bienenschwarm kann z.B. der Kopf brummen, während die Füße eher kühl geworden sind, oder bei einer Familie kommt das Gefühl auf, einen Deckel auf dem Kopf zu tragen. Eine leichte Spannung, die sich über den ganzen Körper verteilt, vermittelt das Empfinden von Einengung. Vielleicht ist eine Reduktion in den spontanen Bewegungen festzustellen. Es scheint, als ob selbst der Körper ernst, humorlos würde und vermehrt unter Kontrolle stünde. Die Neigung, am liebsten aus dem eigenen Körper auszusteigen zu wollen, ist anzutreffen.

Auch die Absicht, Paare und Systeme besser beobachten und kontrollieren zu wollen, gehört zu den vielfältigen Formen körperbezogener Übertragungen. Erfahrungen haben gezeigt, dass der Umgang mit Körperübertragungen dann erfolgversprechend ist, wenn Beraterinnen und Therapeuten sich auf die Veränderungen im eigenen Körpergeschehen konzentrieren. Es geht um die Harmonisierung eigenen Empfindens, was sich auf das System überträgt. Es gilt das Gesetz der Gleichzeitigkeit auch in der Paararbeit. So kann man eine Seite dazu auffordern, den eigenen Körperbotschaften zu folgen, während die andere die Beziehungsproblematik schildert.

Beispiel

In einer Paarsitzung berichtet der Partner über seine Probleme am Arbeitsplatz. Dort macht ihn ein zwanghafter, akribisch-kritisch pedantischer Mitarbeiter dauernd auf Fehler aufmerksam und stellt ihn bei solchen Gelegenheiten in Gegenwart von Vorgesetzten bloß. Hilflosigkeit und Kränkung sind bei seinem Bericht an seinen feuchten Augen abzulesen. Es widerspricht seiner korrekten Art, mit gleicher Münze zurückzuzahlen. Die Partnerin folgt den Ausführungen ihres Mannes. Auf die Frage, wie sie sich augenblicklich fühle, antwortet sie: »Mein Kopf ist wie ein Computer, alles funkt und denkt.« Wenn sie angestrengt mitdenkt, ist sie außer Stande, ihren Mann zu unterstützen. Ihr wird empfohlen zu versuchen, in den Bauch zu atmen, das sei im Augenblick das Beste, was sie für sich und für ihren Mann tun könne. Dann kehrt bei ihr Ruhe ein, und aus ihrer Ruhe heraus ist sie die beste Ratgeberin für ihren Mann.

Spaß und Spiritualität: Mauerbrecher

Spaß und Spiritualität scheinen sich für rational und zwanghaft Orientierte zu widersprechen, dabei sind das die Mauerbrecher. Bei Freude und Spaß werden im Hirn Botenstoffe ausgeschüttet, die das Innerste bewegen.

Beispiel • Übung mit einer Familie, deren Thema Spannung ist

Mit einem Vater, der regelmäßig mit verspanntem Rücken nach Hause kommt, entwickelt sich ein lockernder Rollendialog mit Folgeprogramm.

»Wir könnten ja einmal den Rückenschmerz reihum in unserer Familie zu uns sprechen lassen. Was hat er uns, was haben wir ihm zu sagen? Wer will einmal in die Rolle des Rückenschmerzes schlüpfen? Bei der Inszenierung werden Zwischenrufe zugestanden, was z.B. für die aufmüpfigen Jugendlichen, die sonst mit Stillhalteparolen gestoppt wird, Morgenluft bedeutet.

- **Rücken:** »Wenn ich nach der Arbeit nach Hause komme, brauche ich Ruhe! Ich muss mich dann entspannen. Ich ertrage dann niemanden.«
- **Verräter:** »Dafür müssen wir uns einengen und werden wir gespannt: für uns nicht spannend!«
- **Rücken:** »Ich arbeite, schaffe den Zaster herbei, ich habe Ruhe verdient.«
- **Verräter:** »Auf Dauer nicht auszuhalten. Für uns ist weniger mehr.« Sie beginnen zu skandieren: »Wir wollen mehr, wir wollen Spaß!«

Hier kann die »Regie« weiterhelfen und auf die Körperebene wechseln.
Regie: »Machen wir dem Rücken den Vorschlag einer Familienwohltat, einer Familienmassage?« Anfänglich sträubt sich der Rücken, doch die Familie beginnt unter Anleitung leicht mit den lockeren Fäusten über die ganze Rückenfläche des Vaters zu trommeln. (Kleine Kindern dürfen auch schieben und schubsen.) Danach werden die Fingerspitzen zu sanften Regentropfen, die auf den Rücken herunterfallen. Es gibt Lob und Anerkennung für den tüchtigen Rücken. Der nimmt dies auf, dankt und fühlt sich gestärkt. Er spürt, sie haben ihn gern.

Was dann folgt, ist klar: Alle wollen auch einmal Rücken sein!

Nähe gestalten, das Gefühl von Berührung bringt Harmonie: Berührung und Freude heilen. Falls sich Partner und Familien auf das Gähnen einlassen, nach vorausgehenden »wissenschaftlichen« Hinweisen auf neurophysiologische Zusammenhänge, bricht das Eis vollends. Gähnen wirkt entspannend und schneller als Meditationstechniken, wenn es darum geht, zwischenmenschliche Verhaltensweisen zu synchronisieren (Newberg & Waldman, 2010). Haben die Teilnehmer erst einmal ein zehnfaches Gähnen hinter sich, dann gähnt es sich wohltuend von selbst.

Übung

Bei rationalen und zwanghaften Systemen braucht es Begeisterung, Neugier und Kreativität. Überraschende Methodenwechsel, unerwartete Wechsel, Variationen bei Übungen wirbeln die sterilsten Systeme durcheinander. Kinder sind in diesen Systemen unverzichtbare Co-Therapeuten, selbst wenn sie zu identifizierten Patienten »kreiert« wurden. Werden die »schwarzen Schafe« in ihren Stärken, in ihrer

Tragfähigkeit und in ihrem Gestaltungsvermögen in rationalen und zwanghaften Systemen erkannt, wirken sie Wunder.

8.3 Ein Widerspruch zwischen Körper und Logik? Beispiele körperorientierter Therapiearbeit bei rationalen Patientensystemen

Es handelt sich bei den folgenden Darlegungen um zwei Sitzungsprotokolle einer 20-jährigen Klientin, die nach fluchtartigem Auszug aus der Wohnung von Mutter und Stiefvater jetzt bei ihrer Großmutter lebt. Von ihr wird sie umsorgt, als klein und unselbstständig behandelt, obgleich das Reifezeugnis vorliegt und ein akademisches Studium bevorsteht. Die junge Frau stellt sich bei der ersten Sitzung mit den Selbstdiagnosen Derealisation und Neurodermitis vor. Sie habe diese Diagnosen gegoogelt.

Das Protokoll verdeutlicht eine rationale Abwehr.

Beispiel

Protokoll einer frühen Sitzung

Nach zunächst erfolgreichem Start in der Therapie und einem Zurückfinden in den natürlichen Schlaf-Wachrhythmus, den sie über längere Zeit eingebüßt hatte, ist dieser Rhythmus erneut durcheinandergeraten. Wieder bleibt sie bis 12 Uhr im Bett, sagt jedoch, dass sie durch Nachdenken Methoden herausgefunden habe, um ihr Immunsystem wiederaufzubauen, und sie denke auch, dass sie mit ihrer lästigen Neurodermitis fertig werde. Beim Schlafen, deshalb wolle sie das Bett auch nicht verlassen, müsse sie sich überhaupt nie kratzen. Am besten stehen Sie dann überhaupt nicht mehr auf, dann hat sich der Juckreiz erledigt, so die provozierende Intervention. Die Frage: »Ist eine gepflegte körperliche Vitalität nicht auch Gewähr für ein stabiles Immunsystem?« bejaht sie. Dann fügt sie an, sie habe einen Traum gehabt. Darin hätten sie und ein kleines Kind einen großen Hund auf sich zukommen gesehen. Sie wollte das Kleine schützen und schickte es weg, um dann selbst auf das große Tier zuzugehen. Zuerst hatte sie Angst (beim Bericht klopft sie sich mehrfach mit der rechten Hand auf den oberen Bereich des Brustbeins), ging dann aber auf das Tier zu, das daraufhin zurückwich und verschwand. Mit einem sichtlich erleichterten und glücklichen Gefühl sei sie erwacht.

Da sie sich erneut zu kratzen beginnt, werden ihr Ausstreichübungen vorgeschlagen: 32-mal auf der Innenseite des Armes bis zu Handteller und Fingerspitzen hinunter und dann vom Handrücken über den Arm außenseitig bis zu den Schultern hoch. Sie macht mit, verwechselt aber die Reihenfolge in der Ausstreichrichtung und beim Zählen verkürzt sie. »Was soll das? Hilft das gegen Neurodermitis?« Sie glaubt, Ausstreichen beseitige die Symptomatik. »Der Juckreiz ist wie ein Appell, sich der Haut zuzuwenden«, so die Antwort der Therapeutin. Die Patientin ist wieder in ihrem logischen Denkgefüge, keineswegs im Körperempfinden. So wird ihr eine Gesichtsselbstmassage vorgeschlagen. Hier äußert sie die Befürchtung, das würde nur die Spannung im Körper erhöhen. »Wenn das eintreffen sollte, können wir stoppen«, so die Therapeutin. Wir massieren und nehmen Tagesbezug zu allen unseren Wahrnehmungskanälen. Das Kratzen hat seit Beginn der Massage aufgehört, und wir stellen fest, dass sich Entspannung, eine größere Wachheit und eine erhöhte Bewusstheit im Gesicht einstellten. Lediglich im Bereich des Brustbeins spüre sie ein mulmiges Gefühl. Sie erhält den Hinweis, dass die Logik des Körpers nicht die des Wissens sei, denn wie sie selbst bemerkt habe, sei eine erhöhte Spannung nicht eingetreten. Danach wird sie gefragt, ob sie sich bewusst gewesen sei, dass sie sich beim Traumbericht mehrfach auf den oberen Brustbereich geklopft habe. Sie verneint. »Welchen Körperbereich wählt sich die Angst aus? Soll das unbewusste Klopfen das andeuten?« Hier wird sie daran erinnert, dass sie kurz vor der Sitzung telefonisch den Wunsch geäußert habe, wir sollten uns heute mit ihrer »Herzangst« befassen. Wir streichen 49-mal im Uhrzeigersinn um das Herz. Die Patientin weiß nichts von Uhrzeigersinn und kann die Bewegungen der Therapeutin nicht imitieren. Erst beim Nebeneinander-Stehen und gemeinsamen Wiederholen kommt es zur synchronen Bewegung. Jetzt spürt sie, wie schwer sie sich bei Körperübungen tut und wie sie Mühe hat, in den inneren Kontakt mit dem Körper zu treten.

Mit Grounding-Übungen und Selbstmassage der Beine endet die Sitzung. Diesem und dem nachfolgenden Sitzungsprotokoll ist zu entnehmen, dass es zahlreicher Wiederholungen bedarf, bis das Gefühl für den eigenen Körper sich entwickelt.

Protokoll einer späteren Sitzung

Lebendig im Gesichtsausdruck, mit direktem Blickkontakt, steht die Patientin um acht Uhr früh an der Haustür. Sie hatte sich diese frühe Sitzungszeit am Morgen selbst gewählt. Draußen ist es bitterkalt. Normalerweise kommt sie zu dieser Zeit nur schwer aus dem Bett. Heute ist alles anders. Ihre Dynamik und der morgendliche Start werden gelobt. Neuerdings arbeitet sie aushilfsweise in einem Restaurant als Bedienung und auch in der Küche. Sie ist Mädchen für alles. Teils spürt sie Nervosität, wenn viele Gäste da sind. Es nervt sie das Stänkern gewisser Gäste, dann aber findet sie den Kontakt mit Menschen spannend. Auch dabei ist sie von ihrem Juckreiz frei. Sie vergesse ihn dann einfach. »Aber man kann doch nicht dauernd verdrängen. So kann doch die Lösung nicht sein.« Stolz berichtet sie, dass sie durch mentale Anstrengung den Juckreiz an den Armen beseitigen konnte, der dann allerdings umso heftiger am Hals aufgetreten sei. Auch jetzt in der Sitzung kratzt sie sich an den Armen, dabei zieht sie den Pullover zurück und fährt mit den Fingernägeln über die juckende Haut. Dann verliert sie die Geduld und greift zur Kortison-Salbe, streicht sich ein – und dann ist Ruhe. Zum wiederholten Male wird auf den Signalwert der Neurodermitis hingewiesen, und festgehalten, dass wir nicht zu sehr das Augenmerk auf die Folgen, sondern auf das Verursachende und die Bedürfnisse lenken sollten, die über die Haut signalisiert werden. Wir wiederholen die Ausstreichübungen. Heute spürt sie den harmonischen Energiefluss. Beim Juckreiz ist die Energie behindert, das kann sie heute praktisch erfahren.

Sie wechselt das Thema und erkundigt sich danach, ob mit Ernährung dem Problem auch beizukommen sei. Auch hier hat sie erneut die kurzschlüssige Vorstellung: Ernährung wechseln und die Neurodermitis ist beseitigt! Sie liebe das Kühle, Kälte mache ihr nichts aus, sie habe eher Mühe mit Wärme und Hitze. So erhält sie einige Tipps für eine entsprechende Ernährungsberatung. Dann wechselt sie wieder das Thema und spricht von der Großmutter, die kontrolliere, ängstlich sei wegen des Besuchs bei Kollegen und Kolleginnen. Doch sind auch hier Fortschritte zu verzeichnen. Sie reagiere kaum auf die Großmutter, da diese nicht mehr zu realisieren scheint, dass ihre Enkelin erwachsen und selbstständig geworden ist. Hin und wieder gelinge es ihr sogar, zu schmunzeln.

Bei zwanghaften, überwiegend rational argumentierenden Ratsuchenden bedarf es eines langsamen Heranführens an den Körper, wobei Impulsbewegungen oft Fingerzeige auf diesem Weg sind. Stetes Anwenden von Körperinterventionen führt zum allmählichen Wahrnehmen des Körpers. Bewusstsein und Energie scheinen hier vor allem im oberen Körperbereich, im Kopf angesiedelt, während der untere Körperbereich, besonders die Extremitäten, kaum als körperzugehörig empfunden werden.

Die rationale Abwehr zu unterlaufen, steht bei der Körperarbeit im Vordergrund. Wir treffen auf die Ideologie: zuerst verstehen und dann spüren. Was ich nicht verstehen kann, kann ich auch nicht spüren! Die körperlichen Interventionen dienen in erster Linie dem Spüren, erst daraus erwachsen Erfahrung und Erkenntnis. Die Ablehnung von Körperübungen ist typisch für intellektualisierende Systeme, ebenso der rasche Themenwechsel.

Beispiel • Rationale Abwehr bei einem Paar

Der breitschultrige, stämmige Mann mit ergrautem Haar und tiefer, ruhiger Stimme, 75 Jahre alt, litt wiederholt unter Depressionen. Durch den Hausarzt erhielt er Medikamente, ebenso gegen den hohen Blutdruck. Vor zwei Jahren musste er sich einer Herzoperation unterziehen, dabei wurden die Aortenklappe ausgewechselt und zwei Bypässe eingesetzt. Die Gesichtszüge dieses Mannes wirken geschlossen, schmale Lippen und ausgeprägte Backenmuskulatur unterstreichen ein willensgeformtes Antlitz. Die ganze Erscheinung wirkt kompakt und festgefügt. Früher wurde ihm im Beruflichen nichts geschenkt. Dreimal in der Woche geht er heute zum Fitnesstraining, macht Spaziergänge, kocht. Um seinen Gesundheitszustand zu verbessern, hat er auf das Abendessen zu verzichten gelernt. Er ist interessiert an Geschichte.

Ihm gegenüber sitzt die übergewichtige, bewegliche, kleinere Ehefrau, die mit ihren 71 Jahren immer noch einen hohen Arbeitseinsatz zeigt, teils bis zwei Uhr nachts arbeitet. Sie leidet an wiederkehrenden existenziellen Ängsten und Erschöpfungsdepressionen und könne dann sehr traurig sein. Auf ein Übermaß an Arbeit und Konflikten reagiere sie mit Herzklopfen und Magenbeschwerden. Ein großes

Bedürfnis bestehe nach lustigen Dingen: singen, Konzerte geben, zur Unterhaltung beitragen. Spricht sie darüber, verwandelt sich ihr Gesicht, sie strahlt und kann dann wortreich und spannend erzählen. Sie neige dazu, zu viel zu geben, sich ausnützen zu lassen, kann sich dann nicht mehr kontrollieren und stoppen. Dies zeige sich besonders ihrer Mutter gegenüber, die, obgleich im Altersheim untergebracht, die Tochter wie eh und je mit hohen Ansprüchen belastet: Besuche, Besorgungen, Administration, Einkäufe usw. Immer wieder verliefen all diese Aktionen enttäuschend, da nie Dank, sondern nur Kritik und Unzufriedenheit zum Ausdruck gebracht werden. Geben und Nehmen stünden in keinem Verhältnis, und es bedarf dann nur eines geringfügigen Anlasses, und sie raste unkontrollierbar aus.

Bei diesem Paar hatte sich folgendes Interaktionsmuster eingeschlichen: Wenn der Ehemann wieder einmal unter seinen depressiven Verstimmungen litt, Beistand und Unterstützung seiner Frau gebraucht hätte und sie auf seine missliche Verfassung hinwies, reagierte sie gleichbleibend mit einem breiten Angebot an alternativmedizinischen Hilfsmitteln: Bachblüten, Schüsslersalz, Johanniskrautdragees, Dinkelbrötchen nach Hildegard von Bingen usw. Die Formulierungen lauteten dann meist so: »Nimm die Tabletten! Hast du regelmäßig den Tee getrunken? Du solltest doch ...! Versuch doch einmal ...!« Auf diese rationale Abwehr hin fühlte sich der Partner zurückgewiesen und alleingelassen.

In einer Therapiesitzung wurde dieses Muster aufgerollt und zu verdeutlichen versucht. Der Partner kam auf eine bekannte Standardsituation zu sprechen, teilte seiner Frau mit, dass er ihre Hilfe gebraucht hätte, sich unverstanden gefühlt habe usw. Dies löste Tränen bei der Frau aus und mit einer erschöpft klingenden Stimme sagte sie: »Muss ich mich jetzt auch noch darum kümmern?«

Wenn seine Frau ausraste, wie eine Furie auf ihn losgehe, habe er dem nichts entgegenzusetzen. Diese Thematik war dem Ehemann von zentraler Bedeutung. Bisher wehrte er sich gegen die Vorwürfe, versuchte sich zu verteidigen, bis er erkennen musste, dass die Eskalation nur noch groteskere Formen annahm. Es konnten dann Tage vergehen, bis Friede und Eintracht und eine gewisse Verbundenheit wieder einkehrten; dies immer auf seine Initiative hin.

Diesem Muster wurde mit einer rationalen Analyse zu begegnen versucht. Der Ehemann war Auslöser, doch standen die Reaktionen seiner Frau in keinem Verhältnis zur auslösenden Situation. Er musste lernen, den eigenen Ärger herunterzufahren. Er konnte erkennen, dass die Reaktionen seiner Frau ursächlich nicht mit ihm in Verbindung standen. Von da an war es ihm möglich, das Gewitter an sich vorbeiziehen zu lassen. Körperlich hatte er dann jeweils das Empfinden, es sei durch ihn durchgegangen. Nichts blieb haften, keine Verkrampfungen in der Herzgegend, kein Druck mehr, der Energiefluss wurde nicht mehr unterbrochen.

Der Erfolg war nicht von Dauer. Er kam erneut wegen seiner Druckgefühle im Herzbereich und den damit verbundenen Ängsten in die Therapie. Die medizinischen Abklärungen zeigten keine auffallenden Befunde. Es war ihm in der Zwischenzeit bereits einmal gelungen, über seine Ängste mit seiner Frau zu sprechen.

Zudem hatte er den Rat angenommen, mehrmals täglich eine halbe Stunde spazieren zu gehen, was ihm ohne Beschwerden möglich war. Heute begann das Gespräch über Spannungen im Herzbereich, was er als ein Zusammenziehen der Muskulatur empfand. »Was kann man dagegen machen?«, so seine Frage. Er hatte sich in einer Drogerie Nasenspray mit Johanniskrautextrakt besorgt, das verschaffte ihm eine gewisse Erleichterung. Wie das »Übel« beseitigen? Diesmal war ihm, wie er sagte, »die Erbschaft seines Vaters« zu einer Hilfe geworden. Seinem Vater wurde im 2. Weltkrieg ein Bein amputiert, damit konnte er seinen ursprünglichen Beruf eines Landwirts nicht mehr ausüben und er lernte Steinmetz. Für seine Prüfung als Steinmetz hatte er folgenden Spruch in Stein gemeißelt:

»Was du nicht kannst hassen,
aber auch nicht kannst lassen,
oh, Herz, da ist kein Mittel geblieben,
als es aus ganzer Seele zu lieben.«

Die Botschaft seines Vaters erreichte ihn im entscheidenden Augenblick. Warum seinem Herzen keine Zuwendung geben, mit ihm nicht sprechen, seine Botschaft nicht verstehen wollen? Wir begannen damit, 49-mal kreisende Massagebewegungen um das Herz auszuführen. Zuwendung braucht das Herz. Abrupt darauf die Frage, ob er sich nicht doch wieder einen Hund zulegen solle. Er liebe die Tiere und das sei eine gute Ablenkung von seinen Ängsten. Seine Frau meinte darauf lachend, das, was ein Hund ihm biete, sei ihr nicht möglich. Aber warum auch nicht, warf sie ein, wenn das sein Leiden erleichtert? Auch hier bieten sich systemspezifische Selbstheilungstendenzen an.

Bei rationalen Abwehrformen empfiehlt es sich, von einem polaren Denken auszugehen. Rationalität kann den Weg zur gemeinsamen Gefühlswelt verhindern, andererseits ist sie eine ausgezeichnete Hilfe beim Bewältigen von emotionalen und affektiven Ausnahmezuständen.

8.4 Pubertierende bringen intellektualisierende Systeme ins Wanken

Die Pubertierenden als Protestler, als »Aufständische«, zwingen zwanghafte und rigide Systeme in Beratung und Therapie. Wenn Ordnung, Pflichten, Regeln und Gehorsam zur Disposition gestellt werden, geraten starre Systeme in Unruhe und Angst. Das mühsam Aufgebaute, die heiligen Wertmaßstäbe, auch Güter und Besitz, geordnetes Beziehungsleben: Soll jetzt alles verändert werden? Man hat sich darum bemüht, alles zu sichern, zu stabilisieren: Grundmauern und Prinzipien scheinen zu wanken. Jetzt müssen wir auch noch Hilfe von außen in Anspruch nehmen. Wie peinlich, wenn unser Bild nach außen Kratzer bekommt!

Die körperlichen Veränderungen bei Pubertierenden und Jugendlichen schließen Veränderungsprozesse im Gehirn ein. Ein Reifeprozess, der von den einfachen zu den höheren Funktionen verläuft, lässt den Stirnlappen (präfrontaler Cortex) als letzte Instanz ausreifen. »Hier hat die Besonnenheit ihren Hauptsitz. In dem Stirnlappen werden Emotionen reguliert, rumorende Impulse aus älteren Hirnteilen gebändigt und die Folgen von Handlungen bedacht: alles Dinge, bei denen Jugendliche zeitweise denkbar schlecht abschneiden. Viele Wirren der Pubertät erklären sich daraus, dass diese Region zuletzt ausreift« (Dworschak, 2010, S. 128).

Man kann einem System, das in sterilem Regelmaß funktioniert, auch einmal zu erklären versuchen, dass der physiologische Umbau bei Pubertierenden Bewegung und Dynamik auslösen, Impulse anbieten und einer Familie neue Perspektiven eröffnen kann.

Körperinterventionen in Familien mit Pubertierenden?

Obwohl so ziemlich alles, was als Körperarbeit angeboten wird von Pubertierenden, als »Mist« bezeichnet wird: Grounding-Übungen, Ausstreichen, Abklopfen – dies auch gegenseitig – tun gut. Dann auch einmal vom Vater um die Schulter gefasst zu werden oder von der Mutter umarmt: Sie lieben es, die erwachsen werdenden Kinder, und sie wollen wissen, dass man sie liebt. Erstaunlich ist, wie sie es erwarten, wenn man sich nach Zeiten der Trennung wiedersieht.

Erden, in der Tagesrealität verankern und keine regressive Tiefenarbeit anstreben, ist das Gebot der Stunde. Man sollte keine therapeutischen Verfahren anwenden, die eine Gefahr für die psychische Struktur bedeuten könnten.

Fazit

Pubertierende, allein schon durch den physiologischen Reifeprozess bedingt, können festgefügte Regelsysteme erschüttern. Oft erscheinen sie wie Systemverräter und Bulldozer, weil sie Dinge aufbrechen, bloßlegen, nach außen auch bloßstellen. Sie sind aber gleichzeitig auf Unterstützung und Orientierung in bestehenden Strukturen angewiesen. Welche Vorteile bringen Umwälzungen in diesen Systemen?

8.5 Der Körper probt den Aufstand im System

Zwanghafte Familien »kreieren« meist bei einem ihrer Mitglieder irgendein Symptom, etwas doch nicht recht fassbar Körperliches. Für dieses unklare Beschwerdebild kennt die Fachwelt den Begriff *psychosomatisch*. Es kann den Magendarmtrakt, das Kreislaufsystem, muskuläre Verspannungen, das Urogenitalsystem, Asthma usw. betreffen. Magersucht und schwere Zwänge wirken wie extreme Provokationen für Familien. Die Familienpsyche wählt sich Organe, um auf Blockierungen, Konflikte, notwendige Entwicklungsschritte im System Hinweise zu geben. Wenn sich signifikante Interaktionsmuster einer Familie ändern, finden sich auch signifikante Symptomveränderungen bei psychosomatischen Krankheiten (Minuchin et al., 1978)

Zwanghafte Systeme versuchen in das Beseitigen der Symptome, z.B. das Klären von Konflikten, auszuweichen. Wie aber geht man mit dem Symptom im System um, um seine Mitteilung zu verstehen? Der Einzelne, das Paar, die Familie lernt anfassen, berühren, bei gleichzeitigem Dialog mit dem »Organ«. Der Körper kreiert Ängste, die das System mental zu bewältigen versucht. Zugleich ist der Körper der beste Co-Therapeut im System. Wir wollen ihn gewinnen!

Trauer und Frust durch Nonsens überwinden

Gegen eine gut formierte rationale Abwehr anzutreten, kann therapeutischem Selbstmord nahekommen. Die »Spieße« sind bei diesem Kampf nie gleich lang. Wo haben Beratung und Therapie dennoch Vorteile? Bei körperorientierten Interventionen. Doch wie? Üblicherweise werden in solchen Systemen beim Erheben anamnestischer Daten in schlüssiger Logik Begründungen für eine »Krankheit« vorgetragen, dies meist ohne erkennbaren Gefühlskontext. Das therapeutische »Störfeuer« kann hier schon darin bestehen, auf die sensorische, auch emotionale Ebene zu wechseln und Fragen nach dem körperlichen Empfinden zu stellen. »Wenn Ihr achtjähriger Sohn einkotet, welche Wirkung hat das in der Familie?« Auch wenn verneint und geleugnet werden sollte, Zwanghafte und rational Orientierte verlieren den Tritt bei scheinbarem Abweichen vom Thema oder bei Rollenwechsel. Sie werden unsicher bei derart ungewohnten Reaktionen.

Überraschende, unerwartete, scheinbar völlig unlogische Interventionen, lassen sich schwer sortieren: für Kinder ein gefundenes Fressen. Man gebe dem symptombehafteten Kind, dem Verweigerer, den Zauberstab in die Hand, um alle Familienmitglieder in Tiere zu verzaubern! Der Vater als Wuschelbär muss jetzt stillhalten, um die Wünsche von Mama Storch und Schwester Mäuschen entgegenzunehmen. Wie geht es jetzt den Verzauberten – sieht sich der Zauberer am Ziel seiner Wünsche?

Beispiel • Auflösung kritischer Szenen durch Rollenwechsel und »gepflegten« Nonsens

In einer Sceno-Familien-Darstellung (Dold, 1989) präsentierte eine fünfköpfige Familie eine Situation zur Essenszeit. Mutter und Töchterchen bereiteten das Essen zu und die Buben zappelten herum, ohne mitzuhelfen. Nach einiger Zeit sagte die Mutter zur Tochter: »Die Buben brauchst du nicht zum Essen zu rufen, die kommen sowieso nicht.« Die ganze Tragik zeigte sich darauf folgendermaßen: Alle Familienmitglieder verließen mit ihren Puppen die Sceno-Bühne und die Mutter blieb allein auf ihrem Stuhl sitzen. Auf ihre Bemerkung: »So komme ich mir vor«, reagierte der Vater mit: »Ich spüre viel Traurigkeit in der Familie.«

Die therapeutische Regieanweisung sah ein Reframing vor. Die Rollen wurden gewechselt. Den bisher unruhigen Buben wurde die Essenszubereitung aufgetragen, während Mutter und Tochter spielten. Die ganze Familie musste den aufwühlenden Satz in einer verkürzten, sich laufend wandelnden Form skandieren: »Die Mutter ruft zum Essen, die Buben kommen nicht. Die Mutter ruft zum Essen, die Buben kommen doch.« Weitere Variationen: »Die Buben haben Hunger, das Essen, das kommt nicht. Der Hunger hat kein Essen, die Buben aber auch. Das Essen hat gerufen, der Hunger kommt auch mit.«

Spiel und Rollentausch, situationsbegrenzte Rollenspiele eignen sich hervorragend, um Wechsel und Veränderungen einzuleiten. Das System entwickelt selbst überraschende Wendungen.

8.6 Körper und Herkunftsfamilie bei zwanghaften Systemen

Eltern können auf der Suche nach den Fachleuten für die Arbeit an der »typischen Krankheit« ihrer Kinder Beratenden rasch einmal Unfähigkeit bescheinigen. Kränkungen sind nicht ausgeschlossen, wenn der Erfolg bei diesem »Spezialisten« nicht sofort eintritt. Wer kränkt, verunsichert, Fehler nur bei anderen sucht und ihnen Unfähigkeit bescheinigt, der hat solche Dinge bei sich erfahren. Therapeutische Fragen können hier sein: »Wie ging Ihr Vater mit Ihnen um? Wann hat er Sie gelobt? Wie haben Sie die Nähe Ihrer Eltern erlebt? Wie haben sich die Hände Ihrer Eltern angefühlt? Wann kann Ihr Sohn, Ihre Tochter Ihre Hände fühlen? Können Sie mit Ihrem Sohn, mit Ihrer Tochter Kräfte messen, auch einmal balgen? Wollen Sie es einmal versuchen? Sie werden es schaffen, wenn auch Ihre Eltern das mit Ihnen nicht tun konnten. Wir kommen weiter, wenn wir uns nicht bei dem aufhalten, was unsere Eltern und Großeltern uns vorenthielten. Wir sehen, was uns geprägt hat, also liegt es an uns, etwas zu verändern.«

Wird Klienten versichert, dass sie dazu fähig sind, in der eigenen Ahnenreihe ein Umpolen, eine bewusste Veränderung herbeizuführen, bedeutet dies wertschätzendes Mut-Machen.

Beratenden kann empfohlen werden, auf die Körperbotschaften zwanghafter Familienmitglieder zu achten, wenn sie ihre Probleme vortragen. Es sind oft die langen Schatten aus den Herkunftsfamilien. Bei Haltung, Bewegungen, an Händen und Füßen kann Körperarbeit inszeniert werden.

Übung • Mit offenen Armen

Auch ganz schlicht kann eine solche Körperarbeit aussehen. Therapeutinnen fordern ihre Klienten dazu auf, mit offenen Armen, als ob man eine Person umfangen würde, eine wertschätzende Mitteilung zu machen. »Ich sage euch Dank für die Chancen, die ich bei euch hatte, mich frei und unbeschwert zu entwickeln.« Was im Elternhaus oder bei den Großeltern als kleinkariert, pedantisch und pingelig erschien, wird positiv umgedeutet. Etwa so: »Das, was mich an euch geärgert, für mich schwer erträglich war, konnte ich als eine Herausforderung erkennen und war Anlass, spezielle Entwicklungen zu befördern.« So werden scheinbare Nachteile zu Herausforderungen und stoßen Entwicklungen an.

Intellektualisierende und zwanghafte Systeme verweisen auf Muster in den Herkunftsfamilien. Die Art des Umgangs mit dem Körper ist Familiensache. Beraterinnen und Therapeuten ist zu empfehlen, hinter Symptomträgern und Familien sich die Herkunftsfamilien vorzustellen und auf die eigenen Körperübertragungen zu achten. Was geschieht im eigenen Körper, wenn verstandesmäßig orientierte Argumente zu hören sind und man sich z.B. die Eltern der Sprechenden vorstellt? Oft vermittelt der Körper die authentische Botschaft. Danach versucht man auf diese Wahrnehmungen bei sich selbst einzugehen. Das wirkt sich auch auf das System aus.

Beispiel

Reorganisation des internalisierten Herkunftsfamilienbildes
Das belastete Herkunftsfamilienbild (Abb. 8.1, Scenodarstellung) einer Mutter, das einen isolierten Vater und eine Mutter mit vier kleinen Kindern zeigt, wobei nur eine einzige dyadische Beziehung zwischen Mutter und einer Tochter besteht, gilt es zu verändern. Die Mutter erhält jetzt den Auftrag, sie möge ihr Herkunftsfamilienbild so neugestalten, dass es ihren Wunschvorstellungen entspricht.

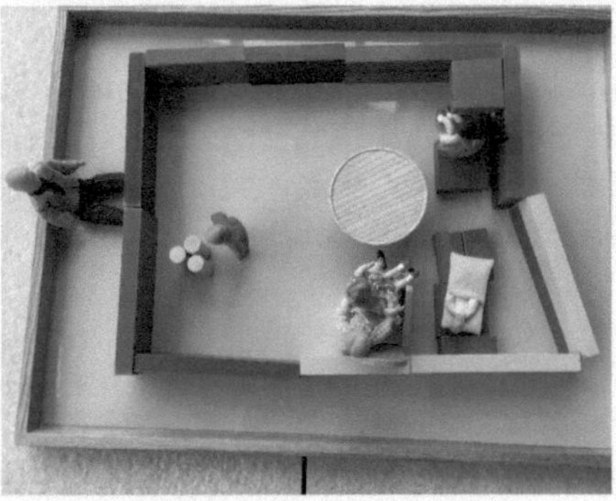

Abbildung 8.1 Herkunftsfamilienbild

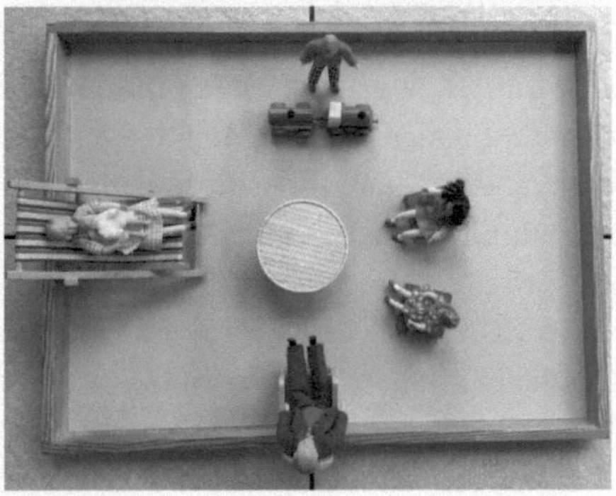

Abbildung 8.2 Reorganisierte Darstellung

In der reorganisierten Darstellung (Abb. 8.2) hat die Familie ein Zentrum. Zuwendung und Kontakt: Es besteht ein zirkuläres Kommunikationsbild. Die Mutter hat in ihrer Vorstellung das Bild der Familie neuformiert. Im Jetzt ergibt sich daraus die Möglichkeit für einen Neustart.

8.7 Zwanghaftigkeit und Intellektualisierung: Zusammenfassung und körperliche Interventionen

Gründe für die Anmeldung zur Beratung oder Therapie

In den meisten Fällen sind es die Pubertierenden und Adoleszenten, die Ängste auslösen, weil sie jetzt Aufstand machen, nicht zuletzt aus Frust darüber, emotional unterfüttert worden zu sein. Mit psychosomatischen Störungen, unangepasstem Verhalten in Schule und Öffentlichkeit setzen sie das System unter Druck. Jetzt werden Veränderungen erzwungen. Falls die behandelnden Spezialisten den Botschaftscharakter der Symptome erkennen, werden sie Psychotherapie oder systemische Therapieformen empfehlen. In Einzelfällen werden unterschiedliche Formen von Derealisation (Selbstentfremdung) festgestellt. Bei fortgeschrittenen Störungsverhältnissen treffen wir auf Familien mit Magersucht und weiteren Formen von verweigernder Provokation.

Aus der Sicht psychoanalytischer Entwicklungslehre treffen wir in diesen Systemen gehäuft auf Personen, die in der intentionalen Phase Störungen aufweisen, was schizoid gefärbte Persönlichkeitsstrukturen nach sich zieht. Sie sind verbunden mit der Angst vor Nähe, Beziehung und Bindung: typische Phänomene unserer Zeit. Die schizoide Struktur ist gekennzeichnet durch rationale Kühle, leichte Kränkbarkeit, Angst vor Liebesentzug, Misstrauen, unter den psychosomatischen Symptomen finden sich häufig Hauterkrankungen.

Hirnphysiologie und System

Kandel (2018), der Auffälligkeiten im Gehirn bei strukturellen Störungen untersuchte, verweist darauf, dass bei der strukturellen Störung der Schizophrenie eine übermässig gehäufte Beseitigung von Synapsen festzustellen ist und er empfiehlt Psychotherapie als Behandlungsmethode. Hier geht es ihm darum, das Bewusstsein für die »Krankheit« zu vermitteln. Dementsprechend wird von Seiten der Hirnforschung ein ungenügendes Körperbewusstsein bestätigt. Eine Spaltung zwischen Intellekt und Körper, die überwiegend dauernde Denktätigkeit, lässt keine Behaglichkeit zu, was den drahtigen Körperbau entstehen hilft.

Dialogischer Austausch

Es wird alles vernünftig begründet. Folgerichtigkeit in der Argumentation hat einen hohen Stellenwert. Prinzipien und Familienideologien werden gezimmert und vermittelt. Abweichungen können nicht geduldet werden, da die Angst, Strukturen, die von existenzieller Bedeutung erscheinen, könnten aufgeweicht oder hinfällig werden. So ist das Abschotten von Gefühlen ein zentraler Faktor in der Abwehr.

Dysfunktionalität

Wir treffen auf eingeschränkten intimen Austausch. Diese Systeme wirken kühl, pietätlos und distanziert. Ein labiler Kontakt wird gepflegt. Diese Menschen sind gefühlsmäßig schwer erreichbar. Die Beziehungen können abrupt unterbrochen werden, ein fließender Nahkontakt fehlt. Die Krankheit wird zugewiesen an eine Person, an Umstände, das Problem nach außen verlegt, um einem Eingestehen von Mitverantwortung zu entgehen. Nicht wir, sondern er oder sie hat ein Problem, das uns stört und das beseitigt werden muss. Empathie mit dem identifizierten Patienten lässt man nicht aufkommen. Anstelle dessen tritt ein subtiles Beschreiben und Analysieren von Symptomen und entsprechende Hypothesen über Entstehungsbedingungen.

Abwehrformen

Auffallend ist die Abwehr von körperlicher Nähe. Weiter sind soziale Isolierung, Affektverdrängung und Rationalisierungen zu nennen. Interventionen müssen sofort Wirkung zeigen. Was bringt das? Geht die Migräne dann weg? Die Ablenkung auf Nebenschauplätze ist eine geschickt geführte Taktik.

Ressourcen

Mit diesen Menschen lässt sich kühl planen, ihre Verstandesklarheit ist unbestechlich. Sie ziehen einmal beschlossene Projekte emotionslos durch, treten auf vorherrschende Meinungen nicht ein, was sie erfolgreich macht. Haben sie sich einmal in eine Sache verbissen, dann zeigen sie Durchhaltevermögen und überzeugen Zauderer. Sie können langfristig planen und denken und dies mit einer unbestechlichen Logik.

Wichtig

Körperbezogene Interventionen erweisen sich von Anfang an als tückenreich, weil eine Angst vor dem Körper und vor intimer Nähe besteht. Es fehlt eine Art Urvertrauen, das im eigenen Körper aufzubauen ist.

Körperliche Interventionen

- Grundsätzlich lobend erwähnen, dass die Problematik, die dazu führte, Hilfe in Anspruch zu nehmen, bei allen viel Kraft gekostet hat und die ganze Familie Durchhaltevermögen bewiesen hat.
- Wohlwollend auf die Trugschlüsse der Logik eingehen erweist sich als hilfreich. »Sie haben sich bisher bemüht, Ihr Leiden zu beseitigen und kommen immer wieder an den gleichen Punkt, das beweist Qualitäten bei Ihnen. Könnten Sie sich vorstellen, einmal die Taktik oder Methode zu ändern? Sie müssen ja nicht sofort Erfolg erwarten, denn was schon lange dauerte, das braucht oft lange Zeit, bis es sich zurückbildet.«
- Ausstreich- und Massageübungen lösen im System unterschiedliche Empfindungen aus. Der Symptomträger steht mit seiner Behauptung, dass er so gar nichts spüre, allein da.
- Die eigene Haut anfassen, abklopfen, massieren, auf dem Boden trampeln, dienen dem Aufbau des eigenen Körpergefühls.
- Wenn man die Patienten und Patientinnen dazu auffordert, sich gegenseitig abzuklopfen, mit lockerer Faust, mit flachen Händen, leicht, kräftig, je nach Wunsch, führt das zur partnerschaftlichen Nähe, zum Abbau von Ängsten dem Beziehungskörper gegenüber.
- Erden, in der Tagesrealität verankern und keine regressive Tiefenarbeit anstreben ist angesagt. Auf der Ebene der Tagesrealität bleiben. Keine therapeutischen Verfahren anwenden, die eine Gefahr für die psychische Struktur des Systems bedeuten könnten.
- Man könnte bei intellektualisierenden Systemen mit schizoiden Persönlichkeitsstrukturen zirkuläre Interventionsmethoden anwenden, um Betroffenen zu vermit-

teln, dass sie sozial im System integriert sind, und auf ihre Funktionsfähigkeit im Alltag verweisen. Dies erweist sich als ähnlich wirksam wie der individuelle Einsatz psychotherapeutischer Verfahren.

9 Scheidung und Alleinerziehen: in Auflösung begriffene Systeme

In einer kritischen Zusammenfassung erwähnt Weiss (1975, S. 39) die Faktoren, die Beziehungen auseinanderbrechen lassen.

> »In a marriage that is going badly, almost every component of the couple's initial love may come under attack. Idealization is apt to fade under the constant exposure of daily life. Trust may be eroded by small and large disappointments and betrayals. Feelings of identification may give way to a view of the other as critic an antagonist. Instead of feeling reassured and augmented by their relationship, the partners may feel oppressed and diminished by it.«

Wo Weiss (1975) in diesem Zusammenhang auf Spannungen und erhöhte Vigilität zu sprechen kommt, was bei Partnern und Familienangehörigen zu Ein- und Durchschlafstörungen führt, gibt er auch Hinweise dafür, wie Menschen mit Schlafmitteln, Barbituraten, Alkohol und sogar mit Drogen dem Übel beizukommen versuchen. Die Erkenntnis, dass der Verstand gegenüber dem Körper hier unterlegen ist, führt zur Hochschätzung der Körperarbeit in diesem Zusammenhang.

Framo (1980) trat in seinem Artikel: »Scheidung der Eltern – Zerreiß-Probe für die Kinder« für eine familienbezogene Sichtweise der Scheidung ein. Er trifft eine zeitliche Einteilung: vor, während und nach der Scheidung. Zugleich unterscheidet er Phasen traumatisierender Einwirkungen für die Kinder, ähnlich wie auch Haffter (1979). Eine körperorientierte Betrachtungsweise muss ebenso Ehedauer und Alter der Kinder einbeziehen. Während Erwachsene einerseits verbale und andererseits auch in unterschiedlichen psychosomatischen Symptomen Botschaften schicken, konzentrieren sich bei Säuglingen und Kleinkindern die Mitteilungen auf den präverbalen Ausdrucksbereich, auf den Körper und körperliche Funktionen. Unruhe, Schreien, Schlafstörungen, der Magendarmtrakt, das Urogenitalsystem und die Haut sind die bevorzugten Signalbereiche für das System. Wenn Framo von einer Zerreißprobe spricht, darf angenommen werden, dass diese auch im Körperlichen (bei Säuglingen und Kleinkindern vor allem im Körper) erlebt wird. Insofern sind spezielle körperorientierte Interventionen das Mittel der Wahl.

9.1 Körperreaktionen bei Erwachsenen in Scheidungs- und Trennungsprozessen

Das Gefühl von Zerrissenheit wird bei Erwachsenen u.a. als ein Schmerz im Brustraum, als ein undefinierbares, unendliches Weh erlebt. Bei vertiefender Arbeit folgt hier oft ein sich wiederholendes Zusammenziehen der Bauchmuskulatur, was zu einem lösenden, auch uferlosen Ausweinen führen kann. Falls – wie im Normalfall bei Familien – eine tragende Struktur durch ein System existiert, ist die Angst, die letzten stützenden Pfeiler könnten ins Wanken geraten, relativ gering.

9.1.1 Scheidungserleben und Körper

Beispiel • Körperintervention bei Immobilisation

Die beiden Partner haben die Tagesarbeit hinter sich und sind einzeln zur Beratung gefahren. Zwei Sitzungen hatten bis jetzt stattgefunden, die Partnerin wollte klären, ob die Fortsetzung der Partnerschaft für sie ein Ziel sein könnte, während für ihn das Festhalten an der Beziehung im Vordergrund stand. Nach wenigen unverbindlichen Äußerungen zu Sitzungsbeginn eröffnet die Frau ihrem Mann, dass sie sich entschieden habe, sich endgültig von ihm zu trennen. Der ansonsten ruhige und besonnene Mann bricht darauf in ein Weinen aus, das den ganzen Körper erfasst und schüttelt. Sein Gesicht wirkt verzerrt. Er kann nicht mehr sprechen und ist weder in der Lage zu stehen noch zu sitzen. Der Therapeut legt ihn auf den Boden, wo er für mehrere Minuten dieses anfallsartig-konvulsive Schluchzen fortsetzt. Seine Hand wird gehalten. Während dieser Zeit ist er nicht ansprechbar und hat den Bezug zur Realität verloren. Sein Zustand verschlechtert sich nicht. Erschöpft findet er den Weg in das Bewusstsein zurück. Er ist am Schluss der Sitzung nicht in der Lage, sein Auto nach Hause zu steuern. Da die Partnerin sich weigert, ihn mitzunehmen, wird ein Taxi organisiert, das ihn nach Hause bringt. Zu Hause geht es ihm besser, er schämt sich wegen des »Vorfalls«. Er hält eine ärztliche Abklärung nicht für nötig. In den folgenden Sitzungen erscheint er ohne seine Partnerin. Sie gibt dem Ende der Partnerschaft auch auf diese Weise Ausdruck. Er gesteht, dass er das Halten seiner Hand bei der letzten Sitzung während seines Schluchzens eigentlich von seiner Frau erwartet hätte. Und vielleicht auch erwartet hätte, dass sie ihn nach Hause bringen würde.

Was ist bei diesem Mann passiert? Offenbar hat ihn die Eröffnung seiner Frau, sie werde sich von ihm trennen, in einen Zustand traumatischen Erlebens versetzt. Sozial nicht mehr gehalten: eine für ihn existenzielle Bedrohung, da eine Co-Regulation auf verbaler Ebene gekappt wurde! Dazu eine unvorteilhafte Tageszeit nach der Arbeit. Der Stress war zu groß, es kam zum Kollaps des autonomen Nervensystems. Porges (2016) nennt diesen Zustand *Immobilisation*, der Körper geht aufgrund der Entwicklungsgeschichte des autonomen Nervensystems in den Zustand unbewusster, absoluter Ruhe und ist auf verbaler Ebene nicht mehr erreichbar. Dieser Zustand ist dann nur noch über Berührung und Bewegung therapeutisch aufzulösen.

Vertiefende Arbeit, auch vertiefende Körperarbeit bei sich auflösenden Systemen birgt Gefahren und ist im Allgemeinen zu meiden. Die tragenden und strukturierenden Persönlichkeitsbereiche bedürfen der Unterstützung und der Stärkung. Halten, Vermitteln von Gefühlen der Sicherheit, alles was »Boden« gibt und Unterstützung darstellt, ist gefragt. Es empfehlen sich auch individuell orientierte Grounding-Übungen, die in einer co-regulativen Art im optischem und akustischen Beziehungsfeld eingebunden sind (Porges, 2016).

9.1.2 Frühe traumatische Erlebnisse und Trennungsprozesse

Beispiel • Nichtdirekte Körperarbeit

Wie ein emotionaler Sturmwind kann ein Trennungsprozess sein, der alles aufwühlt und durcheinanderwirbelt, wie dies bei dem noch jungen Paar geschah: beide um die 30. Seit vier Jahren sind sie verheiratet. Jetzt driften sie gefühlsmäßig auseinander. Beide haben Außenbeziehungen, beabsichtigten aber dennoch weiterhin zusammenzubleiben.

Er blickt auf Defizite mütterlicher Zuwendung zurück. Nie hat seine Mutter mit ihm geschmust, nie war sie zärtlich zu ihm, wenn sie seinen jüngeren Bruder liebkoste, tat es ihm weh.

Sie wurde nach der Scheidung ihrer Eltern als Kleinkind in eine Pflegefamilie gegeben und dort adoptiert und wuchs in einem strengen, puritanisch denkenden Milieu auf.

Das Paar hat sich einer Wohngemeinschaft angeschlossen, wo es der jungen Frau erstmals gelang, mit einem Bewohner über ihre Gefühle zu sprechen. Daraus entwickelte sich eine intime Beziehung voller neuer Erfahrungen, doch mit Angst und Schuldgefühlen verbunden. Der Partner hatte in seiner Herkunftsfamilie gelernt, selbstständig zu sein und Probleme selbst zu lösen. Umso problematischer war es für ihn, keine Lösungswege für die Partnerprobleme zu finden. Er sah sich überfordert, vor allem im Intimen. Er empfand das Verhältnis zu seiner Frau als unausgewogen im Vergleich zu dem, was er für die Beziehung tat. Er ging leer aus im Hinblick auf Nähe und Zärtlichkeit. Wurde während der Sitzungen das Thema Nähe von seiner Seite angesprochen, gab die Frau sich teilnahmslos, so schien es jedenfalls nach außen. So entwickelte sich bei ihm eine Identitätskrise mit Störungen am Arbeitsplatz.

Ein- und Durchschlafen wurden problematisch, die Konzentration schwand, stattdessen stellten sich bei ihm vermehrt Fragen, inwieweit Belastungen und Defizite aus der eigenen Entwicklung sich in der Partnerschaft auswirkten. Zur gleichen Zeit schrieb die Partnerin dem Therapeuten einen mehrseitigen Brief, in dem sie ihre »Sprache« fand, um das auszudrücken, was ihr nicht über die Lippen wollte.

Sie schrieb:

»Herr N.!

Ich verzichte absichtlich auf die Anrede: Sehr geehrter Herr N. Es klingt so nüchtern und verhindert, mich so auszudrücken, wie ich möchte. Eigentlich weiß ich auch nicht so recht, was ich bezwecke, wenn ich Ihnen schreibe. Es ist einfach so, dass mir vieles auf der Zunge liegt, aber ich es in den Sitzungen nicht erzählen kann. Vielleicht Angst vor der Reaktion, auch der Reaktion meines Mannes. Aber ich glaube, hauptsächlich habe ich Angst, mich den Gefühlen hinzugeben, die mich bei diesem Thema begleiten. Wahrscheinlich wird alles auch ein bisschen chaotisch, weil ich nicht recht weiß, wo der Anfang liegt und vieles wächst mir über den Kopf.

Ich glaube schon, dass das Hauptgewicht meines Problems beim Körper liegt, aber vor allem doch mit den damit verbundenen Gefühlen. Mit meinem sogenannten Seitensprung ist mir vieles und wird mir vieles bewusst. Mit dem bin ich stark in Konflikt. Das ganze aufzuschreiben kostet mich viel Mühe, es ist so als wollte alles platzen. Ich hab mir über die ganze Sache versucht ein Bild zu machen, kann aber selbst nicht beurteilen, ob das Bild der Ehrlichkeit entspricht.«

Sie berichtet weiter über Träume von sexuellen Handlungen, als sie sieben oder acht Jahre alt gewesen sei und von einem Arzt, der sie mit Wärme und Zärtlichkeit umgab. Sie äußerte Wünsche nach einem Maß an Liebkosungen, das sie selbst bestimmen könnte. Davon versprach sie sich ein Gefühl von Freiheit, verbunden mit der Vorstellung, sich gehen lassen zu können. So wollte sie sich auch von ihren Verkrampfungen befreien. Auf der anderen Seite hatte sie Angst davor, ihre Emotionen könnten durchbrechen und sie würde chaotisch. Sie hatte bereits solche Erfahrungen gemacht, wobei ihr Körper so stark reagierte, dass sie meinte, sie würde durchdrehen. In diesem Zusammenhang berichtet sie über ein konkretes Beispiel.

»Manchmal in letzter Zeit ekelt mich der Kuss. Ich war ungefähr elf Jahre alt. Ich musste in den Keller, Äpfel für die Mutter holen. Wo ich das Licht anschalte, stand ein junger Mann vor mir. Er lief hinter mir her, und um irgendeine Reaktion bei ihm auszulösen, fragte ich ihn, ob er einen Apfel wolle. Er verneinte. Ich ging wieder zum Lift und da küsste er mich. Das ist mir in die Glieder gefahren. Er sagte mir, dass ich das niemandem erzählen dürfe. Die Mutter kam mir im oberen Stockwerk entgegen und sah, dass ich zitterte. Das erste, was ich tat, den Mund zu spülen, immer und immer wieder. Aber ich brachte den Geschmack nicht mehr weg.«

Die nach Meinung der jungen Frau sehr frustrierte Stiefmutter befragte sie damals eingehend und machte Meldung bei der Polizei. Beamtinnen führten weitere Befragungen durch und ließen die damals Elfjährige durch verschiedene Berufsschulkassen gehen, um den »Täter« zu identifizieren.

»Der Junge war 18 Jahre alt, das Ganze kam vor Gericht, und es war schrecklich für mich. Als ich 18 war, hatte ich meinen ersten Freund und konnte ihn ein ganzes halbes Jahr nicht küssen. Er war verständnisvoll und gewährte mir, den Anfang zu machen.«

Im Weiteren stellte sie sich die Frage, ob ihre heutigen Reaktionen mit dem früher Erlebten in Zusammenhang stünden. Ihren Körper hatte sie als eine Last erlebt. Es gab Verbotenes, Sexuelles, worüber sie mit niemandem sprechen konnte. Bei ihrem Mann könne sie nicht fühlen, sie könne sich nicht fallen lassen, fühle sich eher zum Handeln gedrängt und spüre seine Unsicherheit. Sie wolle alles daransetzen, sich nicht von ihrem Mann weiter zu entfremden, ist sich andererseits des Risikos bewusst, wenn sie ihre Außenbeziehung fortsetzt. Hassgefühle der eigenen Geschlechtlichkeit und der männlichen gegenüber wechselten mit der Vorstellung, mit ihrem Mann wieder intim sein zu müssen. Verschiedentlich thematisierte sie den Wunsch, sich fallen lassen zu können, einfach sich selbst zu fühlen und dadurch frei von ihren Verkrampfungen zu werden. Dem stand ein Drang zu handeln gegenüber.

Es geht nicht, wie eine gängige Ideologie uns das glauben machen will, »um das *Tun*, es geht um das *Hinhören*. Die Dinge ändern sich, indem man ihnen zuhört, nicht indem man sie bekämpft oder von ihnen wegläuft« (Orban, 1985, S. 56). Hinhören ja, doch bei körperbezogenem Arbeiten ist das Verweilen-Können bei den Empfindungen, ist verweilendes Mitempfinden gefordert. Die Dinge ändern sich beim verweilenden Mitempfinden. So werden innere und äußere Wahrnehmungen bewusst. Der Lernprozess bezieht sich auf die innere Orientierung am Körper, auf das Spüren der Körperempfindungen und ein Akzeptieren-Lernen. Bedürfnisse spüren, sie erfahren, darf nicht gleichgesetzt werden mit Ausleben und in Aktion und Handlung umsetzen. Körpertherapien, auch mit partnerschaftlicher Arbeit gerät hier an Grenzen, ist oft kontraindiziert, weil unkontrollierte Übertragungen, die wenig strukturierte und gesteuerte Gefühlswelt weiter destabilisieren können. Lernen, Gefühle aushalten, dort, wo sie leibgebunden aufkommen und wahrnehmbar sind, darin besteht die Körperarbeit.

- Bleiben Sie bei sich, bei dem, was ist!
- Konzentrieren Sie sich auf das, was Sie gerade empfinden!
- Lokalisieren Sie dieses Empfinden im Körper, so schaffen Sie sich Zugang zum Beziehungskörper!
- Was geschieht jetzt?
- Kann das Gegenüber dies auch empfinden?

Auch hierzu schreibt Orban, dass es bei dieser schwierigsten Aufgabe um das Üben geht. Es geht um die zu entwickelnde Fähigkeit, dabeibleiben zu können, diesen oft mühsamen Weg zu erlernen.

Im obigen Beispiel wurde das Ende der Beziehung durch den Mann entschieden. Die Frau nahm sich vier Wochen Ferien ohne ihren Mann. Sie wollte sich Klarheit verschaffen, pflegte aber, wider alle Empfehlungen, intensiven Kontakt mit ihrem Freund. Ein von ihr zu Hause in großer Unordnung hinterlassener Briefwechsel war von klärender Wirkung für den Mann. Er zog in ihrer Abwesenheit aus.

Auch bei diesem Trennungsprozess hatte das Körpererleben zentralen Stellenwert. Frühe Kindheitserfahrungen wurden reaktiviert und förderten unkontrollierbare, ambivalente, teils auch chaotische, persönliche und beziehungsmäßige Schwankungen zutage. Jede Form emotionaler Vertiefung kam hier nicht in Frage. Strukturierende, rationale, aber auch physisch stärkende und unterstützende Elemente, die ausschließlich die einzelnen Partner betrafen, waren hier angezeigt. Qi-Gong-Übungen, generell auch Grounding-Übungen, die hirnstärkenden und stabilisierenden Einfluss auf den Frontallappen nehmen, sind neben vitalisierenden Kraftübungen dringend zu empfehlen. Physiologisch sind die Stammhirnaktivitäten überaktiviert und führen zu Kontrollverlust, Ambivalenz und chaotischen Verhaltensweisen.

In der Nachtrennungsphase sind Seelenreisen in Anlehnung an Orban (1985) zu empfehlen, wobei die begleitenden Körperempfindungen bearbeitet werden können.

9.2 Körperreaktionen bei Scheidungskindern und körpersystemische Interventionen

Gefühle und Körperempfindungen lassen sich auch im beziehungsmäßigen Kontext bei Scheidungen nicht trennen. Aufkommende Gefühle sind bei Partnern und Familienangehörigen von gegenseitig übereinstimmenden oder konträren vegetativen, sensorischen, muskulären und motorischen Empfindungen begleitet. So ergeben sich im Beziehungskontext unterschiedliche Wahrnehmungen. »Als du über deine Angst gesprochen hast, habe ich einen Druck im Brustraum verspürt. Wenn das Kind weint, gibt mir das einen Stich ins Herz.« Die körperlichen Botschaften gelten als unverfälschte Signale. Sie unterstreichen im Weiteren die Notwendigkeit, bei Gefühlsklärungen in Trennungsprozessen mit Bedacht vorzugehen, vor allem wenn Kinder in unterschiedlichen Entwicklungsphasen auch mit körperlichen Botschaften Zeichen setzen.

Kleinkinder sind bei Ehekonflikten, bei Trennungsprozessen, bei Zerrüttung oft schon früh belastet (Haffter, 1979). Sie vermitteln – je nach Alter – dem System körperliche Botschaften, z.B. nur den Magendarmtrakt betreffend. Häufiges Schreien weist in die gleiche Richtung. Wenn Kinder mit Tag- und Nachtnässen, Einkoten, mit Kopf- und Körperschaukeln, Haare-Ausreißen, Stottern, Asthma und Schlafstörungen auf Spannungen im Beziehungsleben der Eltern reagieren, sind körperliche Funktionsbereiche betroffen, die auffallen, Aufmerksamkeit heischen und zu Spezialbehandlungen Anlass sind. Das System wird gezwungen hinzusehen, innezuhalten und gemeinsam mit Fachleuten Zusammenhänge herauszufinden. Diesen unbewussten Fähigkeiten der Kinder kommt in Trennungsprozessen große Bedeutung zu.

- ▶ Was und wie spüren sie das, was bei den Eltern vor sich geht?
- ▶ Was will das Kind uns »sagen«?
- ▶ Leidet das Kind wegen uns?

- In welcher Art sind die Kinder miteinbezogen?
- Was geht in ihnen vor?
- Wie stehen sie das durch?
- Womit verursachen wir ihnen Belastungen?
- Was können wir in der Trennungsphase noch tun?

Solche Fragestellungen entsprechen verbal orientierter systemischer Arbeit. Gehen wir von Körperübertragungen aus, ergibt sich eine äußerst wirksame, auch herausfordernde Vorgehensweise.

- Sehen Sie und spüren Sie, wie die Kinder leiden?
- Wie geht es Ihnen, wenn Sie die Kinder leiden sehen?
- Können Sie das Gefühl in Ihrem Körper lokalisieren?
- Wie wollen Sie mit diesen Empfindungen umgehen?

Eltern sind nicht selten der Auffassung, die Kinder könnten doch noch gar nichts von ihrer gegenseitigen Distanzierung wissen. »Wir haben noch nicht mit ihnen gesprochen.« Die Kinder erfassen es, sie spüren es, hören es an der Stimme, am Tonfall, entnehmen es – wie auch immer – aus der Beziehungsatmosphäre, entnehmen ihre Informationen aus der allgemeinen Resonanz, spüren auch – wenn überhaupt noch vorhanden – Veränderungen in den Berührungen.

9.2.1 Kleinkindalter

Wenn Partner sich zunehmend distanzieren, wäre es für Kinder jedweder Altersstufe kontraindiziert, gemeinsame Körperübungen anwenden zu wollen. Bei den Kindern würde die ohnehin bestehende innere Zerrissenheit vergrößert. Die latente, doch realistische Gefahr bei den Eltern, die Kinder als Mittel, als Verbündete gegen die andere Seite aufzubauen und zu missbrauchen, muss eingeschätzt werden können. Kinder bedürfen der existenziellen Gewissheit, beide Eltern zu behalten. So ist es möglich, dass ein Kind an der einen Hand den Vater und an der anderen Hand die Mutter hält, obgleich sich die Partner selbst nicht berühren. Aus diagnostischem Ausdruckmaterial wie beim Sceno- oder dem Welt-Test, auch aus Zeichnungen, ist zu entnehmen, wie Kinder im Kindergarten- und Schulalter das Bedürfnis nach Nähe ausdrücken.

Beispiel

Einem kleinen Mädchen wird das Scenomaterial angeboten, damit es seine Familie darstellen kann. Die Mutter kommt mit ihm in die Beratung, sie durchlebt eine schwierige Trennungsphase von ihrem Mann. Zuerst nimmt die Kleine das Fellstück aus dem Scenokasten, legt es auf den Tisch und streicht wiederholt mit der Hand darüber. Dann nimmt sie es, drückt es versonnen an ihre Wange und verharrt für eine Weile in dieser Haltung. Im Beratungszimmer ist es leise geworden. Diese Szene beeindruckt, macht still und nachdenklich, der Worte bedarf es nicht.

Benedek und Brown (1997) legen Eltern nah, den Kindern in der Trennungs- oder Nachtrennungsphase ein Haustier zu geben, mit der Begründung, Gefühle von Trauer und Einsamkeit zu mildern. Kinder können Haustieren gegenüber die Gefühle zeigen, deren sie selbst bedürfen. Ein Tier streicheln zu dürfen, entspricht dem Gefühl, selbst gestreichelt zu werden.

Ausstreichende Berührungen über Arme und Beine, über den Körperstamm, auch Halten und leichtes Wiegen, immer nur durch einen Elternteil, sind hilfreich, um Spannungen zu lockern und innere Ruhe zu schaffen. Eltern, falls sie dies tun, sprechen auch davon, dass es ihnen selbst guttut, auch eigene Schmerzen lindert. Sich den inneren und äußeren Ereignissen zuzuwenden heißt aber nicht, in erster Linie etwas tun (Orban, 1985) , sondern hinhören, hineinfühlen, dabei sein.

9.2.2 Kindergarten- und Schulalter

Im Kindergarten- und Schulalter treffen wir auf körperliche Signale wie erneutes Einnässen, Stuhlverhalten, Nägelkauen usw. Solche regressiven Symptome finden sich in Verbindung mit Unruhe, Ablenkbarkeit, aggressivem Verhalten, Rückzug im sozialen Raum, Selbstbeschädigungen, Lügen und Diebereien. Kinder und ein Elternteil, wenn sie sich darauf einlassen, können dazu angeleitet werden, sich gegenseitig zu massieren, miteinander Ausstreichübungen zu machen. Ganzkörper-Ausstreichformen sind zu empfehlen. So lassen sich Spannungszustände mindern und Blockierungen im Energiefluss reduzieren. Dazu sind einfache, bestätigende und beruhigende, selbstformulierte Sätze zu sprechen wie:

- Wir bleiben in Verbindung, wir werden regelmäßigen Kontakt haben.
- Es wird schon alles gut werden.
- Ich wünsche mir, dass unsere Berührungen in unseren Körpern in Erinnerung bleiben.
- Wann wollen wir uns erinnern? Machen wir`s gerade jetzt ab?

Körperberührungen verbunden mit Erklärungen, verbalen Zusicherungen, allgemein mit Gesprächen, machen es möglich, mit bestehenden Ängsten vor Verlust umzugehen.

Wird auf die in psychodiagnostischen Abklärungen gewonnenen Informationen zurückgegriffen, erhalten wir in der angebotenen Symbolik Aussagen von oft außergewöhnlichem Ausdrucksgehalt.

Scheidung spaltet sogar den Körper

Beispiel

Zwei 12 und 11 Jahre alte Buben kamen mit ihrer Mutter in die Beratung. Beide Eltern waren gut situiert, beide mit eigenem Geschäft, der Vater in leitender Position, allerdings mit auffallenden Problemen in der Personalführung. Die Frau hatte sich deswegen zur Scheidung entschlossen, weil ihr Mann eine nahezu ungebundene

Sexualität lebte, »keinen gutaussehenden Weiberrock« sehen konnte, ohne die Person zu bedrängen. Über Jahre hatte sie seine Affären hingenommen, vielleicht sogar kaum wahrgenommen. Die gerichtliche Scheidung war eingeleitet.

Jetzt stehen zwei Buben an der Türe: der Ältere freundlich und gesprächig, der Jüngere trotzig, verschlossen. Auch zu Beginn unserer Sitzung bleibt der Jüngere stumm mit grimmig-bissiger Miene auf seinem Stuhl sitzen. Die Mutter hatte den Buben nichts davon gesagt, was sie hier erwarte und nur in einem Nebensatz fügt sie an, dass sie sich demnächst befristet von ihrem Mann trennen werde. Der Vater ist momentan von einer Geschäftsreise im Ausland zurück, abends gibt es meist Streit und Auseinandersetzungen zwischen den Eltern, so haben die Buben Mühe mit dem Einschlafen. Auch wenn sie von ihren Zimmern zu den Eltern hinuntergingen, und sie um Ruhe bäten, nütze das nichts. Der ältere Junge ist gesprächig, verbal ausdrucksstark, doch besteht ihm gegenüber eine emotionale Distanz. Der Jüngere erhält Lob für seine Offenheit dafür, zu zeigen, dass es ihm stinke, hierherzukommen. Es schien, dass dies etwas von seinem Gesicht herunterblättern ließe; offen und liebenswürdig blickt er jetzt drein. Er bekommt Ausstrahlung. Wird in dieser Familie emotional oberflächlich gelebt, weil die Mutter z.B. das trotzige Benehmen ihres Sohnes zu entschuldigen versucht, alles erklärt und ihm seine »Launen« ausredet? Wie soll man das Verhältnis der Buben zu ihrem Vater definieren, wenn sie nichts darüber erzählen können, was sie gemeinsam mit ihrem Vater machen? Keine Spiele, keine Unterhaltung, keine gemeinsame Arbeit! Sie erleben ihren Vater nur als streitbar an- oder abwesend.

Während die erste Sitzung – zusammen mit Mutter und Söhnen – einem Öffnen verbaler Schleusen vergleichbar war, brachte die zweite Sitzung die Dinge zu Tage, die dem Körperleben zuzuordnen sind.

Es sei in der Zwischenzeit viel passiert, so beginnt der ältere Junge. Er habe zum zweiten Mal die Aufnahmeprüfung in die höhere Schule nicht geschafft und sein Bruder hatte Misserfolg beim ersten Versuch. Die Mutter beabsichtigt, den Älteren in ein Internat zu stecken. Der Jüngere möchte zu Hause bleiben. Er meint: »Zu Hause ist es gut und ist es schlecht!« Gut sei es, wenn er mit der Mutter zusammen sein könne, wenn sie etwas zusammen unternähmen. Schlecht sei, wenn die Mutter Berufsstress habe und keine Zeit. Alle kommen zu kurz. Hinzu kommt die Scheidungssituation. Die beiden Buben werden gebeten, sie möchten ihre Sicht der Familie mit dem Sceno veranschaulichen. Das wird in getrennten Zimmern an zwei Scenokästen durchgeführt.

Im Scenofamilienbild des älteren Sohnes (Abb. 9.1) sind die Eltern in getrennten Räumen: Der Vater im Geschäft und die Mutter im Designerbüro. Der Mutter werden ein Hund und drei Schafe zugeordnet. Das mit Aggression in Verbindung gebrachte Krokodil steht zwischen den elterlichen Räumen. Vor den Eltern sitzen die Buben, die Rücken den Eltern zugewandt.

Zu den Füßen der Buben sind drei Pfeile, sie symbolisieren Auswege aus der aktuellen Lage, so erklärt der Ältere. Zudem meint er, die Eltern hätten separate Wege zu den Söhnen.

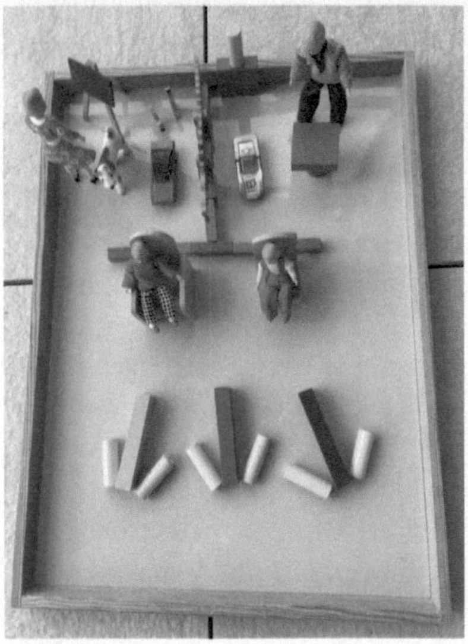

Abbildung 9.1 Scenofamilienbild des älteren Sohnes

Die Trennung im ganzen System kommt eindrücklich zur Darstellung, dabei steht das Kindersubsystem (sibling system) jeweils einem Elternteil gegenüber.

- Die Eltern leben ihren Beruf. Sie haben keinen direkten Zugang zueinander.
- Die Buben sind ebenfalls von den Eltern getrennt, doch steht ein Zugang der Eltern zu den Kindern offen.
- Die Kinder sind mit dem, was vor ihnen liegt, auf sich gestellt. Sie sehen Auswege vor sich.
- Sie sitzen nah beieinander, dennoch in keinem dyadischen Verhältnis.
- Die vorherrschende Farbe im Gesamten der Darstellung ist Rot, sie wird in der Farbpsychologie mit Emotionen, Wut, Feuer und Hitze in Verbindung gebracht.

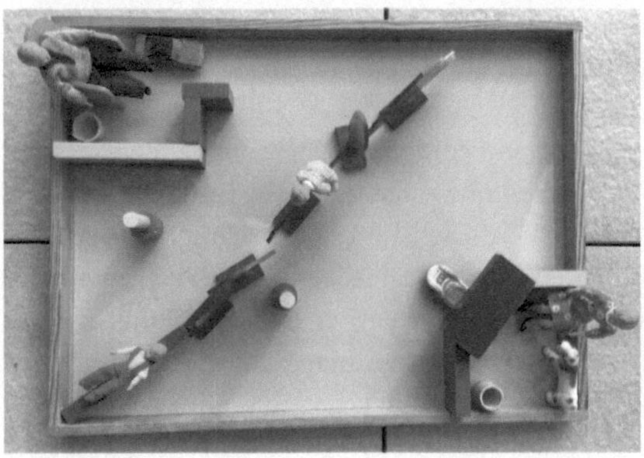

Abbildung 9.2 Scenofamilienbild des jüngeren Sohnes

Die offenen Kontaktmöglichkeiten zu den Eltern als Einzelpersonen, wohl auch zu dem, was sie beruflich erwerben, und die Nähe zum Bruder mit dem Ausblick auf Auswege sind die Ressourcen dieses Jungen.

Der jüngere Sohn teilt die Szene durch eine Baumreihe (Abb. 9.2). Die Eltern sind wiederum völlig voneinander getrennt, wobei beide weniger in beruflicher Arbeit anzutreffen sind, eher einsam bequem in ihren geschlossenen Räumen sitzen. Der Haushund ist der Mutter zugewandt.

Was das Scenobild über die beiden Buben aussagt, ist bedeutsam. Der Ältere ist auf ein Mäuerchen geklettert, auf dem er rücklings liegt. Der zweite Junge klettert gerade auf einen der Bäume, die in ihrer Reihung den ganzen Raum diagonal teilen.

- Die Buben befinden sich so auf der »Demarkationslinie« des Systems.
- Die eine Körperhälfte ist dem Vater, die andere der Mutter zugeordnet.

- Wie ist es da um das eigene Körper-Ich bestellt?
- Körperliche Spaltung heißt Verunsicherung, nicht wissen, wohin man gehört.
- Die Räume – ebenfalls gespalten - verlieren das, was als Beheimatung erlebbar ist.
- Trennung wird als eine Veränderung im räumlichen, beziehungsmäßigen und körperlichen Erleben dargestellt.

Der Mutter veranschaulichten die beiden Darstellungen das wahre Ausmaß der Scheidung.

Dolto (1993) spricht von drei Formen eines Kontinuums im Leben eines Kindes:

- das der körperlichen,
- der affektiven und
- das der sozialen Umwelt.

Geht ein Elternteil weg, verliert das Kind das Gefühl von Raum und Zeit und damit auch das für seinen Körper. Ein Kind identifiziert sich physisch mit seiner Behausung, geht ein Elternteil, kommt es zu einem Strukturverlust im Raumgefühl des Kindes, was sich auch im Körper auswirkt. Die These, dass mit systemischer Körperarbeit diesem Strukturverlust entgegengewirkt werden kann, erweist sich als schlüssig. Wenn ein Elternteil durch bereits beschriebene körperliche Zuwendungen beim Ordnen des inneren Körperbildes, das durch Trennungsprozesse gelitten hat bzw. gespalten wurde, behilflich ist, wirkt sich das auch auf die äußeren Lebens- und Beziehungsräume aus.

In der Kinderpsychotherapie (Biermann, 1969) werden eine Reihe von Methoden erwähnt, die z.T. auch Bezug zum Körper der Kinder nehmen, etwa autogenes Training, Atem- und Entspannungsarbeit, Bewegungstherapie, Fingermalen, Sandspiel usw. Den Eltern einfache Anleitungen zu geben, wie sie solche pragmatischen Verfahren individuell anwenden können, bedeutet für Elternteil und Kinder eine große Hilfe.

Wird einzelnen Eltern vermittelt, wie es möglich ist, dass ihre Kinder Gefühle von Trauer und Wut in Bewegungen, auch in gestalterischem Arbeiten ausdrücken können, ist das eine große Unterstützung.

Übung

Auf ein Stück Ton mit den Fäusten schlagen, einem Gefühl von Trauer und Einsamkeit bildhaften Ausdruck verleihen, befreit. Es ist hilfreich, wenn bei dieser Ausdrucksgestaltung ein Elternteil anwesend ist. Auch so ist ein Körperbeziehungsdialog möglich.

9.3 Ohne Alternative: nur aushalten lernen

Gefühle wie Wut, Angst, Verzweiflung, Enttäuschung und Schuld lassen Menschen in Trennungssituationen Gefühlserfahrungen machen, die das Erträgliche zu überschreiten scheinen.

Beispiel

So war es bei einem Mann, der zusammen mit seinen beiden Kindern, seinem 11 Jahre alten Sohn und seiner 7-jährigen Tochter zu einer psychodiagnostischen Abklärung kam. Das unterschiedliche Leistungsniveau bei den Kindern war Grund für die Untersuchung. Mehrere Gespräche gingen dieser Abklärung voraus. Eine Paarproblematik wurde akut, als der Mann erfuhr, dass seine Frau einen Freund hat und jetzt keine Bereitschaft mehr zeigt, sich von ihm zu distanzieren. Im Moment war sie auf Besuch bei ihm, deshalb begleitete der Vater die Kinder zur Abklärung. Der Vater sorgte sich um die Kinder und deren Belastung, zumal alle Zeichen auf eine baldige Scheidung hinwiesen. Der Sohn, hochbegabt, von erstaunlichem Ausdrucksvermögen, war spontan, schien, ähnlich wie seine Schwester, die eine hirnorganische Behinderung aufwies, Interesse, sogar eine gewisse Freude an der Abklärungsarbeit zu haben. In Anwesenheit des Vaters erstellten die Kinder Familienszenen mit dem Sceno-Material. Der Vater sah, wie beide Kinder sehr liebevolle Familienszenen präsentierten. Für ihn war es unfassbar, sich von seiner Familie, von seinen Kindern trennen zu müssen. Mit jeder Faser seines Herzens hing er an den Kindern, an seiner Familie, für sie lebte er. Er konnte nicht mehr sprechen, zunächst unterdrückte er aufkommende Tränen, dann begann dieser Mann zu wanken, der Schmerz zwang ihn auf einen Stuhl. Es schüttelte ihn. Ein Kontrast, der kaum krasser sein konnte: Die Kinder bauen harmonische Familienszenen auf – und dem Vater bricht es das Herz.

Wie ist in diesem Beispiel Körperarbeit möglich?
Es bietet sich kein äußerer Anlass an, doch es besteht die Möglichkeit, aus der Körperübertragung heraus Körperarbeit einzusetzen. Einfühlenden Therapeuten wird die friedliche Präsentation der Familiendarstellungen der Kinder und der sichtbare Schmerz des Vaters Spannungen, vielleicht sogar spürbare Verkrampfungen im Herzbereich auslösen. Körperübertragungen finden in Therapiesitzungen nahezu immer statt, ohne dass sie genutzt werden. Sind Therapeuten von Körperübertragungen betroffen, liegt es nahe, sich auf sie zu konzentrieren, den körperlichen Bereich zu orten und zu versuchen, bei sich selbst den Spannungszustand aufzulösen. Gelingt diese Auflösung, dann bleibt dies Ratsuchenden nicht verborgen. Im Sinne der Spiegelneuronen löst das bei den Therapeuten ebenfalls Ruhe und Ausgeglichenheit aus und lindert den Schmerz. »Erfahrene Körperpsychotherapeuten werten insbesondere die eigenen körperlichen Gefühlsübertragungen für die Ausrichtung ihrer Interventionen aus« (Röhricht, 2007, S. 551).

Beispiel

Nach der Scheidung kommt der Vater allein zu einer Sitzung, in der er fast entschuldigend mitteilt, er habe bei dem weiteren Trennungsprozess gelernt, dass die Trauer, die er bei der Sitzung mit den Kindern gezeigt habe, weder etwas mit den Kindern noch mit seiner Frau zu tun hat. Er war selbst der älteste Sohn in seiner Familie. Der Vater war bei psychischen Belastungen wiederholt weggelaufen. So wurde ihm damals die Verantwortung übertragen, auf den Vater aufzupassen. Er ging jeden Sonntag mit dem Vater spazieren. Für den Vater musste er stark sein. Mit seiner Art, für alles Verantwortung zu übernehmen, hatte er in der Partnerschaft Druck ausgeübt.

Die empathische Präsenz ist oft die einzig mögliche Hilfe, wenn der Schmerz den Menschen in seinen Grundfesten wanken lässt, wenn Dämme zu bersten scheinen, wenn frühe Belastungen in aktuellen Beziehungsproblemen aufbrechen. Das empathische Mitleiden kann aber auch dazu genutzt werden, den selbstempfundenen Schmerz der Therapierenden als Möglichkeit zu nützen, ihn spüren, ihn bei sich selbst zu verarbeiten zu versuchen, was sich nachhaltig auf Ratsuchende auswirkt.

Beispiel • Unter Geschwistern nur noch aushalten

Eine Familie mit vier Kindern, sieben, sechs, fünf und drei Jahre alt, befand sich im letzten Stadium vor der Scheidung. Der Vater, arbeitsam, sensibel, als intelligenter Mitarbeiter geschätzt, zog nach heftiger, nächtlicher Auseinandersetzung mit seiner Frau auf Anraten seines Arztes aus der Familie aus. Er kam in Einzeltherapie, für ein partnerbezogenes Arbeiten boten sich keine Möglichkeiten. Der Vater sah, was die Sensibilität anbelangt, Ähnlichkeiten mit seinem ältesten Sohn. Allerdings zeigte gerade dieser Sohn eine Eigenschaft, über die der Vater so gar nicht zu verfügen schien: Er konnte aggressiv sein. Gerade während der letzten Phase im Scheidungsprozess nahm dies krasse Formen an. Seine fünf Jahre alte Schwester beschimpfte er auf unflätige Weise, traktierte sie mit Fäusten, riss ihr Haare aus, während das Mädchen sich nicht zur Wehr setzte. Was provozierte ihn an ihr? Sie hielt einfach, fast verständnisvoll, Schmerzen aus. Schmerzen durchzustehen war für die Kinder beim Auseinanderbrechen der Partnerschaft ihrer Eltern ein mühevolles Erlebnis. Sie krochen abends zur Mutter ins Bett, um mit der Angst umgehen zu lernen.

Die Aggressions- und Angstproblematik erwiesen sich als passager, nachdem im Beziehungsverhältnis wieder Ruhe und Klärung eingekehrt war.

Wichtig

Das Gebot: trotz Trennung und Scheidung den Kindern die *Eltern* erhalten. Für die Kinder ist es wichtig, die Gewissheit zu haben, dass in der Trennung ihnen beide Eltern erhalten bleiben. Für die Scheidungsarbeit kann das auch schwierig sein.

Die Arbeit mit den Subsystemen drängt sich auf. Mit den Kindern und jeweils einem Elternteil werden konkrete, dyadische Beziehungsmuster aufgebaut oder stabilisiert.

Kontakt mit nicht mehr anwesenden Elternteilen

Fragen an den nicht mehr anwesenden Elternteil:

- Wie wollen Sie von jetzt an die Beziehung zu Ihren Kindern pflegen? Wo liegen Ihre Möglichkeiten: Ferien, Wochenenden, Besuche, Kontakte, Anrufe, elektronische Beziehungspflege usw.?
- Welche konkreten Möglichkeiten bestehen, um ein tägliches Erinnern zu pflegen, was gerade in der ersten Phase nach der Trennung eine große Hilfe ist?
- Haben Ihre Kinder bereits Gegenstände, auch Erinnerungsträger, die ihnen vertraut sind und zu ihrem Alltag gehören: Spieltiere, Schmusetüchlein, Games usw.?
- Wo bieten sich Platz und Zeit für sie an? Wie soll das emotionale Besetzen der »Gegenstände« – falls noch nicht geschehen – erfolgen?
- Was wollen Sie Ihren Kindern an konkreten Erinnerungsträgern (Winnicott, 1971) vorschlagen?

Auch die modernen Kommunikationsformen bieten sich hier an. Voraussetzung dafür ist aber auch, dass beide Eltern zustimmen, um ein Aufhetzen, Ausspielen oder ein Ausnutzen der Situation nach Möglichkeit zu verhindern.

Beispiel • Das Handy als verlängerte »Nabelschnur«

Lange hatte sich das Auseinanderleben hingezogen, bis die Partner geschieden waren und die Zuteilung der Kinder gerichtlich festgesetzt wurde. Dem Vater wurde der ältere, 14-jährige Sohn und der Mutter der 12-Jährige zugesprochen. Ohne Probleme verlief die Entwicklung beim älteren Sohn, während dem Jüngeren die Tagesstruktur, allgemein hilfreiche Ordnungsmuster fehlten. Rein äußerlich begann er mehr und mehr zu verwahrlosen. Im neuen Freundeskreis fand er wenig Unterstützung. Die Gefahr einer allgemeinen Verwahrlosung bestand. Die Mutter pflegte in der Erziehung einen Laissez-Faire-Stil, der Vater sah längerfristig Probleme. Die Eltern waren sich uneins. Der Vater ergriff die Initiative, gab seinem Sohn ein Handy, womit er anfänglich seinen Vater zweimal täglich anrufen konnte. Der Vater selbst nahm einmal täglich mit dem Jungen Kontakt auf. Mit Kontakten über das Handy bot sich der Aufbau einer für diesen Jungen geordneten Lebensstruktur. Beim Vater wurden ausgelatschte Turnschuhe ersetzt, es wurde geduscht und die Unterwäsche gewechselt, und es bestand für den Jungen die Gewissheit für verlässlichen Kontakt.

Um ein Auflösen bisheriger Strukturen zu vermeiden, bedarf es eines »Stützkorsetts«. Regelmäßigkeit, Verlässlichkeit, von Vertrauen geprägte Unterstützung sind erforderlich.

Beispiel

In diesem Fall verfügen die beiden Töchter, zwölf und zehn Jahre alt, über entsprechende, professionell gehandhabte elektronische Kommunikationsmittel. Sie wohnen bei der Mutter, müssen aber deren Berufsausübung wegen an einzelnen Wochentagen, insbesondere an Wochenenden, vom Vater betreut werden. Den auch nach der Scheidung fortgesetzten Streit zwischen den Eltern nutzen die beiden Töchter weidlich aus. Passt ihnen irgendetwas nicht oder verfolgen sie bestimmte Ziele, so wird mit dem nicht anwesenden Elternteil telefoniert, sich beklagt und um Hilfe ersucht: für die weiterhin zerstrittenen Partner Anlass zur Fortsetzung des »Kleinkriegs«.

Erst in einer gemeinsamen Sitzung mit allen Beteiligten konnten »Pflöcke« eingeschlagen werden. Der jeweils betreuende Elternteil trägt die volle Verantwortung, irgendwelche Beanstandungen können bei der Übergabe angebracht werden. Das war das Ende eines nervigen Spiels.

Emotionaler Kontakt zum abwesenden Elternteil

Fragen an die Kinder den abwesenden Elternteil betreffend:

- Wie wollt Ihr mit dem nichtanwesenden Elternteil in Kontakt bleiben?
- Wie wollt ihr von jetzt an die Beziehung pflegen?
- Zu der abgemachten Tageszeit denke ich an dich!
- Dieses Kettchen, diesen Ring, diese Fotografie erinnert mich an dich!
- Dann und dann mailen wir! Anrufe nur dann! In Notfällen! Sind alle damit einverstanden?
- Wir künden dir unsere Ankunft an! Dann sind wir bei dir!

Konkretisierung in der Beratungssituationen

Wenn Eltern die Partnerschaft definitiv beenden, brauchen die Kinder konkrete, körperlich-gegenständliche, spürbare Erinnerungsträger, Orientierungen als Hilfe. So werden alle Familienmitglieder zu einer Sitzung eingeladen, in der die Eltern einzeln mit jedem Kind Abmachungen über Erinnerungsträger für den jeweils abwesenden Elternteil treffen. Beide Eltern sollten genaue Kenntnis von diesen Abmachungen haben.

- Welchen Gegenstand willst du zusammen mit deinem Vater auswählen? Er soll euch täglich aneinander erinnern.
- Beide treffen miteinander die Wahl: ein beschriftetes Taschentuch, ein Foto auf dem Nachttisch, ein Halstuch, ein Parfum, ein Piercing, eine Tätowierung usw. So trage ich dich bei mir, so bist du mir in begleitender Erinnerung.
- Die modernen Kommunikationsmittel bieten spätestens vom Schulalter an Möglichkeiten täglichen Kontakts.

Wie wichtig es Kindern sein kann, dass Verbindungen erhalten bleiben, zeigt nachfolgende Darstellung (Abb. 9.3) eines fünfjährigen Mädchens, das sein Bedürfnis nach Beziehung durch Telefon und Briefkasten erfüllt sah. Beide Eltern lebten wieder in neuen Partnerschaften, aber auch unter diesen neuen Umständen sollten die Verbindungen nicht abbrechen. Sich selbst hatte das Kind mit den Gegenständen umgeben, die es mit den Eltern zusammen als Erinnerungsträger gewählt hatte: Spiel-Bär, Grammophon und Baby im Kinderbett. So war die Nähe der Abwesenden gewährleistet.

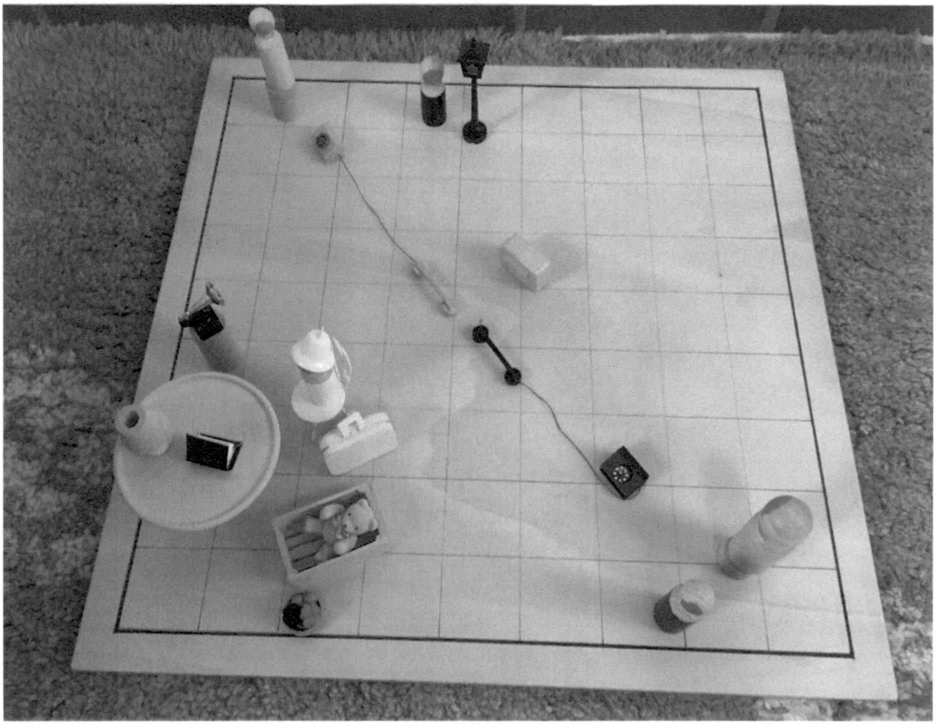

Abbildung 9.3 Scenodarstellung von Verbindung

Körperarbeit mit Pubertierenden in sich auflösenden Systemen

Die beginnende Pubertät, ohnehin eine bewegte Lebensphase, beschert Systemen z.T. massive, körperbezogene Ausdrucksformen. Bei Mädchen können sich Magersucht und Bulimie zeigen. Es geht an die Grenzen.

Beispiel

Über Jahre hatte eine gut situierte Mutter ein außereheliches Verhältnis mit einem ebenfalls verheirateten Mann, Vater von mehreren Kindern. Ihre Tochter reagierte mit Magersucht. Es wurde eine ausschließlich medizinische Behandlung eingefädelt, ohne die belastenden Beziehungsverhältnisse zu bereinigen. Die Tochter verlor eines Tages auf offener Straße das Bewusstsein, sie fiel um und war tot. Auf des Liebhabers Seite reagierte eine Tochter ihre Aggressionen im sozialen Raum ab, beschmierte öffentliche Gebäude mit Farben und rutschte zeitweise in die Drogenszene ab.

Solche Beispiele können sich dann ereignen, wenn kaum zu beeinflussbare Erwachsene ihre Ansprüche und Bedürfnisse ungehindert leben, ohne sich um das Wohl der Kinder und deren Existenz zu kümmern.

Körperinterventionen bei Pubertierenden und Heranwachsenden bei Trennungsprozessen im System sind sehr schwierig. Protest, Trotz und ohnmächtige Wut, Verzweiflung, oft verbunden mit Zweifeln an sich selbst, im Extremfall mit Tendenzen zur Selbstvernichtung, lassen meist vor Körperarbeit zurückschrecken.

Wir begegnen ähnlichen Situationen wie bei Kindern mit einer Hospitalismussymptomatik. Dort gilt die Anweisung, die Kinder »24 Stunden« nicht aus den Händen zu lassen, wie dies der Chefarzt einer Kinderklinik dem Pflegepersonal gegenüber forderte. Obwohl diese Kinder sich anfänglich gegen den Körperkontakt wehren, lernen sie – kaum anders als auf diesem Weg – wieder Vertrauen zu einem Elternteil zu gewinnen. Unter Lebenseinsatz wird agiert. Der strukturierte, nahezu pedantisch regelmäßige Körperkontakt lässt den jungen Menschen wieder Vertrauen zu sich und zu anderen schöpfen. Es kann als eine Konditionierung bezeichnet werden, wenn der Körper von selbst beginnt, diese Zuwendung zu fordern. Eltern können angeleitet werden, Eigenberührungen durchzuführen, die sensibel machen, auch auf Körpergrenzen hinweisen, gerade durch das Vermitteln von strukturierenden Berührungen.

Den Familien gilt es zu vermitteln, dass die Jugend in dieser Lebensphase auch körperlich instabil ist und das System körperstabilisierende Funktionen übernehmen kann.

9.4 In Auflösung begriffene Systeme: Zusammenfassung und Interventionen

Gründe für die Anmeldung zur Beratung oder Therapie

Es zeichnet sich kein einheitliches, auch kein klinisch zuordnungsfähiges Bild ab, doch überforderte, geschockte, von ungeheurer Trauer und Leid gequälte Menschen kommen zur Therapie. Auch Strategen, die mit allen Mitteln ihre Ziele verfolgen und sich durch nichts davon abbringen lassen, die eigenen Vorteile zu sichern, finden sich. Dann muss unterschieden werden zwischen Paaren, die sich trennen wollen, und Familien mit Kindern. Auch erwachsene Kinder gibt es, die ihre Eltern zu Scheidung und Trennung drängen. Je nach Dauer einer Beziehung kann der Trennungsprozess von unterschiedlicher Dynamik sein.

Körperliche Verfassung solcher Familien

Die Erschöpfung, hochgradiger Stress, die Schwierigkeit sich zu stabilisieren und neu zu orientieren, wirken sich im Körperlichen und in den organischen Funktionen aus. Es ist eine Frage der Qualität und Quantität von Energie und von Vitalität, um diese Lebenskrise zu meistern. Existenzielle Ängste werden dort zur Belastung, wo die materiellen Grundlagen gefährdet sind und sich zusätzliche Probleme am Arbeitsplatz auftun oder zu Mitteln gegriffen wird, um sich kurzfristige Entlastung zu schaffen. Letzteres führt zu einem noch schnelleren Aufbrauchen ohnehin reduzierter Ressourcen. Gewichtverlust, Appetitlosigkeit, Schlafprobleme, reduzierte Leistungsfähigkeit kommen dazu. Die Anfälligkeit für Krankheiten und verzögerte Regeneration deuten darauf, dass auch das Immunsystem geschwächt ist. Im System ist dann immer jemand krank und stellt eine zusätzliche Belastung für alle dar, und damit ist auch das systemische Abwehrsystem überfordert. Wenn in Familien Haare keinen Glanz mehr zeigen und die Haut matt und alt wirkt, Ekzeme und Allergien auftreten, wo eine solche Symptomatik bis dahin unbekannt war, sind das wichtige Indikatoren für Belastungen.

Die Kinder zeigen Belastungen je nach Altersstufe: Durchfall und Erbrechen, eine regressive Symptomatologie wie erneutes Einnässen, Nägelkauen, Haare ausreißen, Selbstbeschädigungen und eine breite Palette depressiver Symptome (Dold, 2015). Pubertierende und Jugendliche tragen ihre Belastungen in die Öffentlichkeit, in Schule in den Kollegen- und Freundeskreis. Oft wird die Spaltung auch dort fortgesetzt. Ratschläge widersprüchlichster Art der weiteren Umwelt erschweren dabei eine Orientierung.

Wenn Trennungs- und Scheidungsprozesse traumatisierende und gewalttätige Beziehungsverhältnisse beenden, treten danach Erleichterung und Möglichkeiten zu reiferen Bindungsformen ein.

Dialogischer Austausch

Die Kommunikation entspricht der Zerrissenheit, in der solche Systeme stehen. Schuldzuweisungen, ein teils verzweifeltes Festhalten-Wollen an Hergebrachtem, andererseits nur noch weg und raus aus der Beziehung, Feilschen und Kämpfen um Besitz und Erinnerungsstücke, Schadloshalten und Rache an der Gegenseite. Die Emotionen kochen hoch: Wut, Verzweiflung, Trauer und Hoffnungslosigkeit und das in unberechenbarem Wechsel. Rationale Argumente und die praktische Vernunft finden sich kaum mehr. Es bedarf der Unterstützung von außen.

Dysfunktionalität

Zu beobachten ist der Rückzug auf die eigene Position, die verteidigt wird. Dies ist auch der Grund dafür, dass sich trennende Paare und Familien schwer damit tun, einen Konsens zu finden oder mediative Hilfe in Anspruch zu nehmen. Stattdessen erhofft man sich Hilfe in der Rechtsprechung, und die Anwälte werden zum verlängerten Arm, zu Protagonisten im Drama. Erschüttert können die Partner dann sein, wenn sie vor Gericht ein Urteil und nicht Recht bekommen. Wobei Richter sich in der Urteilsfindung sehr schwertun können, denn auch sie geraten in den Sog der Widersprüche und in emotionales Mitschwingen.

Abwehr

Bedrohung wird oft zu stark empfunden, als dass ein Verstehen, ganz zu schweigen von einem Einfühlen in die andere Position möglich wäre. Dass es hier um die Abwehr eigener Anteile geht, entzieht sich dem Bewusstsein.

Ressourcen

Meist fordert ein Trennungs- und Scheidungsprozess alle Kräfte. Im Gefühl, es geht um die Existenz, werden alle verfügbaren Kräfte mobilisiert, einem unglaublichen Kraftakt vergleichbar. Damit werden Bewältigungsmechanismen deutlich, die bis dahin außerhalb der Vorstellung waren. So können Getrennte nach dieser Parforceleistung sagen: »Rückblickend weiß ich nicht, wie ich das damals geschafft habe.«

(Körperliche) Interventionen

- Interventionen richten sich in erster Linie danach, welches Stadium im Trennungsgeschehen Partner und Familien durchstehen. Sind es erste Distanzierungen, Vernachlässigen von Gemeinsamkeiten im Zusammenleben, leben alle ihren Stil, werden Ferien nicht mehr gemeinsam geplant und unternommen, werden körperliche Beziehungen und emotionaler Austausch seltener, gibt es Unruhe und vermehrte Spannungen, erhofft man sich von Wochenenden und Festtagen eine Verbesserung, werden kompensatorische Verhaltensweisen erkennbar, wie Kaufsucht, Auftreten der Einnahme von Suchtmitteln usw., dann empfiehlt sich zunächst einmal eine Analyse der Verhältnisse.
- Was funktioniert und wird noch geschätzt? Was geht nicht mehr? Unter welchen Umständen erlitt die Beziehung Schaden, kam es zum Ausdünnen von Gefühlsbezeugungen? Was ließe sich aktivieren, besteht eine Bereitschaft dazu? Reichen die Kräfte und allgemeinen Ressourcen dazu aus? Will man das?
- Zunächst einmal werden die Fakten zusammentragen, Wünsche und Erwartungen formuliert, Defizite benannt und die Krise bekommt einen Namen. Den eigenen Anteil am Problem zu erkennen, bedarf eines Einsichtig-Machens, falls die Bereitschaft dazu besteht.
- In die gleiche Richtung zielt die Rückerinnerung an gute Zeiten, an den Beginn der Partnerschaft, das gegenseitige Wertschätzen, was häufig dazu führen kann, sich wieder an die Gefühle zu erinnern, die zur Anziehung beitrugen. Oft geschieht das noch zaghaft, doch hier kann wieder ein Anfang sein. Es gibt die zweite Hochzeit mit den gleichen Partnern.
- Wie aber, wenn bereits längerdauernde Außenbeziehungen bestehen, jeder seinen Stil lebt, die Gemeinsamkeiten sich auf nützliche und notwendige Alltagsdinge beschränken, nur die Kinder noch Inhalt und Verbindendes sind? Sind Wille und Mut für eine Weiterentwicklung der Beziehung nicht vorhanden, was dann? Es gibt Beziehungen, die sich damit begnügen, keine Veränderung anzustreben, schon der damit verbundenen Umstände wegen. Das Leben dümpelt dann einfach so dahin, bis vielleicht von Kinderseite Provokationen erfolgen oder Signale über den Körper Familien dazu zwingen, Beratung oder Hilfen in Anspruch zu nehmen. Die Körper der Kinder und ihre Nöte zwingen dann häufig dazu, sich um Ursachen zu kümmern.

Das Mitgefühl mit den Kindern erreicht möglicherweise empfindsame Seiten und kann Erstarrtes lockern.

- Systemen kann geholfen werden, wenn es um das Auseinanderdividieren von Besitz, Erinnerungsstücken, Ansprüchen, um rechtliche Fragen geht. Mit dem Setzen von klaren Grenzen, dem Einhalten von z.T. auch schriftlichen Abmachungen, wird zu vermeiden versucht, dass neue Kriegsschauplätze geschaffen werden und ein emotionales Chaos vorhandene gute Lösungen verhindert. Wichtig erscheint auch, den Partnern klarzumachen, dass bei einer Scheidung vor Gericht ein Urteil gefällt wird und nie »Recht« gesprochen werden kann. Komplexe Probleme einfach lösen zu sollen überfordert Richtende, die allgemeingültigen Gesetzen verpflichtet sind.
- Bei sogenannten Unterschichtsfamilien, so Erfahrungen, in denen Gewalttätigkeiten, Übergriffe, Personen- und Sachbeschädigungen anzutreffen sind, ist Hilfe und Unterstützung von außen notwendig. Es müssen Not, Überforderung und Erschöpfung in erster Linie gelindert werden. Es braucht zuerst Übersicht und ein kluges Vorgehen, bevor Entschlüsse gefasst werden können. Es können dann wieder Ressourcen entdeckt werden, die in einem Chaos nicht mehr zu erkennen waren. Zudem kann mit dem System zusammen über Unterbringungen, über behördliches Einschreiten allgemein gesprochen werden. Es gilt vor allem ein Traumatisieren der Kinder zu vermeiden.
- Kinder jedweden Alters geben häufig Signale von Überforderung, Unruhe, leichter Ablenkbarkeit, innerem Wegtreten, Konzentrationsproblemen, neben einem ebenso breiten Spektrum an körperlichen Reaktionen und Symptomen. Das Schaffen von Übergangsräumen und Übergangsobjekten (Winnicott, 1971) ist hier notwendig. Dies kann mit einem Elternteil und dem Kind erfolgen oder speziell in einem therapeutischen Raum.
- Da das Gefühl von Spaltung körperlich erlebt wird, sind spezielle Körpertechniken jeweils mit einem Elternteil möglich.
- Generell gilt es, keine emotionsorientierte Arbeit, schon gar nicht in vertiefendem Sinne einzuleiten, sondern strukturierende, klare und realistische Ziele anzupeilen. Das Stammhirn ist umständehalber meist überaktiv und überflutet steuernde Zentren (präfrontaler Cortex) im Gehirn. Der für die Steuerungsfähigkeit zuständige Bereich muss hier besonders unterstützt und gefördert werden.

10 Borderline, Verwahrlosung und Chaos

Auch bei Familiensystemen werden die Begriffe der Überschrift als Einteilungskriterien zu dem, was sie schon im individuellen Klassifikationssystem sind, zum »Sammeltopf« dessen, was sich schwer einteilen lässt.

Eigentlich verdient keine Familie ein Aufklebeetikett. Die besonderen Eigenschaften von Menschen und Systemen zu erkennen, ergibt Sinn und lässt uns Zeit und Energie dafür aufwenden, ihre, unsere Fähigkeiten zu entwickeln. Weil hier eben nie alles exakt und sicher abläuft, d.h. es keine Stunde ohne Überraschungen gibt, darf auf Umstellungs- und Veränderungsfähigkeit gesetzt werden. So sind es dann auch die »Schwellensituationen«, z.B. Kindergarten, Schuleintritt, Pubertät, Geburt eigener Kinder, Lebensmitte, Tod Angehöriger usw., die eine besondere Belastung für die Systeme bedeuten. Die Belastungen existieren oft schon lange und werden zum Anlass, Beratung und Hilfe in Anspruch zu nehmen. Es präsentiert sich ein System, das nur noch instabil erscheint, darin zugleich aber wieder stabil ist. Die Tiefenpsychologie hält fest: »Es geht um die Folgen einer unzureichenden Selbst- und Objekt-Differenzierung mit der Konsequenz, dass besonders unter emotional-affektivem Stress und im Zusammenhang mit Aggressionen nur schwer zwischen Fantasie und Realität, zwischen sich und den Mitmenschen unterschieden werden kann« (Elhardt, 2016, S. 147). Es geht aber eigentlich auch um die Sehnsucht dieser Menschen nach der Symbiose mit der total *guten Mutter* und die Aggression gegen die *böse Mutter*, was Trennung bedeutet. All das heißt auch für Therapeuten immer wieder, selbst an Grenzen zu gelangen, die eigene Hilflosigkeit wahrzunehmen und die Unfähigkeit, sich das einzugestehen.

10.1 Körperarbeit in Borderline-, verwahrlosten und chaotischen Systemen

Die Rahmenbedingungen für Körperarbeit mit diesen Störungen sind in Anlehnung an Röhricht (2000):

(1) Klare Handlungsweisen, die zudem sehr strukturiert angeboten werden sollen,
(2) Anfang und Ende einer Übung werden definiert und auf ihr Verstehen nachkontrolliert,
(3) Materialien und Therapieraum werden eingangs erwähnt und erklärt,
(4) körperbezogene Arbeit ist nicht nur an Defiziten orientiert (z.B. Instabilität der Körperwahrnehmung), sondern bezieht vor allem Stärken und Fähigkeiten ein,
(5) stete Nähe-Distanzregulationen und
(6) Vermeiden regressiver Angebote.

Aus mehrdimensionaler Sicht wäre hinzuzufügen, in Beratung oder Therapie bei den Bereichen zu beginnen, die sich als tragfähig erwiesen haben und im System auf besonders strukturbedürftige Bereiche übertragen werden können. Schwächen und Stärken sind in diesen Systemen nicht gleich verteilt, so werden Wandlungsfähigkeit und Transfer zum therapeutischen Instrument.

Die entscheidende Frage ist, aus welchen Gründen Borderline-, chaotische und infantile Systeme in die Beratung oder Therapie kommen. Meist steht nichts Körperliches im Vordergrund. Soziale Not, Überforderung, Erschöpfung und das tiefe Bedürfnis, verstanden, geschätzt und gemocht zu werden, sind die Themen. Die Organisation der Finanzen, Wohnung, Essen, Kleidung, elementarste Dinge des Alltags rücken ins Zentrum (Trautmann-Voigt & Voigt, 2017). Im Gefolge finden sich Schwankungen im Affektleben, was durchweg schwierig für Beziehungen ist. Aus all diesen Defiziten resultieren körperliche und seelische Überlastungen und es fehlt die Kraft der Struktur. Steht einmal Geld zur Verfügung, wird Essen gekauft, keineswegs ausgewogen, meist auch nicht nach Kriterien von gesund und bekömmlich. Schon hier fehlt es an Wissen, um z.B. wertvolle, die Gesundheit fördernde Nahrungsmittel einzukaufen. Der Preis ist Richtschnur, billig und viel muss es sein und lange vorhalten, dabei nicht unbedingt vielseitig und dem Organismus zuträglich. Nach Servan-Schreiber (2006) ist es dringend, sich um jene Stoffe und Nahrungsmittel zu kümmern, die unseren Körper ständig steuern. »Dieses Gebiet ist von Psychiatern und Psychotherapeuten unserer Zeit fast völlig vernachlässigt worden« (S. 154). Es fehlt an den Fähigkeiten zu planen und einzuteilen. So schleichen sich im Gesundheitsbereich Folgen ein, die belastende Kettenreaktionen auslösen. Wieder fehlt es an Geld, zeitraubende ärztliche Behandlungen folgen, diese Systeme finden keine unbelasteten Phasen der Erholung. Hier müssen Berater und Therapeutinnen sich als Pädagogen, als Sozialarbeiterinnen, als Ernährungsberater verstehen, die eine stabilisierende »Grundversorgung« gewährleisten. Schon für simple Hinweise zur Zusammenstellung eines Essensplans, des Einkaufs von Nahrungsmitteln sind Familien dankbar. Zudem ist zu vermitteln, wie gespart werden kann. Wenn diese Familien erleben, dass ihnen praktische Hilfe angeboten wird, dass die begleitende Strukturierung Entlastung und Ruhe verschafft, sind sie bereit, an sich und mit den Familienangehörigen zusammen zu arbeiten. Dann kristallisieren sich Persönlichkeitsmerkmale heraus, die zuvor in dem locker zusammengehaltenen unstrukturierten System unterentwickelt geblieben wären.

Körpertherapie: Wahrnehmung, Lockerung und Stabilisierung

Verbal orientierte Therapieformen erweisen sich als wenig nützlich. »Das hoch effiziente System emotionaler Austauschprozesse ist vollständig nonverbal und bleibt ein Leben lang in Form intuitiv wahrgenommener affektiver Kommunikation erhalten, die in Beziehungen stattfindet« (Trautmann-Voigt & Voigt, 2017). Ausstreich- und Erd-Übungen sind es in erster Linie, die das Gespür für den Körper wecken, Verspannungen und Energieblockaden erkennen lassen oder lösen. Gottwald (2007) bestätigt, dass es zum Bewusstwerden kognitive oder motorische Aufgaben braucht. Zum Erwerb von Neuem sind Wachsein und Aufmerksamkeit wichtig. Mit der Aufmerksamkeit auf sich, im Gewahrsein innerer und äußerer körperlicher Vorgänge, erhalten strukturschwache und diesbezüglich Gefährdete Hilfen in der Selbst- und Systemorganisation. Von der individuellen Anwendung der Körperarbeit bis zu gegenseitig durchgeführten Übungen ist es kein großer Schritt, im Bewusstsein, dass jede individuelle Körperarbeit auch eine Übertragungsbeziehungsarbeit ist. Wir können nicht *nicht* übertragen. Ohne den Umweg über verbale Methoden zu machen, gelingt es labil strukturierten Menschen leichter, im Körpererleben zu erfahren, dass sie Körper sind, im Körper und im Beziehungskörper Strukturen entwickeln können, die eine selbstbestätigende, Ich-stärkende Wirkung haben. »Das Erlernen von Achtsamkeit bedeutet schon als solches eine Stärkung der reflexiven Ich-Funktion« (Gottwald, 2007, S. 126). Wenn in einer ersten Phase der Behandlung Belastungen, Finanzen, Essen, Wohnen, Gesundheit angegangen werden, sind eine Vielzahl behindernder Reize beseitigt, damit wird Selbst- und Fremdstrukturierung möglich.

Praktische, körperorientierte Hilfen für Selbst- und Fremderleben sowie für Selbst- und Fremdsteuerung

- **Lernen, den eigenen und den Familienkörper zu begreifen, erfordert ein Ertasten des Körpers.**
  In Luoyang, einem Schulungszentrum für Traditionelle Chinesische Medizin in China, lernen auch blinde Studierende die kleinsten Knöchelchen an einem Skelett zu ertasteten. Nach taktilem Erfahren der Skelettknochen am Übungsmodell mussten die 15-Jährigen miteinander üben, somit gegenseitige Erfahrungen machen. Soll der Körper als Urheber eigener Bedürfnisse erkannt werden, muss mit dem Herantasten begonnen werden (Busch, 2007). Abtasten, Abklopfen, dies auch gegenseitig, führt zu entscheidenden sensorischen Erfahrungen. So wird erkannt, welche Art von Berührung gemocht wird und welche kein gutes Gefühl hinterlässt. Klärungen erfolgen bei Partnerübungen dialogisch.
- **Strukturiertes Halten und Loslassen**
  Es geht darum, Sicherheit über die inneren, auch unbewussten Bedürfnisse zu gewinnen. Wir können auch interaktionell vergleichbare Erfahrungen machen. Im Halten und Berühren ist jede Beziehung begründet. Besonders Kleinkindern wird bei sol-

chen Übungen konkret bestätigt, dass sie durch Halten und Berühren in der Familie begründet und geerdet leben. Borderline-Störungen, chaotische Verhältnisse, auch infantile und verwahrloste Beziehungsverhältnisse zeichnen sich durch labiles, veränderliches, allgemein schwankendes Erleben und Verhalten aus. Es bedarf der Wiederholungen, denn nur so kann in diesen Systemen das Körpergedächtnis Sicherheit speichern.

- **Bewegungserfahrung wirkt strukturierend**
  Hier bieten sich die langsamen, regelmäßig wiederholten Qi-Gong Übungen (Qingshan, 1998) und auch Geh-Meditationsformen (Thích Nhất Hạnh, 2006) an. Diese z.T. über Jahrhunderte hin ausgereiften formgebenden Verfahren vermitteln dem Körper ein Gleichmaß, sie haben stabilisierende Wirkung auf das Zentralnervensystem und sind in Familien auch mit kleineren Kindern zusammen leicht durchzuführen; zudem sind sie beliebt. Die Übungen zwingen bei hoher Konzentration dazu, selbst wenn gemeinsam geübt wird, abgegrenzt zu arbeiten, eine Form zu erlernen, die sich als Bewegungsgestalt im Körpergedächtnis einprägt. Qi-Gong, mehr noch Tai-Ji-Übungen, erfordern dauernd eine Gewichtsverlagerung, was nicht nur den äußeren, sondern ebenso den inneren Stand festigt und Bodenhaftung gibt. Auch bei der Anwendung von Bewegungsverfahren geschieht eine kontinuierliche Körperbesetzung (Becker, 2007), eine Intensivierung körperlicher Wahrnehmung. Grenzen setzen, die rechte Distanz wahren, zwischen Mein und Dein zu unterscheiden, den eigenen Raum markieren und den anderer respektieren: Übungsfelder für leicht fluktuierende Persönlichkeiten und Systeme.
- **Strukturfördernde Ausdrucksgestaltung**
  Es gibt Gegenstände, wie z.B. Vasen, auch andere Gefäße, die in ihrer Archetypik weltweit Verkörperungen darstellen (Neumann, 1985). Ihre Körpernähe lässt sich leicht nutzen, um durch Zeichnen oder Modellieren auch mit Familien Körpererleben zu fördern. So wird z.B. einer Familie der Auftrag erteilt, dass alle Anwesenden eine Vase zeichnen sollen. Die Vasen werden anschließend zirkulär besprochen, interpretiert, auch kritisiert. Einmal kann die »Tochter-Vase«, die »Vater-Vase« danach fragen, wie ihm die »Mutter-Vase« gefällt. Rundum, ob den Familienangehörigen dies bewusst ist oder nicht, wird über Körperformen gesprochen und sich darüber ausgetauscht. Insofern ist die Familie mit dem eigenen Körperbild befasst. Das Modellieren der eigenen Körpergestalt, was sich zirkulär auch bearbeiten lässt, bringt die taktil erfahrbare dritte Dimension ein. Das Zeichnen von Häusern und Türmen, insbesondere Familienzeichnungen, sind weitere, archetypisch besetzte Ausdruckformen und kreative Varianten für Körperarbeit. Lässt man Partner oder Familienangehörige Portraits zeichnen, um sich darüber auszutauschen, arbeitet die Familie an der Vielgestalt des Familienkörpers. Lässt es ein Therapieraum zu und gibt es entsprechende Materialien, so können auf großen Papierbögen lebensgroße Personenzeichnungen angefertigt werden. Dazu legt sich die zu zeichnende Person auf den Papierbogen und Lebenspartner oder Familienangehörige umfahren die liegende Person mit einem Stift. Es steht der so konturierten Person frei, ihren »Innenraum« nach Fantasie oder organorientiert auszugestalten. Methodisch ähnlich ist das

Anfertigen eines Ganzköper-Selbstportraits, wiederum systemisch durch zirkuläres Befragen bearbeitbar.

- **Gemeinsamer Austausch über traumatisierende Belastungen**
  Angst und Unsicherheit behindern bei instabilen Menschen und ihren Familien das Bewältigen von Alltagsproblemen. Häufig stecken hinter diesen Problemen traumatische Erfahrungen, die Alltagsprobleme unüberwindlich erscheinen lassen.

Beispiel

Das traf für eine Familie zu, in der der Vater, der identifizierte Patient, von den eigenen Eltern und der Ehefrau als labil bezeichnet, auch beschimpft worden war. Häufige berufliche Wechsel, außereheliche Beziehungen, Ausgang in Bars und Clubs, sporadischer, exzessiver Alkoholkonsum schienen diese Einstufung zu bestätigen. Es war schwierig, ihn in einen partnerbezogenen Arbeitsvertrag einzubinden. Als allerdings die drei Kinder mit in die Arbeit einbezogen wurden, veränderte sich sein Verhalten. Vor allem das zweitälteste Kind, ein Junge, der mit Schulproblemen und Ängsten reagierte, führte die Familie zusammen und vermochte dem Setting einen geordneten Verlauf zu sichern.

Die Ängste des Jungen kristallisierten sich auf das Beziehungsverhältnis zu seiner Lehrerin. Der Vater, der sich bei einer Familien-Scenodarstellung (Dold, 1989) sehr passiv als Pascha und Konsument in der Familie in Szene gesetzt hatte, war beim Angstthema des Sohnes engagiert, sogar kreativ. Es wurde entschieden, die Lehrerin auf einem großen Blatt zu zeichnen. Alle übernahmen eine Teilaufgabe. Kopf, Brust- und Bauchraum, Arme, Hände, Beine, so wurde die Lehrerin »aufgeteilt«. Die Arbeit begann, wobei der Vater, der Arme und Hände übernommen hatte und provozierende Bemerkungen machte. »Sie bekommt große Augen, weil sie immer so grimmig dreinschaut.« Solche Bemerkungen führten dazu, dass die Körperausdrucksgestalt sich laufend veränderte. »Aber, sie kann auch eine Liebe sein, wollen wir ihr Ohrringe malen?« Die Lehrerin wurde zeichnerisch dargestellt und polar nach guten und weniger guten Eigenschaften charakterisiert. Immer war es dabei der Vater, der die schillernden und variantenreichen Einfälle einbrachte, die Lehrerin menschlich, z.T. auch allzu menschlich skizzierte. Er war derjenige, der angstlösend wirkte – und das half dem Sohn.

Dieses Beispiel lehrt, immer auch die erstaunlichen Seiten sogenannter »labiler« Persönlichkeiten zu sehen und hin und wieder die Psychopathologie und therapeutische Vorstellungen zu vergessen.

10.2 Körperarbeit und Übertragungen bei Borderline und Narzissmus

In der folgenden Therapiesequenz mit Körperarbeit kam der Wunsch nach totaler Symbiose in Partnerschaften und Angst vor Liebesverlust zum Ausdruck. Die »negativen

Mutterübertragungen« wurden nicht erkannt. Maaz (2007) unterscheidet Übertragungen graduell, wobei er der Borderline-Störung ein niedriges Strukturniveau und der narzisstischen Störung ein mittleres Niveau zuschreibt. Beide Einteilungskriterien treffen bei dem folgenden Beispiel zu.

Beispiel

Ein welterfahrener Selfmademan, unter dem Druck väterlicher Erwartungen auf nahezu allen Leistungsgebieten schon in jungen Jahren auf die Pole Position gepeitscht, erhielt nie ein Lob von Vaters Seite, stattdessen wuchs sein Konto nach ausgezeichnet bestandenem Examen jeweils um beträchtliche Summen. Mit einem Gefühl, nie von Vater und Mutter geliebt worden zu sein, mit dieser riesigen Hypothek im Marschgepäck, gestalteten sich seine Beziehungen schwierig: immer auf der Suche nach Nähe und Berührung.

Nach einer geschiedenen Ehe und mehreren, auch länger dauernden Bekanntschaften wurde er immer wieder von seinen Partnerinnen – nahezu übereinstimmend – damit konfrontiert, er sei derart erdrückend nah und fordernd, dass dies auf Dauer nicht zu ertragen sei. Eine erneut enttäuschend verlaufene Beziehung brachte ihn an den Rand seiner Existenz. Seine gewohnte, elitäre, selbstbezogene Lebensweise fortzusetzen war ihm nicht mehr möglich. In sporadischen Alkoholexzessen hätte er sich beinahe suizidiert. Sein Kopf barst förmlich unter den quälenden Gedanken über den Verlust. Nie gelobt, keine Erinnerung daran, je von seiner Mutter an sich gedrückt worden zu sein, bot er ein erschütterndes Bild von Trauer und Verzweiflung. Schon eine Handberührung ließen bei diesem gleich einer Eiche gewachsenen Mann, die Tränen über ein sonst verwittert und stark erscheinendes Gesicht laufen. Sein Glaube hatte sich verfestigt: Wenn er die Nähe anderer habe, erfüllten sich seine Erwartungen nach Liebe. Die Frage nach dem Spüren des eigenen Körpers war ihm unverständlich. Dennoch willigte er schon in der ersten Sitzung ein, Arme und Hände auszustreichen, auch beim Ausstreichen von Beinen und Füßen ergaben sich keine Widerstände. Ihm fremd erscheinende Selbstberührungen, deren Sinn er nicht zu fassen schien, führte er staunend durch. In der aktuellen Verzweiflung griff er nach jedem Halt, selbst dort, wo sein Verstand nicht mitkam.

Mit einer kleinen Atemübung wurde begonnen, die Selbstwahrnehmung vorzubereiten. In bequemer Sitzhaltung wurde ihm empfohlen, fünf bis sechsmal in den Bauch einzuatmen. Die Hände lagen dabei auf dem Bauch. Nach einer Pause von mehreren Minuten, die der Aufmerksamkeit auf die Abläufe im Körper diente, wurde dies dreimal wiederholt.

Zunächst stellten sich Darmgeräusche ein. Bei geschlossenen Augen konnte er dünne, azurgrüne Querstreifen im Bauch sehen. Die Farbe ging im unteren Bauchraum in Rot über. Nach der Wiederholung verbreiteten sich die grünen Farbstreifen zu einer grünen Fläche über den ganzen Bauch. Als sich Gedanken an den Verlust einstellten, spürte er Spannung im Körper.

Die Hausaufgaben, die gemeinsam erarbeitet wurden, bestanden darin, täglich viermal die Ausstreichübungen durchzuführen. Diese Hausaufgabe veranlasste ihn dazu – was außergewöhnlich erschien – an seiner im Pflegeheim lebenden, demenzkranken Mutter, der er wieder regelmäßige Besuche abstattete und bis dahin Rilke vorgelesen hatte, seine selbsterlebten Ausstreichübungen anzuwenden. Zunächst schien die Frau wie auch sonst keine Reaktionen auf irgendetwas um sie herum zu zeigen. Trotzdem wurden die Übungen bei jedem Besuch wiederholt. Das Pflegepersonal bemerkte zuerst die Veränderungen. Die Frau wirkte fröhlicher, weicher, obgleich sie ihre Empfindungen nicht mehr mit Worten auszudrücken vermochte. Wenige Wochen vor ihrem Tod geschah das Wunder: Sie begann ihren erwachsenen Sohn in der Art zu streicheln, wie er sie gestreichelt hatte.

Im beschriebenen Beispiel finden sich alle diagnostischen Hinweise, welche die Tiefenpsychologie für die Borderline-Persönlichkeit herauskristallisiert hat:

- unzureichende Selbst- und Objekt-Differenzierung mit der Konsequenz, dass besonders unter emotional-affektivem Stress und im Zusammenhang mit Aggressionen nur schwer zwischen Fantasie und Realität, zwischen sich und den Mitmenschen unterschieden werden kann
- die Sehnsucht dieser Menschen nach der Symbiose mit der total guten Mutter und der Aggression gegen die böse Mutter, letztere bedeutet Trennung
- die Übertragung dieser inneren Spaltung auf Partnerinnen, was auf Dauer Beziehungen überfordert
- Entfremdung und Wahrnehmungsdefizite dem eigenen Körper gegenüber in einem hohen Ausmaß
- keine stabile Verbindung zur Herkunftsfamilie

Es wäre ein unendlicher Fortschritt in der Arbeit mit Familien, wenn das Unvorhersehbare, die unglaublichen Möglichkeiten, sich selbst zu entwickeln und die Schätze im System zu heben, auch im sogenannten klinischen Denken Platz greifen könnten. Für Therapeutinnen und Berater ist es ein Geschenk, dabei sein zu dürfen und zu erkennen, wie die Gleichzeitigkeit von Ereignissen scheinbar ohne Zeit und Raum möglich ist. Der Sohn streichelt sich und seine Mutter, die Mutter streichelt ihren Sohn, als ob das nie anders gewesen wäre: Ein Hinweis dafür, dass eine Verbindung bestand, die nie unterbrochen wurde, und dass auch eine sinnesbehinderte, kranke Mutter mit allen ihren Körperzellen in Verbindung mit ihrem Sohn bleibt und Einfluss auf ihn haben kann.

10.3 Körperübungen und beziehungsmäßiger Kontext

Welche Köperübungen können unter beziehungsmäßigem Aspekt angewendet werden? Voraussetzung ist ein Verhältnis zum eigenen Körper-Ich: die Wahrnehmung des eigenen Körpers. Insofern bieten sich Ausstreichübungen, Abklopfen und eindeutige Hautberührungen von ganz fein bis kräftig und hart an. Zu beginnen ist mit erfahrbaren Polaritäten wie: weich – hart, kurz – lang, nah – entfernt und den dazwischenliegenden Abstufungen. Gegensätze und Übergänge sind so einzuüben (Röhricht, 2000). Mit der ebenso polar orientierten Selbstmassage ist der Aufbau des Selbstwertes und des Selbstvertrauens verbunden. Berührungen sind dabei klar anzukündigen und bedürfen des Einverständnisses, auch unter Partnern und Familienmitgliedern. Eine zeitlich begrenzte und vereinbarte Berührung verhindert ausufernde, verflachende und schwer zu regulierende Erwartungen bei Systemen.

(1) Wie sind die unterschiedlichen Persönlichkeitsanteile in meinen Körper, in den Familienkörper gelangt? In Körperskulpturen, auch mit Zeichnungen, kann das angegangen werden. In schulterbreitem Stand, beide Arme in V-Form nach oben ausgebreitet, werden Paare oder Familien aufgefordert, sich vorzustellen, wie über Hände, Arme, Füße und Beine Eigenschaften der Eltern in den Körper fließen. Diese oft positiv und negativ bewerteten Eigenschaften finden sich darauf im eigenen Körper: teils gemischt, teils streng geteilt, auf linker oder rechter Körperseite und verdeutlichen, wie »gut und böse« im Körper selbst vorhanden sind.

(2) In den Prozess sind wiederkehrende, stabilisierende Übungen einzufügen wie z.B. stehen im Kreis, sich die Hände halten und dabei einen gemeinsam gefundenen Erinnerungssatz bilden: »Wir sind uns Halt! Wir schaffen es! Bei Rückfällen werden wir neu beginnen. Wir lernen jetzt unsere Stärken kennen!«

(3) Nähe-Distanz-Übungen sind hilfreich im Erkennen der eigenen, oft diffusen Grenzen. Welche Nähe tut uns gut und wo spüre ich das körperlich, bei welcher Distanz ändert sich das und löst was wo aus? Sich gegenseitig anblicken und verifizieren, mit welchen Gefühlen und sensorischen Empfindungen das geschieht, schafft Klarheit und lässt Projektionen an den Ort zurückkehren, von wo sie ausgegangen sind.

(4) Das an Familienangehörigen, auch an Eltern zu tun, was man bei sich als wohltuend erlebt hat, verändert nachhaltig. Das Einhalten bisher erwähnter Regeln lässt Spaltungen in Gut und Böse überbrücken. Im Umgang mit Kindern sind die Übergangsobjekte nochmals bedeutsam. Sie helfen Trennungsschmerz und Ängste mildern, gerade weil sie einen körperlichen Bezug vermitteln.

(5) Stabilisierende und beruhigende Wirkungen sind durch einfache, gemeinsam ausgeführte Qi-Gong-Übungen zu erreichen. Dies wird aus praktischer Erfahrung bestätigt. Es sind u.U. ich-stärkende Interventionen (Röhricht, 2000).

10.4 Beispiel: Ein Borderliner belastet bestehende und funktionierende Familienteile

Nach telefonischer Vereinbarung mit dem Ehemann wird ein erster gemeinsamer Gesprächstermin zusammen mit der Ehefrau abgemacht. Er strebt eine faire Trennung an, hegt jedoch die Befürchtung, übervorteilt zu werden. Die Ehefrau ruft kurze Zeit später an. Sie erwartet eine Klärung in der Partnerschaft. Diese Forderung wird auch gleich zu Beginn der Sitzung angemeldet. Seit einem halben Jahr ist der Mann ausgezogen, er habe die dauernden Streitereien nicht mehr ausgehalten und lebe 500 m entfernt von Frau und Kindern in einer Wohnung. Die Frau hält ihm vor, sie brauche einen Mann auf Augenhöhe, und das sei er nicht. Zudem habe er eine Frau kennengelernt und der Umstand, dass er mit ihr bereits intim gewesen sei, habe sie sehr verletzt. Das Paar blickt auf eine elfjährige Beziehung zurück. Seit vier Jahren sind sie verheiratet, hatten eine gemeinsame Firma, ein intensives, stressiges Berufsleben, dann die zwei Kinder, wovon das Älteste zu pubertieren beginne. Schwierigkeiten ergaben sich in der Partnerschaft mit der Geburt des zweiten Kindes, als ihre sexuelle Appetenz nachließ und die Forderungen des Mannes diesen Umstand nicht berücksichtigten.

Beide Partner sind in zweiter Ehe verheiratet und haben bewegte Lebensläufe hinter sich.

Mit der Frage nach dem, was sie zum Zusammenleben in dieser Ehe bewogen habe, meint der Mann, es sei die frische, lebenszugewandte Art seiner Frau gewesen. Sie unterstreicht seine berufliche Tüchtigkeit, erwähnt aber auch seine Unsicherheit und seine Ängste, die immer wieder ihre Unterstützung gefordert hatten.

Das Wiedererinnern an schätzenswerte Gemeinsamkeiten entspannt die Atmosphäre und verleiht dem Gespräch ein angenehmes Schwingungsfeld, was zu überlegen veranlasst, ob eine Fortsetzung der Beziehungsarbeit sinnvoll sein könnte. Zu diesem Zweck wird übereingekommen, dass sich das Paar in selbst gewählten Abständen treffen soll, um diese Frage gemeinsam zu klären. Fröhlich und in guter Stimmung wird die Sitzung beendet.

Die Begrüßungsszene zu Beginn der zweiten Sitzung wirkt angespannt. Es wird nicht gesprochen, im Gegensatz zum ersten Besuch. Beide gehen nacheinander auf die Toilette, bevor sie den Therapieraum betreten. Die bereitgestellten Stühle standen so, dass die Partner sich hätten direkt gegenübersitzen können. Die Partnerin dreht den Stuhl um 90 Grad ab, ist jetzt frontal dem Therapeuten zugewandt und rückt zudem um eine ganze Sitzlänge von ihrem Mann zurück. Eine Geste muntert dazu auf, sie möchten beginnen. Die Frau bedeutet ihrem Mann, er sei an der Reihe. Der zieht die Stirn in Falten, wirkt angespannt, hat Mühe, nur ein Wort zu sagen und würgt dann förmlich heraus, dass es ihm nur darum ginge, mit seiner Frau in einem einigermaßen lockeren Verhältnis über die Angelegenheit sprechen zu können. Er hält fest, dass in der Zwischenzeit keine Kontakte miteinander stattgefunden hätten, lediglich bei der Übergabe der Kinder habe man sich gesehen. Die gemeinsam getroffene Abmachung war nicht eingehalten worden.

Die Frau erzählt ihre Version. Nach der letzten Sitzung habe sie Hoffnung geschöpft, sie sei froh weggegangen, doch dann musste sie vernehmen, dass ihr Mann am gleichen Abend zu seiner »Tussi« gegangen sei und dort das ganze Wochenende verbracht habe. Damit sei ihr Mann für sie endgültig gestorben. Eine Partnerschaft existiere für sie nicht mehr. Ihr gehe es nur mehr darum, dass er seine Sachen hole, damit diese sie nicht dauernd an ihn erinnerten. Er solle sich um einen Anwalt bemühen und die notwendigen Schritte einleiten. Die Stimmung ist gereizt. Gegenseitige Vorwürfe über ungenügende Betreuung der beiden Kinder fliegen hin und her, wobei einem Beobachter aber nicht entgehen kann, wie engagiert beide Eltern im Hinblick auf die Kinder sind. Telefonate und weitere elektronische Botschaften bestätigen dies. Allerdings bestehen Spaltungstendenzen, das zeigt sich dann, wenn die beiden Kinder über den abwesenden Elternteil sprechen und Nachteiliges überbringen. Die Mutter äußert auch Bedenken über eventuelle Belastungen für die Kinder durch den Kontakt mit der Freundin des Mannes und deren Kinder. Ein erstes Ergebnis wird erreicht, das die Übergabe der Kinder an den jeweiligen Wochenenden regeln soll.

Beide werden sich heute auch darüber klar: Eine Partnerschaft besteht nicht mehr und kann nicht mehr angestrebt werden, doch beide Seiten signalisieren ihre Bereitschaft, ihren Pflichten als Eltern nachzukommen. So ist der Vorschlag des Mannes, eine weitere Sitzung zusammen mit den Kindern anzuberaumen, auch im Sinne der Frau.

Was sind die typischen Anzeichen für die Labilität dieses Systems?

- Den eigenen Wünschen nach Klärung und fairer Handlungsweise wird nicht gefolgt. Die erhaltenen Anleitungen werden nicht beachtet.
- Kurz nach Ende der Sitzung sind die Eindrücke verflogen und andere Interessen stehen in Vordergrund. Kippschalterartiger Wechsel in Stimmungen herrscht vor.
- Räumliche und körperliche Distanz sind die Anzeichen für das Ende der Partnerschaft.
- Anstelle von inneren Klärungen finden sich vermehrte Außenorientierungen.

Die Familiensitzung findet wunschentsprechend statt. Vor der Türe stehen die Eltern, aufrecht, mit einem gewissen Stolz, vor ihnen ihre beiden Kinder: elf und neun Jahre alt. Die Familie wählt die Sitzplätze im Zimmer selbst, in der Reihenfolge: Mutter, ältere Tochter, jüngere Tochter, Vater und Therapeut.

Die Kinder werden nach dem Zweck unserer Zusammenkunft gefragt, sie antworten nicht. Der Vater beginnt mit der für ihn unangenehmen Erfahrung vom Ende des Verhältnisses mit seiner Freundin. »Sie hat ihn rausgeschmissen«, ergänzt die Frau triumphierend. Sie setzt nach und sagt, dass er aber deswegen bei ihr nicht willkommen sei. Die Kinder sind auf meine Frage nach ihrer Einschätzung der neuen Situation mit jetzigem Zustand zufrieden. Sie hatten diese Frau während der Ferien mit dem Papi auf dem Campingplatz kennengelernt. Da die beiden ansonsten das solidarische Schweigen beibehalten, werden ihnen zwei Sceno-Kästen angeboten, damit sie nach eigener Wahl etwas gestalten können. Dies wird angenommen. Es entstehen zwei Bilder, wobei die ältere Tochter ein Mädchen allein in einer Welt zwischen Bäumen und Natur anbietet und die Jüngere eine an eine halbe Arena erinnernde Szene schafft mit Menschen auf den Rängen. Beide weigern sich auch diesmal konstant, Erklärungen zum Dargestellten zu geben. Sie halten auch den Eltern gegenüber dicht.

Während die Eltern weiter streiten, werfen sich die Kinder Bälle zu und spielen miteinander. Als der Vater auf Anwürfe der Mutter hin den Tränen nahe ist, sagt die jüngere Tochter: »Jetzt geht das Geheule wieder los.«

Das Verhalten der Kinder bestätigt die Bildung eines stabil funktionierenden Subsystems. Die Eltern hatten den Kindern Musik- und Instrumentalunterricht ermöglicht. Beide Kinder spielten bereits in Orchestern. Zudem – und das war ein weiteres stabilisierendes Moment – konnten die Kinder regelmäßig Reitunterricht nehmen, wobei die Pflege der Pferde für beide ein Erlebnis war.

Zusammenfassend kann festgehalten werden:
- Abgrenzungen, Distanz zwischen den Partnern und eine Solidarisierung im Subsystem der Kinder sind anzutreffen. Im Blick auf die Kinder kann das als eine Bewältigungsform angesehen werden.
- Direkte Körperarbeit im System ist nicht angezeigt. Körperliche Erlebnisse mit den Pferden weisen auf einen nicht zu unterschätzenden Ausgleich hin.
- Die räumliche und zeitliche Trennung der Partner ist erfolgt und Ausdruck der auch körperlichen Trennung.
- Die Nähe der Eltern zu den Kindern bleibt konstant.
- Obgleich in dieser Familie ein desorganisiertes Beziehungs- und Bindungsverhältnis bestand und besteht, ist die Voraussage einer späteren dissozialen Entwicklung nicht möglich (Klein, 2010). Im Augenblick verfügen die Kinder über angemessene Problembewältigungsmuster.

10.5 Chaotische Familien unterschiedlicher sozialer »Schichten«

10.5.1 Sozial wenig privilegierte Familien

Sozial wenig privilegierte Familien werden dann bei der Sozialhilfe vorstellig, wenn tragende Netze gerissen sind, die Finanzen aus dem Ruder liefen und Kinder wegen körperlicher Mangelerscheinungen, Leistungsabfall und Verhaltensauffälligkeiten Signale setzen.

Werden Mieten nicht mehr bezahlt, finden sich über Monate Ausstände bei Krankenkassen, reicht das Arbeitslosengeld nicht mehr zum Einkaufen von Nahrungsmitteln und Kleidung, fehlt die Kraft zum Aufrechterhalten von Sauberkeit und Hygiene, dann wird Hilfe von außen nötig. Erstaunlich ist aber bei Familien, die alle Kompetenz für die Erziehung der Kinder eingebüßt haben, wie rasch bei Fremdplatzierungen oder Heimeinweisungen der Kinder durch klare Strukturen körperliche Gesundheit, auch der Erwerb von Ordnungsmustern, wieder möglich ist.

Körperarbeit bei sozial wenig privilegierten Systemen

Körperarbeit in solchen Systemen ist nahe der Biologie anzusiedeln. In jedem Organismus finden sich biologische Rhythmen. Schlafen, Wachen, Essen, Verdauen, Assimilieren und Ausscheiden werden von endokrinen Ausschüttungen begleitet und gesteuert. Wird diese innere Ordnung in chaotischen Verhältnissen dauernd missachtet, zeigen sich Folgen, die wiederum durch Ordnungsmuster und strukturierende Maßnahmen behoben werden können. Allerdings, und dieses Handicap wird häufig unterschätzt, fehlen sozial wenig privilegierten Familien auch Grundkenntnisse, was Ernährung und gesunde Nahrungsmittel anbelangt. So ist die Wahrscheinlichkeit grundlegender Verbesserungen als eher gering einzustufen.

Auch dort, wo z.B. chaotische Kommunikationsverhältnisse bei Eltern zu beobachten sind, kann dies nachhaltige Auswirkungen im Biologischen haben. Besonders auffallend ist dies bei Eltern, die es in ihren erzieherischen Haltungen an Kontinuität, Übereinstimmung und Berechenbarkeit missen lassen.

Beispiel

So hatte ein begabter Junge beim Schuleintritt keine Chancen, dem normalen Schulbetrieb zu folgen. Seine Eltern lebten getrennt, hatten neue Beziehungsverhältnisse, ohne sich über Jahre hin scheiden zu lassen. Die Mutter bot dem Jungen das Zuhause, doch der Vater, an dem der Sohn hing, war unzuverlässig, sprunghaft, sodass der Junge meist an den Wochenenden beim Vater mit Asthmaanfällen reagierte. Als sich der Vater für die Dauer eines halben Jahres ins Ausland abgesetzt hatte, war der Sohn beschwerdefrei.

Gelingt es, zusammen mit dem zuverlässigeren Elternteil eine Stabilisierung zu schaffen, sind Grounding-Übungen zu empfehlen. Auf spielerische Formen lassen sich Kinder gern ein, z. B. kann man mit ihnen zusammen den Fantasiemarsch von winzigen Wichtelmännchen rund um die Fußsohlen machen. Auf den Zehen, auf den Fersen, den Fußballen stehen, Geschicklichkeitsübungen, die auch wiederum den Sinn haben, die eigene Verankerung zu finden, führen auch Kinder zu innerer Ruhe, reduzieren Ängste und schaffen bei regelmäßiger Anwendung Selbstvertrauen.

10.5.2 Familien in gehobener Gesellschaftsschicht

Welche Umstände zwingen chaotische Familiensysteme der gehobenen Gesellschaftsschicht dazu, Beratung oder Therapie in Anspruch zu nehmen? Wenn in Akademikerfamilien alle so leben, wie sie wollen, auf Sauberkeit, Ernährung, Tages- und Wochenablauf, Hygiene usw. nicht geachtet wird, innerfamiliär deswegen keine Anforderungen gestellt werden, zudem das Laissez-Faire-System ideologisch verbrämt nach außen vertreten wird, proben die Kinder von dem Augenblick an den Aufstand, wo sie in den Eltern ein Gegenüber, Persönlichkeiten suchen, mit denen man sich auseinandersetzen, an denen man sich reiben und wachsen kann. Gelingt das nicht, zeigen sich z.B. Schulversagen, Jugendliche reagieren mit Magersucht, werden u.U. sozial auffällig, nehmen Drogen, werden zur finanziellen Belastung usw. Dann erfolgen Abklärungen, wobei solche Systeme selten den eigenen Anteil an den Ursachen sehen. Umwelt, Milieu, Schule, Gesellschaft werden als verursachend hingestellt. Wenn Therapien angeordnet, Unterbringungen erfolgen, Haftstrafen abgesessen werden müssen, dann erscheinen Überlegungen zu Körperarbeit aussichtslos. Doch gerade wenn die Eltern Leidensdruck spüren, sich öffentlich gebrandmarkt fühlen, gibt es die Möglichkeit indirekter systemisch orientierter Körperarbeit. Gelingt es, Eltern zu motivieren, ihr innerliches Gleichgewicht über Körperarbeit wiederherzustellen, hat dies unverkennbaren Einfluss selbst auf abwesende Kinder. Auch bei körperlicher Distanz bleibt ein Familienorganismus als Einheit erhalten.

Beratende oder therapeutische Haltung geht oft unterschwellig von der Vorstellung aus, Ordnung und Struktur in chaotische Systeme bringen zu müssen. Auch herrscht die Auffassung, ein sogenanntes gesundes Verhältnis zu Nahrung und zum Körper sei erstrebenswert und Veränderung das Ziel. Wenn davon ausgegangen wird, dass das Chaos funktioniert, sich selbst reguliert, eigenen Gesetzmäßigkeiten folgt, überlebensfähig ist, wozu dann eingreifen? Wenn ein Junge nur Grießbrei isst, ein anderer außer Ovomaltine keine Nahrung einnimmt, auch dann gibt es keinen Anlass, von außen einzugreifen. Diese Systeme funktionieren wie andere auch. Jeder sogenannte Nachteil hat seinen Vorteil. Als Nachteile erscheinen meist Umstände, die äußere Hilfe zur Folge haben. Die Unruhe im System fördert Entwicklungen, die von sich aus nicht zustande kommen würden.

Beispiel

Eine Frau hatte mit ihrem Mann zusammen einen eigenen Putzbetrieb aufgebaut. Nun ersuchte sie um Beratung, weil sie realisierte, dass Putzen, Wäsche waschen, Wohnungen reinigen usw. ihr nicht genügten. Sie brauche für ihre Kundschaft »ein gutes Maß an Menschenkenntnis und Psychologie«. Insbesondere bei einer Akademikerfamilie war sie kurz davor, ihre Waffen zu strecken. Sie musste zweimal wöchentlich die Wohnung putzen. Das für sie Unverständliche war, dass den Kindern keine Ordnung beigebracht wurde. So musste sie regelmäßig zuerst »pfaden«, Ordnung machen, bevor sie putzen konnte. Die Bezahlung war gut, doch es war für sie deprimierend, dass die Kinder, kaum waren die Dinge wieder an Ort und Stelle, erneut alles liegen und stehen ließen, Essen mit in ihre Zimmer nahmen, die Abfälle dort liegen ließen und das zwischen Büchern, Games und Computern. Sie sah in den Kühlschrank, wusste, was im Vorratsraum stand, es wäre ja so einfach gewesen, wenn …!

Was ließe sich therapeutisch erarbeiten, um Erleichterung zu schaffen?

- Hier nicht erzieherisch eingreifen wollen. Innerlich mit den Polaritäten Ordnung – Unordnung, gesund – ungesund, Bewegung – keine Bewegung nicht-wertend umgehen. Ordnung ist weder gut, noch ist Unordnung schlecht.
- Für die Putzarbeit eine überprüfbare Anweisung zu haben, die nach Ausführung unterzeichnet werden kann, genügt für die persönliche Sicherheit.
- Auf die Selbstregulation dieses Systems vertrauen. Die Familie wird es schaffen – auf ihre ganz spezielle Art.
- Staunen darüber, mit welchen Strategien dieses System funktioniert und überlebt.

10.6 Borderline-, chaotische und infantile Systeme: Zusammenfassung und Interventionen

Gründe für die Anmeldung zur Beratung oder Therapie

Im Sozialbereich sind es diejenigen, die wegen Mietschulden, nicht bezahlten Krediten u.a. in Armut und Not geraten sind. Sie können nicht einteilen. Haben sie Geld, wird ausgegeben, in der übrigen Zeit herrscht Mangel. Ordnungs- und Strukturierungsschwächen führen dazu, äußere Hilfe in Anspruch nehmen zu müssen. Im Somatischen werden vegetative Störungen wie Schwitzen, Erröten, Schwindelgefühle und Tachykardie (Herzrasen) genannt. Es wird großes Aufheben wegen der Vorzeigesymptome gemacht. Auch wenn der »Familienstar« kränkelt, Glanz nach außen abblättert, treten Ängste auf, die ein System überfordern.

Körperliches Erscheinungsbild einer solchen Familie

Ein buntes, unruhiges Bild bietet sich, planlos aktiv, überraschend und verwirrend. Es wird aus unkontrollierten unbewussten Motiven heraus agiert.

Kommunikative Abläufe

Diese Systeme verfügen häufig über die Fähigkeit des Rollenspiels. Ein gewisses exhibitionistisches Gehabe ist festzustellen. Man kann bezaubert sein von der naiven, frischen Ausdrucksvielfalt. Triangulierende Kontaktformen werden auch auf die weitere Umgebung übertragen. Aus tiefenpsychologischer Sicht gab es Probleme beim Bewältigen der ödipalen Situation. Das Kind muss in seiner frühen Entwicklung lernen, dass aus der bestehenden Zweierbeziehung Kind – Mutter, ein Verhältnis zu beiden Eltern als Paar entstehen muss. Kind – Mutter, Kind – Vater, Kind – Eltern, Kind – Geschwister sind die zu erlernenden Kommunikationsformen. Hier liegen entwicklungspsychologisch gesehen die zentralen Schwierigkeiten begründet. Das Erweitern der psychosozialen Realität war behindert. Die Ablösung aus der frühen, kindlichen Elternbindung ist nicht gelungen. Damit ergeben sich Probleme in der Gruppenfähigkeit.

Dialogischer Austausch

Die sozialen Kontakte wirken erfrischend, variantenreich und lebendig. Es mangelt aber an einem verlässlichen Fixpunkt. Das theatralische Gehabe und die befremdlich wirkende Effekthascherei lassen keine echten Beziehungen zu. Das stark affektive Verhalten reißt Beraterinnen und Therapeuten in eine rasche Gegenübertragung und verführt zum Gegenagieren. Meist hat eine Person der Familie die Hauptrolle, die anderen sind Bewunderer und Anbetende.

Ressourcen

Die spezifischen Begabungen bei den Menschen dieses Typs: Sie sind risikofreudig, lebendig, mitreißend, rütteln erfolgreich an Strukturen. Sie sind Improvisationstalente. Sie sind bezwingend suggestiv, benötigen dazu aber andere, um ihre Vorstellungen umzusetzen. Sie leiten ein, doch die Arbeit, die kleinen Schritte, die Drecksarbeit sollen andere machen. Es sind gute Gesellschafter, um sie herum ist immer etwas los. Sie können lange den Zauber der Jugend ins Erwachsenenalter hinüberretten.

Dysfunktionalität

Der psychosoziale Anteil z.B. bei somatischen Symptomen wird verdrängt und das Interesse richtet sich ausschließlich auf das körperliche Erscheinungsbild, auf die Symptomatik. Es können anfallsweise Angstzustände und in lärmender Form präsentierte Panikzustände, auch Schrei- und Weinkrämpfe auftreten. Hinter diesem narzisstischen Geltungsbedürfnis verbirgt sich der Wunsch nach mehr Schein als Sein.

Abwehrformen

Verdrängen und Vermeiden stehen im Vordergrund. Lerne die Abwehrmechanismen in ihren Vorteilen für dich erkennen! Wie hat die Familie die Abwehr damals aufgebaut? Betrachte dies als eine Leistung! Im Jetzt kann sich die Familie nach deren Sinn fragen. Ist sie heute noch notwendig? Wo ist der Grund, der Sinn, wo sind die »Inhalte« geblieben? Gibt die Art des Aufbaus der Abwehrmechanismen Aufschluss über deren Abbau? Unter Vermeidung der Unlust wird eine möglichst rasche Befriedigung und Entlastung im Alltag angestrebt. Bei einem geringen Durchhaltevermögen müssen Affekte sofort abreagiert werden, dabei begegnet uns verleugnen, vergessen und verdrängen unlustvoller Tatsachen. Solche Familien können planlos vorwärts strampeln, immer im Gefühl, es wird schon irgendwie gehen. Sündenböcke sind projektiv schnell ausgemacht. Nicht ich mache etwas falsch, sondern du, was einem Rückzug aus der Erwachsenenverantwortung in eine Hilflosigkeit entspricht.

(Körpertherapeutische) Interventionen

- Es gilt zunächst das Lebendige, Anregende und das Vielgestaltige und seine Bedeutung für das Beziehungsgeschehen in schätzenswerter Weise zu erwähnen.
- Geh- und Schrittübungen sind als Grounding-Übungen angesagt: den Gleichschritt üben! Über eine bemessene Strecke gehen wir im Gleichschritt. Partner und Familienangehörige halten sich an den Händen oder legen sich die Arme über die Schultern, um den Gleichklang im Schrittmaß zu erhalten.
- Wie ist mit dem wechselhaften Werteverständnis umzugehen? Was ist für dich vorbildhaft an deinen Eltern, an deinen Geschwistern? Womit kannst du dich identifizieren?
- Dyaden-/Triaden-Arbeit ist angesagt, um die zerstörerische Wirkung der Triangulierungen zu vermeiden. Das zirkuläre Befragen eignet sich hier in besonderer Weise. »Wie ist es für dich, wenn deine Mama Nachteiliges über deinen Papa sagt und ihm gegenüber tut, als ob nichts geschehen wäre?«
- Wie ist mit Fantasien, Wunschdenken, Luftschlössern umzugehen? Man kann die Existenz von Fantasien und Luftschlössern als bereichernd erkennen, und dennoch danach fragen, welches von diesen »Gebäuden« einen Keller hat, ein Fundament besitzt und gebaut werden könnte. (Die Neurotiker bauen sich Luftschlösser, die Psychotiker leben darin, und die Therapeuten kassieren die Miete.) Die Urteile einzelner Familienangehöriger sind realitätsprägend. Auch könnte man optische Übungen anstellen lassen und auf exakte, detaillierte Beschreibungen drängen.
- Wie soll man bei chamäleonhafter Gefühlswelt, punktuellen, aprilwetterhaft-launischen Emotionen intervenieren? Dies kann durch Fragen an Partner und Angehörige

erfolgen. »Was haben Sie jetzt für ein Gefühl? Wo spüren Sie das körperlich? Kann das Gefühl genau lokalisiert werden? Ist das bei allen so?« Man lässt keine schnellen Antworten zu, stattdessen wartet man, bis eine genaue Lokalisation erfolgt ist.

- Wie mit den Krankheitssymptomen umgehen? Partner und Angehörige führen einen psychodramatischen Dialog mit dem Symptom oder mit der Krankheit. Dies kann auch in Form zirkulären Befragens durchgeführt werden. »Was meinst du, was die Mama über Papas Migräne denkt? Was meinst du, was die Migräne Papi und Mama sagen will? »
- Erden ist angesagt. Eine Projektionswand kann aufgestellt werden, um zu zeigen, woher das projizierte Bild stammt und wie die Projektion auf die Person zurückzuführen ist. Eine besondere Art des Erdens sind Achtsamkeitsübungen, die schon allein dadurch wirksam sind, als sie Pausen schaffen in einer sonst schwer zu steuernden, vielfältigen Außenorientierung und Hilfen bieten, das Bewusstseins und das Selbstempfinden zu verändern und auch Strukturen im Hirn (Lutzmann, 2019).
- Eine Bewusstmachung der Körperreaktionen und ein Aufdecken der Motive muss erfolgen, damit können Handlungsmotive erkannt werden.
- Auf Therapeutinnen und Berater erfolgen allzu rasch Wunschübertragungen, dessen muss man sich bewusst sein.

11 »Jobnomaden-Familien«: Berufspendler

Zur Zeit der Jäger und Sammler richtete sich – wie heute auch – die Lebensweise nach der Notwendigkeit, für den Lebensunterhalt zu sorgen, an den entsprechenden Angeboten in der Natur aus. Die geografischen und klimatischen Gegebenheiten spielten mit. Das heutige Pendler- oder Job-Nomadensystem, die heutige Mobilität ist mit der fehlenden Arbeit am Ort begründet. Diesem Zwang folgen in westlichen Industrieländern heute bis zu 30 Prozent der Menschen und arbeiten zu flexiblen Zeiten an unterschiedlichen Orten (Graaf, 2011). Die Naturnomaden konnten auf relativ konstante Faktoren zählen, ausgerichtet an den Zyklen der Natur. Meist folgten die Familien auf den Wanderungen.

Steigende Ansprüche, Hoffen auf Besseres, unübersichtliche Jobsituationen, instabile Finanz- und Beziehungsverhältnisse prägen heute das Bild. Dennoch haben die Jobnomaden ein Bedürfnis nach Anker, Standort und einem Zuhause.

11.1 Variable Körperinterventionen

Beim Thema »Anker und Halt«, so könnte man rasch meinen, böten sich Grounding-Übungen an. Das ist so! Doch beim Betrachten der näheren Umstände drängen sich variable Methoden auf. Auf den Weggang von zu Hause und die Rückkehr nach Hause müssen sich die Methoden ausrichten.

Zwei »klassische« Situationen sind hier als Reaktionen bei Kindern bekannt:

- Die Kinder erwarten sehnlichst die Väter oder auch Mütter und nehmen sie nach der Rückkehr voll in Beschlag.
- Die Kinder verweilen konzentriert bei dem, was sie gerade tun. Sie sehen nicht einmal auf, wenn die Zurückkehrenden eintreten.

»Wenn er dann am Freitagabend nach Hause kommt, bin ich für die Kinder nur noch Luft: Dann gilt nur noch Vater!« Mütter können das als eine Art Kränkung empfinden. Andererseits spricht das Verhalten der Kinder für eine gute Beziehung zum Vater. Viele Mütter schätzen es, wenn sie die Kinder auch einmal abgeben, sich entspannen, sich einer langdauernden Verantwortung entledigen können. Wenn aber die zurückkehrende Person anscheinend unbeachtet bleibt, heißt dies auch, man muss sich neu einstellen, muss sich zuerst wiederfinden. Das emotionale Ankommen im System braucht Zeit. Die

Heimkehr kommt durch Dabeisein, sich an Stimme, körperliche Nähe, an Berührung, an Gespräche gewöhnen wieder zustande. Je selbstverständlicher dies genommen werden kann, desto problemloser die systemische Reorganisation.

Schwieriger ist es, und hier wäre der Begriff eines desorganisierten Beziehungsmusters (Klein, 2010) angebracht, wenn der heimkehrenden Person die Rolle der strafenden Instanz für ungehöriges Benehmen in Abwesenheit zugeteilt wird. Eine angstbesetzte Erwartung wirkt sich nachhaltig im Körperlichen aus. Gleiches erfolgt, wenn die heimkehrende Person Kontrollfunktionen ausübt, Leistungen überprüft, dementsprechend Lob und Tadel erteilt. Wiederum sind es dann die Kinder, die auf solches, oft rigides Verhalten reagieren.

Beispiel

Ein Mädchen im Kindergartenalter reagiert mutistisch: ein Alarmzeichen für die Eltern. Der Vater, ein international tätiger Geschäftsmann, will das sofort in die Hand nehmen. Nach seiner Meinung braucht das Kind eine Behandlung. Seiner Lebenseinstellung entsprechend muss eine Therapie Erfolge aufweisen, d.h. das Kind muss wieder sprechen und das möglichst rasch. So zeigt er kein Verständnis dafür, dass die Therapeutin langsam das Vertrauen des Kindes gewinnen will, ebenso fehlt ihm die Einsicht, dass das Kind der Familie etwas signalisieren will, wenn es den verbalen Kontakt verweigert. Für ihn ist das Stummsein seiner Tochter die »Krankheit«, und die muss behandelt werden. Die Therapie zeigt kleine Fortschritte, auch im Kindergarten stellt sich ein lockereres Verhalten ein. Doch der Vater will, wenn er an den Wochenenden nach Hause kommt, mit seiner Tochter sprechen. Er zweifelt an der fachlichen Qualität der Therapeutin, die offensichtlich nicht die geeignete Person für sein Kind ist und nicht die Methoden anwenden kann, die hier erforderlich wären, und bricht die Therapie ab. Zudem bringt er zum Ausdruck, dass er jetzt eine Fachperson gefunden habe, die 100-prozentigen Erfolg garantiere.

Dieser Mann führte mit seiner Tochter keineswegs ein Gespräch, sondern forderte regelmäßig eine Berichterstattung, und gerade gegen dieses unpersönliche Kontroll- und Protokollsystem verweigerte sich das Kind. Dem Vater fehlte jede Einsicht, dass er der eigentliche Verursacher der Symptomatik sein könnte. Die Mutter fühlte sich ihrem selbstbewussten und sich weltmännisch gebärdenden Mann gegenüber unterlegen und war Handlangerin und ausführendes Organ. So zeigte die Tochter den Weg für die Entwicklung im System, wo zuerst Nähe, Dabeisein, Spielen, gegenseitiges Spüren gefordert ist, was dann auch die Zunge löst und Plaudern möglich werden lässt.

Angeführtes Beispiel, es beinhaltet keine Körperarbeit, gehört zu dem, was in der Therapie oft als Misserfolg erlebt wird. Es kann das nicht durchgeführt werden, was notwendig wäre. Dies kann kränken, auch schmerzlich erlebbar sein. Dennoch auf diese Systeme vertrauen, auf die Kraft des Unbewussten setzen, das über den Körper weiterhin

Einfluss nimmt. Methoden müssen deswegen nicht in Frage gestellt werden, dann auch auf den Faktor Zeit vertrauen.

Das Jobnomaden-Phänomen begegnet uns in geringerem Umfang auch bei Tagesabwesenheit. Die Zeitspanne von der Frühe, die kleinen Kinder sind beim Weggang der Berufstätigen meist nicht einmal wach, bis zum Abend entspricht dann einer Abwesenheit von 24 Stunden. Vierundzwanzig Stunden nicht gespürt, nicht gehört, nicht gesehen und das 5-mal die Woche!

11.2 Körper, Familien- und Beziehungskörper: Erinnerungsträger

Beispiel

Wenn der Vater, er hat einmal etwas von Verhaltenstherapie gehört, meint, er könne seine zweieinhalbjährige Tochter durch ein Belohnungssystem zudem noch mit kleinen Geldbeträgen nachhaltig beeinflussen, hat er sich in mehrfacher Hinsicht getäuscht. Bespricht er mit seiner Tochter abends sein Programm, hat die Tochter beim Aufwachen die in Aussicht gestellten Belohnungen vergessen.

Es bedarf einer altersentsprechenden, konkreten Verankerung, an die zudem im Laufe des Tages wieder erinnert werden muss. Dabei geht es wie bei Wochenabwesenheit um gemeinsam geschaffene Erinnerungsträger, sogenannte Übergangsobjekte, wie wir sie von Winnicott (1971) kennen. Es geht, je kleiner die Kinder sind, um körpernahe Gegenstände: Spieltiere, Schmusetüchlein, auch Gegenstände des täglichen Gebrauchs, die mitgetragen werden können.

»Ich gebe dir mein Bärchen, damit es dich an mich erinnert. Was gibst du mir, damit ich mich an dich erinnern kann?« Berührungen werden körperlich erinnert. Besonders Kinder lieben es, wenn auf spielerische Weise geübt wird. Die Übungen sollten einfach sein und mehrfach täglich gepflegt werden können.

Übung

»Ich fasse dich an deiner Nase und jedes Mal, wenn du deine Nase putzt oder ich die meine, denken wir aneinander. Jetzt üben wir das schon einmal. Du packst mich an meiner und ich dich an deiner Nase und wir halten sie jetzt ein Weilchen fest. Unsere Nasen erinnern uns, wenn wir nicht zusammen sein können!«

Hier wird der Körper, der Familien- und Beziehungskörper, zum Erinnerungsträger.

Rollenspiele: ein schier unbegrenzter Bereich, der Nähe schafft

Beispiel

So wollte die Vierjährige immer wieder den Hund »Fipsi« spielen, der wegzulaufen versucht. Das wird ihm verboten, trotzdem reißt er aus und läuft auf die Straße. Kommt er dann zurück, will er gestreichelt und gelobt werden.

Kinder erfinden das, was sie brauchen, und geben die Anleitung dazu.

Auch ein Ritual beim Einpacken des Reisekoffers bietet sich an. Wo bekommen die Erinnerungsgegenstände ihren Platz, wo finden sie sich im Laufe des Tages? So wird die räumliche und zeitliche Distanz verkürzt. Bei Anrufen ist es wiederum das Schwingen der Stimme, die Körperübertragungen ermöglicht und überbrückend wirkt.

Dem gleichen Phänomen begegnen wir, ob bei Kindern oder Erwachsenen, wenn nach der Therapie Kleidungsstücke, Taschen, Schlüssel usw. liegen bleiben, was doch ganz praktisch heißt: »Ich lasse etwas von mir bei dir!« Daraus eine Methode machen bedeutet: Wir tauschen bewusst Gegenstände aus. Es gibt Kinder, die therapeutisches Material mitnehmen. Begehrt sind dabei Gegenstände, Spieltiere, Spielautos, auch das Scenoinventar hat für Kinder eine besondere Anziehung. Es sind eben die Dinge, die eindrücklich an die Begegnung, an die Erlebnisse erinnern. Die Kinder liefern den Therapierenden eine methodische Steilvorlage. »Ich hätte gern etwas von dir, dafür bin ich bereit, dir etwas von mir zu geben. Und dann bis zum nächsten Mal, dann erzählt uns das Spielauto etwas von dem, was es erlebt hat. Es kommt dann wieder an seinen Platz zurück.«

Kinder sind durchaus in der Lage, das therapeutische Setting in ihrem Sinne zu erweitern und erweisen sich als anregende Partner. Sie wollen auch in der Therapie ihre Tauschgeschäfte machen, damit zeigen sie Eltern und Therapeuten, was ihnen wichtig ist.

Die Jobnomaden erinnern uns an das, was zwischen Anfang und Ende der Trennung geschieht. Welche Begegnungen, welche Berührungen fanden statt? Mit Trennung und erneuter Begegnung verbinden sich Gefühle, die wir im Körper erleben, dort auch unbewusst speichern.

Es bestätigt sich auch hier: keine systemische Arbeit ohne Einbezug des Körpers! Mit dem Gestalten von Abschied bleiben Beziehungen und Verbindungen – körper- und gegenstandbezogen – trotz räumlicher Distanz konkret erhalten.

Es wurden fast ausschließlich Beispiele von Kindern vorgestellt, weil sie die Konzepte anbieten, die auch für Erwachsene hilfreich sind.

11.3 »Jobnomaden-Familien«, Berufspendler: Zusammenfassung und Interventionen

Gründe für die Anmeldung zur Beratung oder Therapie

Die Gründe für die Anmeldung sind in der Hauptsache Distanzierungen, Außenbeziehungen, auch zeigen sich Neuorientierungen in den Interessen, Freizeitaktivitäten, Süchte, Außenkontakten. Sätze wie: »Ich hatte mit der Zeit ein ungutes Gefühl. Wir lebten zusammen wie Bruder und Schwester. Er/Sie war gar nicht mehr so richtig bei uns zu Hause.« Vorwürfe werden geäußert wie: »Du machst nichts mehr mit uns. Zu Hause bist du nur noch müde. Wir haben nichts mehr von dir.« Hin und wieder kommt der Eindruck bei solchen Familien auf, dass das wiederkehrende Streiten in der Tat höchst notwendig war, damit man sich wieder spüren konnte. Mobilität fordert Energie, absorbiert Kraft, zwingt zu Außenorientierung, bringt Unruhe und fördert häufig einen erhöhten Spannungszustand.

Es gibt Berufsgruppen, die als Jobnomaden besonders gefährdet sind: Fernlastfahrer, Piloten, international tätige Geschäftsleute. Sie sind gezwungen, ihre Freizeit abends allein oder mit Kollegen zu verbringen, meist wird getrunken, und auf diese Weise entwickeln sich Verhaltensmuster, die in Süchten enden können. Es gibt dann auch gesellschaftliche Anlässe, wo die Abwicklung von Geschäften und Trinken zur Tagesordnung gehören, z.T. verpflichtend erscheinen.

Körperliches Erscheinungsbild einer solchen Familie

Neben der spürbaren Dauerspannung und Unruhe erscheinen die Körperformen der immer wieder Abwesenden oft wie gepanzert, blockiert. Eine schwer zu definierende Schutzschicht muss ein Offensein und Mitschwingen einschränken, auch verhindern. Sie verhindert ein sich Ausliefern an Außenreize. Dies erklärt den häufig notwendigen Zeitaufwand, um wieder zu Hause anzukommen.

Dialogischer Austausch

Eine Bereicherung können die Kontakte in vielfältiger Hinsicht sein, sie fördern Beweglichkeit, Dynamik: Verabschieden und Heimkehren nähren den Reiz des immer wieder Neuen und sind ein Gegengewicht zum Routinealltag. Wird der Aufenthalt zu Hause nur noch zum Landeplatz, um aufzutanken und sich auszurüsten, stimmen die Verhältnisse von Geben und Nehmen nicht mehr.

Dysfunktionalität und Abwehrformen

Ein hoher vigiler Zustand deutet auf ein hohes Maß an Außenorientierung und ein Vernachlässigen von Zeit haben, sich für sich Zeit nehmen und achtsam mit Beziehungen umgehen. Dem Außen wird das Innen und Innigste geopfert, was in dieser Formulierung einer unterstellenden Provokation gleichkommt. Die Wahrheit ist vielmehr, dass diese Menschen nahezu immer Außenreizen ausgesetzt sind, sie müssen reagieren und dies wird zum Dauerzustand. Die Stille, Nichtstun werden als unangenehm empfunden. Der Organismus wartet bildlich gesprochen auf Anregungen von außen. Nicht selten äußern Klienten dieses Systems Angst vor Alleinsein. Es fehlen ihnen Herausforderungen, wenn Stille herrscht.

(Körpertherapeutische) Interventionen

- Von Anfang an keine Wertungen formulieren: Mobilität sei nachteilig, Stabilität und Bodenständigkeit seien besser. Therapeuten und Beratern ist eine Reflexion über die eigene Ausrichtung hinsichtlich Außenorientierung und innerer Sammlung nahezulegen. Wo finde ich mich, eher im Stadium erhöhter Mobilität oder geerdet?
- Der Aufbau einer Pausenkultur muss bald in Angriff genommen werden. Was hilft, die Beschleunigung herunterzufahren? Welches sind die Momente, wo es in der Familie ruhig, wohlig ist? Welches ist mein Beitrag? Wann profitiere ich nur von den anderen, ohne Gleichwertiges zurückzugeben? Der Aufbau beruhigender, regelmäßig eingehaltener Pausen ist ein zentrales Element für das Bewältigen beschleunigender Situationen.
- Für Kinder und Eltern besteht im Aufbau sogenannter Übergangsobjekte (Winnicott, 1971) eine ausgezeichnete Hilfe, Trennungen und Zeiten der Abwesenheit zu überbrücken. Zum Pflegen und Aufrechterhalten der emotionalen Bindungen empfiehlt es sich, dass Erwachsene und Kinder diese Objekte miteinander kreieren. »Du machst mir eine Zeichnung, und ich gebe dir dieses Spieltier. Ich gebe dir dieses Armband, dann bin ich immer bei dir und du gibst mir dein Foto, dann sehe ich es immer auf dem Pult oder dem Nachttischchen vor dem Einschlafen.«
- Mails oder kurze Anrufe zu festgesetzten Zeiten während des Tages pflegen die Nähe: Selbst schon Töne als Schwingungen speichern sich im Körper.
- Rituale bei der Trennung wie bei der Heimkehr, also den Zeiten der Übergänge, wollen besonders beachtet sein. Sie verhindern abruptes Verschwinden und unerwartete Rückkehr. Trauer über den Weggang und Freude auf das Wiedersehen gehören zu den existenziellen Erfahrungen, die bereits Kinder im frühen Alter erleben.

Literatur

Anzieu, D. (1996). Haut-Ich. Berlin: Suhrkamp.

Bachtin, M. (1971). Probleme der Poetik Dostojevskis. München: Carl Hanser.

Bauer, J. (2011). Warum ich fühle, was du fühlst. Intuitive Kommunikation und das Geheimnis der Spiegelneuronen. München: Heyne.

Bauer, J. (2017). Interview vom 28.01.2017, SWR2 Zeitgenossen-Gespräch. URL: https://www.swr.de/swr2/leben-und-gesellschaft/aexavarticle-swr-21560.html

Becker, H. (2007). Körpertherapie. Ein Königsweg zum psychosomatisch Kranken. In G. Marlock & H. Weiss (Hrsg.), Handbuch der Körperpsychotherapie (S. 759–767). Stuttgart: Schattauer.

Benedek, E.P. & Brown, C.F. (1997). Scheidung: Wie helfe ich unserem Kind? Stuttgart: Trias.

Best, M. (2009). Systemisch orientierte Körperpsychotherapie. In M. Thielen (Hrsg.), Körper – Gefühl – Denken (S. 135–145). Gießen: Psychosozial-Verlag.

Biermann, G. (1969). Handbuch der Kinderpsychotherapie. Band I. München: Reinhardt.

Bleckwedel, J. (2015). Systemische Therapie in Aktion. Göttingen: Vandenhoeck & Ruprecht.

Boadella, D. (2007). Soma-Semantik: Bedeutung des Körpers. In G. Marlock & H. Weiss (Hrsg.), Handbuch der Körperpsychotherapie. (S. 208–230). Stuttgart: Schattauer.

Bodemann, G. (2009). Depression und Partnerschaft. Bern: Huber.

Bosch, M. (1983). Strukturell und entwicklungsorientierte Familientherapie innerhalb der humanistischen Psychotherapie. In K. Schneider (Hrsg.), Familientherapie in der Sicht therapeutischer Schulen (S. 26–36). Paderborn: Junfermann.

Brooks, C. (1979). Erleben durch die Sinne. Paderborn: Junfermann.

Busch, T. (2007). Therapeutisches Berühren als reifefördernde IIntervention. In G. Marlock & H. Weiss (Hrsg.), Handbuch der Körperpsychotherapie (S. 517–529). Stuttgart: Schattauer.

Chang, S.T. (1990). Das Handbuch ganzheitlicher Selbstheilung. Methoden des medizinischen Tao-Systems. München: Goldmann.

Cierpka, M. (2002). Beratungen für Familien mit Säuglingen und Kleinkindern. In M. Wirsching & P. Scheib (Hrsg.), Paar- und Familientherapie (S. 553–563). Heidelberg: Springer.

Cierpka, M. & Reich, G. (2002). Psychoanalytische Familiendiagnostik. In M. Wirsching & P. Scheib (Hrsg.), Paar- und Familientherapie (S. 82–87). Heidelberg: Springer.

Diederichs, P. & Jungclaussen, I. (2009). Zwölf Jahre Berliner SchreiBabyAmbulanzen: eine Positionierung körperpsychotherapeutischer Krisenintervention und früher Hilfen. In M. Thielen (Hrsg.), Körper – Gefühl – Denken (S. 209–250). Gießen: Psychosozial-Verlag.

Dilling, H., Mombour, W. & Schmidt, H.G. (1991). Klassifikation psychischer Störungen ICD-10. Bern: Huber.

Ditter, P.J. (2010). Hirnaktivität während der Planungsphase selbst-initiierter Fingerbewegungen: Eine fMRT-Studie. Bonn: Dissertation der Rheinischen Friedrich-Wilhelm-Universität Bonn.

Dold, P. (1989). Sceno-Familientherapie. München: Reinhardt.

Dold, P. (1996). Bis dass der Traum euch scheidet. Träume in der Paartherapie. Zürich: Walter.

Dold, P. (1998). Körperorientierte Pschotherapie bei Depressionen. Winterthur: Verlag für Psychologie und Psychotherapie.

Dold, P. (2001). Gewalt und Sucht in Familien. Freiburg: Lambertus.

Dold, P. (2010). Depressive Störungen – ein übungsbezogenes Programm. In A. Künzler, C. Böttcher, R. Hartmann & M.-H. Nussbaum (Hrsg.), Körperorientierte Psychotherapie im Dialog (S. 179–192). Heidelberg: Springer.

Dold, P. (2012). Ganzheitlich-systemisches Erstgespräch. Zürich: IKP-Veröffentlichung.

Dold, P. (2015). System Depression. Stuttgart: Klett-Cotta.

Dold, P. (2018). Erschöpfte und depressive Systeme. AKOM Zeitschrift für angewandte Komplementärmedizin, 5, 56–61.

Dolto, F. (1993). Scheidung: Wie ein Kind sie erlebt. Stuttgart: Klett-Cotta.

Dornes, M. (1998). Der kompetente Säugling. Frankfurt a. M.: Fischer.

Downing, G. (1996). Körper und Wort in der Psychotherapie. Kösel: München.

Dropsy, J. (1982). Lebe Deinen Körper. München: Kösel.

Dworschak, M. (2010). Helden auf Bewährung. SPIEGEL, 15, 124–134.

Elhardt, S. (2016). Tiefenpsychologie. Stuttgart: Kohlhammer.

Englmann, A. (1999). Die acht Brokate. München: Ludwig.

Faulstich, J. (2006). Das heilende Bewusstsein. München: Knaur.

Fenichel, O. (1977). Über organlibidinöse Begleiterscheinungen der Triebabwehr. In J. Grundert (Hrsg.), Körperbild und Selbstverständnis (S. 33–55). München: Kindler.

Fisher, B. (2007). Ein somatischer Ansatz in der Paartherapie. In G. Marlock & H. Weiss (Hrsg.), Handbuch der Körperpsychotherapie (S. 811–822). Stuttgart: Schattauer.

Fordham, M. (o.J.). Vom Seelenleben des Kindes. München: Kindler.

Framo, J.L. (1980). Scheidung der Eltern – Zerreißprobe für die Kinder. Familiendynamik, 5(3), 204–228.

Freud, A. (1971). Wege und Irrwege in der Kinderentwicklung. Bern: Huber.

Freud, A. (1973). Das Ich und die Abwehrmechanismen (7. Aufl.). München: Kindler.

Frick, H. (2012). Die Polvagal-Theorie. CH Hypnose, VDol XXII, 1, 38–46.

Fuchs, T. (2016). Das Gehirn – ein Beziehungsorgan. Stuttgart: Kohlhammer.

Geissler, P. (2001). Das Konzept der Körperregression von Georg Downing. In P. Geissler (Hrsg.), Psychoanalyse und Körper. (S. 139–174). Gießen: Psychosozial-Verlag.

Goeppert, S. (1976). Grundkurs Psychoanalyse. Reinbek b. Hamburg: Rowohlt.

Gottwald, C. (2007). Neurobiologische Perspektiven zur Körperpsychotherapie. In G. Marlock & H. Weiss (Hrsg.), Handbuch der Körperpsychotherapie. (S. 119–137). Stuttgart: Schattauer.

Graaf, N. (2011). Sind wir bald alle Jobnomaden? SPIEGEL, 12, 22–27.

Groddeck, G. (1922). Die Flucht in die Philosophie. Autoreferat des Vortrags gehalten auf dem VII. Internationalen Psychoanalytischen Kongress in Berlin. Internmationale Zeitschrift für Psychoanalyse, 9, 491–492.

Groddeck, G. (1931). Das Buch vom Es. Leipzig: Internationaler Psychoanalytischer Verlag.

Haffter, C. (1979). Kinder aus geschiedenen Ehen. Bern: Huber.

Hanh, Thich Nhat (2006). Walking Meditation. Theseus Verlag in Kamphausen Media GmbH

Hartman, W. (2016). Berührung und »Embodiment« bei komplexen Trauma – Warum reden allein nicht reicht. Eröffnungsvortrag des 2. Fachkongresses »Reden reicht nicht?!«, gehalten am 26.05.2016 in Heidelberg.

Hausmann, B. & Neddermeyer, R. (2011). BewegtSein. Integrative Bewegungs- und Leibtherapie. Paderborn: Junfermann.

Hauswirth, M. (2004). Bioenergetische Analyse – eine körperorientierte Psychotherapie. In D. Hoffmann-Axthelm (Hrsg.), Mit Leib und Seele – Wege der Körperpsychotherapie. Basel: Schwabe.

Hautzinger, M. (1996). Verhaltenstherapie und kongnitive Therapie. In C.E. Reimer (Hrsg.), Psychotherapie (S. 192–268). Heidelberg: Springer.

Have, M. ten, Graaf, R. de & Monshover, K. (2011). Physical exercise in adults and menta health status, findings from the Netherlands mental health survey and incidance studies NEMESIS. Journal of Psychosomatics Research, 71(5), 342–348.

Heisterkamp, G. (2004). Zur Kultivierung der Freude in der Bioenergetischen Analyse. In D. Hoffmann-Axthelm (Hrsg.), Mit Leib und Seele – Wege der Körperpsychotherapie (S. 161–211). Basel: Schwabe.

Hell, D. (1992). Welchen Sinn macht Depression? Ein integrativer Ansatz. Reinbek bei Hamburg: Rowohlt.

Hell, D. (2008). Was stimmt? Depression. Die wichtigsten Antworten. Freiburg: Herder

Hempen, C. (1988). Die Medizin der Chinesen. Erfahrungen mit fernöstlicher Heilkunst. München: Goldmann.

Hempen, C. (2000). dtv-Atlas Akupunktur. München: dtv.

Hermandez-Reif, M. (2008). Die Effekte von Berührung und Massage auf Kinder und Eltern. In K.-H. Brisch & T. Hellbrügge, Der Säugling – Bindung, Neurobiologie und Gene (S. 104–116). Stuttgart: Klett-Cotta.

Hinterberger, T. (2019). Bewusstsein und Naturwissenschaft. (Interview vom 13.04.2019, Interview von Dr. Galuska)

Hirschberger, J. (1961). Kleine Philosophiegeschichte. Freiburg: Herder.

Hui, J.L. & Xiang, J.Z. (1990). Poiting Therapie. A Chinese Traditional Therapeutic Skill. Shandon: Shandong Science an Technology Press.

Imhof, B. (2017). Woher wir kommen, wohin wir gehen. Grafing: Aquamarin-Verlag.

Jakoby, B. (2016). Das Tor zum Himmel. Nymphenburger: Stuttgart.

Johanson, G. J. (2007). Die Organisation unserer Erfahrungen – ein systemorientierter Blick auf die Körperpsychotherapie. In G. Marlock & H. Weiss (Hrsg.), Handbuch der Körperpsychotherapie (S. 167–187). Stuttgart: Schattauer.

Johnson, D. (1998). Der Weg des Leibes. In H. Milz & M. Varga von Kibéd (Hrsg.), Körpererfahrungen. Anregungen zur Selbstheilung (S. 157–164). Zürich: Walter.

Joraschky, P. & Petrowski, K. (2002). Angst und Depression. In M. Wirsching (11), 1171–1180.

Kandel, E. (2012). Das Gedächtnis in der Petrischale. Interview vom 02.08.2012. URL: https://www.youtube.com/watch?v=3m1qR_Ys57Y)

Kandel, E. (2018). Was ist der Mensch? München: Sidler.

Kastenberger, E. & Wagner, E. (2010). Übertragung, Gegenübertragung und somatisch-affektive Resonanz. Wien: Fachbeitrag AABP.

Keyserling, H.G. (1958). Die gesammelten Werke, Bd. II Reise durch die Zeit. Abenteuer der Seele. Darmstadt, Baden-Baden: Holle.

Kibéd, von Varga, M. & Milz, H. (1998). Körperfahrungen. Zürich: Walter.

Klein, M. (1972). Das Seelenleben des Kleinkindes und andere Beiträge zur Psychoanalyse. Reinbek bei Hamburg: Rowohlt.

Kuhn, W. (2017). Leben nach dem Tod. Was sagt ein Neurologe? Interview vom 21.9.2017. URL: https://www.youtube.com/watch?v=q80lFz3TNwE

Künzler, A. (2010). Neurokörperpsychotherapie. In A. Künzler, C. Böttcher, R. Hartmann & M.-H. Nussbaum (Hrsg.), Körperorientierte Psychotherapie im Dialog (S. 121–136). Heidelberg: Springer.

Levold, T. (2014). Systemische Therapie und Diagnostik. In T. Levold & T. Wirsching (Hrsg.), Systemische Therapie und Beratung - das große Lehrbuch (S. 130–150). Heidelberg: Carl-Auer.

Levold, T. & Wirsching, T. (Hrsg.). (2014). Systemische Beratung und Therapie. Heidelberg: Carl- Auer.

Lutzmann, S. (2019). Achtsamkeit: der aufmerksame Umgang mit sich und anderen. SWR 2: Redaktion SWR 2 Glauben. 14.04.2019.

Lowen, A. (1980). Bio-Energetik. Reinbek bei Hamburg: Rowohlt.

Luthman, S. & Kirschenbaum, M. (1977). Familiensysteme. München: Pfeiffer.

Maaz, H. (2007). Körpertherapie bei Frühstörungen. In G. Marlock & H. Weiss (Hrsg.), Handbuch der Körperpsychotherapie (S. 741–748). Stuttgart: Schattauer.

Mandel, K.-H., Mandel, A. & Rosenthal, H. (1975). Einübung der Liebesfähigkeit. München: Pfeiffer.

Maurer, Y. (2004). Zu innerer Kraft und Energie durch Körperzentrierte Psychotherapie. Zürich: IKP-Verlag.

Maurer, Y. (2005). Die Wirksamkeit der körperzentrierten Psychotherapie IKP. Schw. Arch. f. Neurologie und Psychiatrie.

Maurer, Y. (2006). Der ganzheitliche Ansatz in der Psychotherapie. Heidelberg: Springer.

Migge, B. (2005). Handbuch Coaching und Beratung. Weinheim: Beltz.

Minuchin, S., Rosman, B.L. & Baker, L. (1978). Psychosomatic Families. Cambridge: Harvard University Press.

Montagu, A. (1990). Körperkontakt. Die Bedeutung der Haut für die Entwicklung des Menschen. Stuttgart: Klett-Cotta.

Monte, T. (1995). Die fünf Wege der Heilung. Knauer: München.

Mörike, K. & Morgenthaler, W. (1963) Biologie des Menschen. Heidelberg: Quelle & Meyer.

Moser, T. (2005). Für eine Ethik der Berührung in der Psychotherapie. URL: https://www.tilmannmoser.de/site/wichtige_aufsaetze/fur_eine_ethik_der_beruhrung_in_der_psychotherapie.html

Müller, B. (2008). Familien mit einem erkrankten Elternteil: Systemische Perspektiven. In A. Lenz & J. Jungbauer (Hrsg.), Kinder und Partner psychisch kranker Menschen (S. 137–155). Tübingen: dgvt.

Nachmansohn, M. (1965). Hauptströmungen der Psychotherapie der Gegenwart. München: Kindler.

Neumann, E. (1985). Die große Mutter. Eine Phänomenologie der weiblichen Gestaltung des Unbewussten. Olten/Freiburg i.Br.: Walter.

Newberg, A. & Waldman, M.R. (2010). Der Fingerabdruck Gottes. Wie religiöse und spirituelle Erfahrungen unser Gehirn verändern. New York: Kailash.

Oppl, M. (2002). Süchtiges Verhalten, Missbrauch und Abhängigkeit. In M. Wirsching & P. Scheib (Hrsg.), Paar- und Familientherapie (S. 425–437). Heidelberg: Springer.

Orban, P. (1985). Die Reise des Helden. München: Kösel.

Pape, D., Schwarz, R. & Gillessen, H. (2007). Satt - schlank - gesund. Köln: Deutscher Ärzteverlag.

Perren-Kingler, G. (2012). Die Polyvagal-Theorie aus der Sicht einer Traumatherapeutin. Hypnose, 12(2), 15–21.

Petzold, H. (1992). Die neuen Körpertherapien. München: dtv.

Porges, S. (2016). Polyvagal Theory: How your body makes the decision. (Interview vom 28.05.2016) https://www.youtube.com/watch?v=ivLEAlhBHPM&t=27s

Qingshan, L. (1998). Qi Gong. Der chinesische Weg für ein gesundes, langes Leben. München: Hugendubel.

Reich, E. (2007). Emotionale erste Hilfe. In G. Marlock & H. Weiss (Hrsg.), Handbuch der Körperpsychotherapie (S. 823–827). Stuttgart: Schattauer.

Reich, G. (2002). Mehrgenerationentherapie. In M. Wirsching & P. Scheib (Hrsg.), Paar- und Familientherapie (S. 247–262). Heidelberg: Springer.

Revenstorf, D. (1999). Wenn das Glück zum Unglück wird. München: Beck.

Richter, H. (1979). Patient Familie. Reinbek bei Hamburg: Rowohlt.

Ringier,H.-J. (1991) Refexologie. Vevey: Ringier.

Röhricht, F. (2000). Körperorientierte Psychotherapie psychischer Störungen. Göttingen: Hogrefe.

Röhricht, F. (2007). Diagnostische Relevanz körperbezogener Merkmale und Prozesse in der Körperpsychotherapie. In G. Marlock & H. Weiss (Hrsg.), Handbuch der Körperpsychotherapie (S. 543–553). Stuttgart: Kohlhammer.

Rosenberg, J. (1991). Body, Self, Soul and Sustaining Integration. Atlanta, Georgia: Humanics Limited.

Roth, G. (2015). Wie das Gehirn die Seele macht. Wissenschaft und Technik: Vortrag vom 14.07.2015, Hertiestiftung. Frankfurt.

Roth, G. & Strüber, N. (2015). Wie das Gehirn die Seele macht. Stuttgart: Klett-Cotta.

Rotthaus, W. (2013). Die Beutung der Neurobiologie für die Kinder- und Jugendlichentherapie. In R. Hanswille (Hrsg.), Systemische Hirngespinste (S. 120–147). Göttingen: Vandenhoeck & Ruprecht.

Rumpf, K.P. (2016).Meditation und Hirnalterung: Implikationen für die Hirnalterung. Justus-Liebig-Universität: Giessen.

Rytz, T. (2010). Bei sich und in Kontakt. Bern: Huber.

Scheib, P. & Balck, F. (2002). Prozess und Ergebnisforschung der Familientherapie. In M. Wirsching & P. Scheib (Hrsg.), Paar- und Familientherapie (S. 651–661). Heidelberg: Springer.

Schüring, J. (2003). Wieviel Zellen hat der Mensch? URL: https://www.spektrum.de/frage/wie-viele-zellen-hat-der-mensch/620672#:~:text=Oder%20genauer%3A%20Ein%20Erwachsener%20besteht,60%2Dmal%20um%20die%20Erde.

Schönfelder, V. (2017). Wie viele Sinne hat der Mensch? URL: https://www.spektrum.de/quiz/wie-viele-Sinne-hat-der-Mensch/867032

Schultz-Hencke, H. (1970). Lehrbuch der analytischen Psychotherapie. Stuttgart: Thieme.

Schüssler, G. (2000). Psychoanalytische Diagnostik. In W. Senf & M. Broda (Hrsg.), Praxis der Psychotherapie (S. 92–104). Stuttgart: Thieme.

Selvini Palazzoli, M., Boscolo, L., Cecchin, G. & Prata, G. (1978). Paradoxon und Gegenparadoxon. Ein neues Therapiemodell für die Familie mit schizophrener Störung. Stuttgart: Klett-Cotta.

Servan-Schreiber, D. (2007). Das Antikrebs-Buch. München: Goldmann.

Simon, F.B. & Stierlin, H. (1984). Die Sprache der Familientherapie. Stuttgart: Klett-Cotta.

Storch, M. (2016). Warum reden nicht reicht. Interview vom 26.05.2016. URL: https://www.youtube.com/watch?v=jMTDcuWZh2w

Swanson, C. (2016) Bewusstsein – sind wir mächtiger als wir denken? URL: https://www.youtube.com/watch?v=gCui3B_tc_M

Trautmann-Voigt, S. & Voigt, B. (2017). Zur körperorientierten Psychotherapie bei Borderline-Patienten. URL: https://www.psychotherapie-wissenschaft.info/index.php/psywis/article/view/238/452

Wall, R.B. (2005). Tai Chi and mindfullness-based stress reduktion in a Boston Public Middle School. Journal of Pediatric Health Care, 19(4), 230–237.

Wang (2002). Fingerspiele. Köln: VGS, Verlagsgesellschaft ZDF.

Ware, R. (2004). Erotische Übertragung und Gegenübertragung. In D. Hoffmann-Axthelm (Hrsg.), Mit Leib und Seele – Wege der Körperpsychothjerapie (S. 139–160). Schwabe: Basel.

Weiss, R. (1975). Marital Separation. New York: Basic Books, Inc.

Welter-Enderlin, R. & Jellouschek, H. (2002). Systemische Paartherapie. In M. Wirsching & P. Scheib (Hrsg.), Paar- und Familientherapie (S. 199-226). Heidelberg: Springer.

Wienands, A. (2010). Einführung in die körperorientierte systemische Therapie. Heidelberg: Carl-Auer.

Will, H. (1984). Die Geburt der Psychosomatik. Georg Groddeck, der Mensch und Wissenschaftler. München: Urban und Schwarzenberg.

Willi, J. (1998). Die Zweierbeziehung. Reinbek bei Hamburg: Rowohlt.

Winnicott, D. (1971). Das Spiel mit der Kreativität. Stuttgart: Klett-Cotta.

Wohlfahrt, G. (2002). Zhuangzi, Meister der Spiritualität. Freiburg: Herder.

Wong, K. (1995). Die Kunst des Qi Gong. Unsere Vitalenergie optimal aktivieren. München: Knaur.

Sachwortverzeichnis